外科疾病诊疗与临床麻醉医学

陈英男 等 主编

吉林科学技术出版社

图书在版编目（CIP）数据

外科疾病诊疗与临床麻醉医学 / 陈英男等主编 . --
长春：吉林科学技术出版社，2024.3
ISBN 978-7-5744-1091-6

Ⅰ . ①外 … Ⅱ . ①陈 … Ⅲ . ①外科一疾病一诊疗②麻
醉学 Ⅳ . ① R6 ② R614

中国国家版本馆 CIP 数据核字 (2024) 第 059321 号

外科疾病诊疗与临床麻醉医学

主　　编　陈英男　等
出 版 人　宛　霞
责任编辑　张　楠
封面设计　刘　雨
制　　版　刘　雨
幅面尺寸　185mm×260mm
开　　本　16
字　　数　311 千字
印　　张　14.375
印　　数　1~1500 册
版　　次　2024 年 3 月第 1 版
印　　次　2024 年 12 月第 1 次印刷

出　　版　吉林科学技术出版社
发　　行　吉林科学技术出版社
地　　址　长春市福祉大路5788 号出版大厦A 座
邮　　编　130118
发行部电话/传真　　0431–81629529 81629530 81629531
　　　　　　　　　　　　81629532 81629533 81629534
储运部电话　　0431–86059116
编辑部电话　　0431–81629510
印　　刷　廊坊市印艺阁数字科技有限公司

书　　号　ISBN 978-7-5744-1091-6
定　　价　84.00元

前　言

近年来，现代影像技术、计算机技术、生物医学工程、分子生物学、微创外科及相关学科发展迅速，外科学也随之发生了日新月异的变化，新型学科层出不穷，专业日渐细化，临床诊疗方法发生了部分改变。临床医师必须不断学习才能跟上时代的步伐，故我们组织了一批专家学者，参考大量文献资料，结合自身临床经验，编写了本书。

本书主要内容包括甲状腺肿瘤性疾病、乳腺疾病、胃肠解剖学、肝脏疾病、胆道疾病、胰腺肿瘤和术前准备与麻醉选择等。由于写作时间仓促以及新的器械、材料和技术的快速发展，本书定有疏漏之处，恳求读者不吝指正，以便再版时予以修正和补充。

由于编者水平有限，书中难免存在错漏，恳请广大读者在阅读过程中提出宝贵的意见。

目 录

第一章　甲状腺肿瘤性疾病......1

第一节　常见的原发性肿瘤......1

第二节　罕见的原发性肿瘤（上皮性部分）......28

第三节　罕见的原发性肿瘤（非上皮性部分）......46

第四节　甲状腺癌的外科治疗......68

第二章　乳腺疾病......72

第一节　乳腺解剖......72

第二节　乳腺生理与功能......75

第三节　乳腺癌组织学分类和分子分型......78

第四节　乳腺癌影像学检查......89

第五节　乳腺癌临床分期与预后......101

第三章　胃肠解剖学......106

第一节　胃的外科解剖......106

第二节　十二指肠的外科解剖......110

第三节　空肠与回肠的外科解剖......111

第四节　盲肠、阑尾与结肠的外科解剖......112

第五节　直肠的外科解剖......115

第四章　肝脏疾病......117

第一节　原发性肝癌......117

第二节　细菌性肝脓肿......134

第三节　肝包虫病......144

第四节　门静脉高压症......151

第五章　胆道疾病......176

第一节　单孔腹腔镜胆囊切除术......176

第二节　腹腔镜保胆取石术......180

第三节　胆总管囊肿切除术......183

第四节 胆道横纹肌肉瘤 187

第五节 胆管癌 188

第六节 胆囊结石 192

第六章 胰腺肿瘤 195

第一节 胰母细胞瘤 195

第二节 胰岛素瘤 198

第三节 胰腺癌 206

第七章 术前准备与麻醉选择 216

第一节 麻醉前的一般准备 216

第二节 麻醉诱导前即刻期的准备 218

第三节 基础麻醉 222

参考文献 224

第一章 甲状腺肿瘤性疾病

第一节 常见的原发性肿瘤

一、滤泡性腺瘤

（一）定义

滤泡性腺瘤是起源于甲状腺滤泡上皮细胞的良性肿瘤，以包膜完整、无侵袭为其特征。无附加条件限制的滤泡性腺瘤病例可归为普通型的滤泡腺瘤，其亚型的命名基于附加的特定条件或其他限制条件。嗜酸性滤泡性腺瘤是滤泡性腺瘤中最常见的亚型。

（二）发病率与流行病学

由于仅依据临床参数及细胞学细针穿刺活检（FNA）难于鉴别滤泡性腺瘤与实性增生结节，因此甲状腺滤泡性腺瘤的确切发病率很难界定。据尸体解剖统计，滤泡性腺瘤在成年人的发病率为 3%～5%。触诊是诊断甲状腺结节最为有效的手段，在碘缺乏地区有 3%～7% 的成年人可触及甲状腺结节，触及的实性结节中 3/4 为腺瘤。滤泡性腺瘤多见于女性，女性与男性之比为 5:1，可发生在任何年龄段，但以 50～60 岁年龄段最为多见。

（三）病因学

尽管一些病例显现有遗传体征，但绝大多数的滤泡性腺瘤是单发的。单发腺瘤的发生显示与辐射暴露及碘缺乏有关。在儿童期和青春期有 X 射线或 Y 射线暴露的人群其发生滤泡性腺瘤的危险性可增加 15 倍，现已证实 0.25Gy 的辐射剂量就具有危害性。大多数滤泡性腺瘤的发生都伴有 10～15 年的辐射暴露，持续 50 年的辐射暴露可使滤泡性腺瘤的发生率明显增高。辐射暴露引起的滤泡性腺瘤常为实性，组织学类型为普通型，也有嗜酸性滤泡性腺瘤的报道。

碘缺乏是引起包括腺瘤在内的良性甲状腺结节高发的另一个危险因素。2/3 以上临床上可触及的甲状腺结节来自碘缺乏地区，其中大多是腺瘤。动物低碘饲养或药物干扰碘摄取以及干扰甲状腺细胞新陈代谢的实验均可导致滤泡性腺瘤形成，从而证实了这个观点。碘缺乏导致腺瘤形成的机制尚不清楚，或许是由于升高了促甲状腺激素（TSH）水平从而刺激了甲状腺滤泡上皮细胞的增殖反应所致。

可降低胆固醇的羟甲基戊二酰辅酶 A（HMG-CoA）还原酶抑制药——西伐他汀，可增加雌性大鼠患甲状腺腺瘤的发病率。这是由于肝清除甲状腺激素功能的增强，从而提高了机体内 TSH 水平。相同的结果在人体内是如何发生的尚不清楚。有资料显示，1 例具有嗜酸细胞特征的滤泡性腺瘤患者曾接受过西伐他汀治疗。

滤泡性腺瘤的发展受患者遗传性疾病，如多发性错构瘤综合征（Cowden 综合征）及 Carney 综合征的影响。多发性错构瘤综合征是由位于染色体 10q23 上的肿瘤抑制基因 *PTEN* 的种系突变而引起的。PTEN 编码双重特异性的磷酸酯酶，其功能为 PI3K/AKT 信号传导通道反向调节从而促使细胞生存及增殖。遗传性突变使 PTEN 功能丧失，从而使 AKT 的慢性刺激作用于下游受体。滤泡性腺瘤对年轻患者的成长产生影响，而这种影响始终是多阶段和相互性的。这些患者大多数是普通型的滤泡性腺瘤，但也有嗜酸性细胞腺瘤、透明细胞腺瘤及脂肪腺瘤的报道。

Carney 综合征是另一种罕见的常染色体显性遗传疾病，是由在染色体 *17q22-24* 基因和其他尚不清楚的 *PRKARIA* 基因发生了种系突变所致。PRKARIA 编码蛋白激酶 A（PKA）的调节器 1-α 亚单位。此病常可使患者形成甲状腺腺瘤。

（四）发病机制与分子遗传学

1. 克隆形成能力

滤泡性腺瘤是单克隆起源（单细胞发生）的真性肿瘤，这有别于多克隆起源的非肿瘤性（肿瘤样）病变。病变的克隆形成能力取决于雌性组织随机性结合的两条非活性 X 染色体。此论点是经过多种分析手段而获得的，这包括基于聚合酶链反应的 HUMARA 分析。经大多数学者的研究证实，滤泡性腺瘤的形态学特征取决于肿瘤性的单克隆是否形成。

2. 细胞基因学异常

细胞基因学研究发现 30%～45% 的滤泡性腺瘤存在染色体异常，大多数是染色体数目的异常，以染色体的数目增多为主。可包括一条或多条染色体的改变，最常见的是 7 号染色体发生增多改变，可有单倍体或多倍体，其次为 12 号及 5 号染色体。这些染色体数目异常可运用 G- 环染色体组型、比较基因组杂交（CGH）及荧光原位杂交（FISH）检测。运用 FISH 检测发现约 15% 的普通型滤泡性腺瘤（典型的三倍体）和约 45% 的嗜酸细胞腺瘤（典型的三倍体）存在着 7 号染色体的增多。第二个常见的细胞基因学改变是约有 10% 的滤泡性腺瘤存在有 19q13 与 2p21 的染色体移位，其移位形式多样。这些肿瘤无三倍体或其他染色体数目异常改变，显示为细胞基因学改变独特的肿瘤。如 *THADA*，此基因参与 2p21 的融合已得到了证实。此基因或许是介于细胞死亡受体通路，由于染色体移位促使细胞分裂从而影响细胞凋亡。如 ZNF331，实验已经证实了其在 19q13 的移位。虽然尚不清楚是如何促使肿瘤发生的，但染色体移位结果显示为此基因的变异体复制。

3. DNA 倍体

DNA 倍体的改变主要取决于染色体的缺失和增加。20%～30% 的滤泡性腺瘤存在有非整倍体细胞。非整倍体细胞更多见于细胞密度高的腺瘤，尤其是实性腺瘤或梁状腺瘤超过 50%。从增生结节到滤泡性腺瘤再到滤泡癌，非整倍体出现的频率呈现逐渐递增的趋势，尽管有相当数量的病例存在与上述疾病的重叠。

4. 杂合性丢失

杂合性丢失（LOH）是由染色体小区域或大区域缺失所致，是肿瘤生长的重要基因学特征。在肿瘤染色体丢失区域恰好是肿瘤抑制基因存在的部位，使肿瘤抑制基因功能丧失从而促使肿瘤的生长。在滤泡性腺瘤中，每一染色体壁的 LOH 约为 6%，而滤泡癌为 20%。有研究显示，LOH 的频率在嗜酸性滤泡性腺瘤中较高。滤泡性腺瘤染色体丢失最常见于 1q、3q、9p、10q、13q 及 18q。腺瘤中上述区域的 LOH 占 10% ～ 30%。在 10q 丢失主要是 10q22-24 区域，此区域是肿瘤抑制基因所在部位。此区域其他潜在丢失位点是 MWVPP7 基因，与 PTEN 接近，其编码的蛋白有相同的功能。

5. 体细胞突变

（1）RAS 突变：在滤泡性腺瘤常见基因的活性点突变。主要为 3 个 NRAS 基因位点（NRAS、KRAS 及 HRAS），其中 NRAS 突变最为常见。在普通型滤泡性腺瘤中 NRAS 突变约占 30%，或许微滤泡生长型滤泡性腺瘤的发生频率更高。有报道显示，碘缺乏地区腺瘤的 RAS 突变明显高于碘富裕区域。突变极少发生在嗜酸细胞腺瘤中，仅有少数报道此型肿瘤的突变。有报道表明，在一项 45 例嗜酸细胞腺瘤和普通型滤泡性腺瘤中，突变在嗜酸细胞腺瘤中占 7%，在普通型滤泡性腺瘤中占 37%。

肿瘤的突变机制与突变蛋白持久活性及各种下游信号通路的慢性刺激相关，其中最为引人注目的是 MAPK 及 PI3K/AKT 通路。突变似乎是滤泡性腺瘤发生与演变的启动因素，这一论点已得到了人类及动物甲状腺细胞培养实验研究的支持。表达突变 RAS 的转基因鼠勾勒出了滤泡性腺瘤与增殖结节以及滤泡癌发生过程中的关联性。

（2）甲状腺激素受体与 Gsα 突变：功能性（"中毒性"）腺瘤的发生与促甲状腺激素受体（TSHR）及 Gsα 基因的自身突变相关联。这些突变引发细胞腺苷酸（如 cAMP）信号通路的慢性刺激，通过 TSH 全面调节甲状腺的生长与功能。功能性腺瘤 TSHR 基因点突变率为 50% ～ 80%，而 Gsα 基因仅为 5%。就功能而言，突变群位于两个基因的重要区域。TSHR 主要位于跨膜通道并与 Gsα 蛋白相互作用，在细胞外作为 TSH 的受体而发挥作用。Gsα 基因突变所致的结节增生伴随着甲状腺功能的亢进及碘摄取的增加。上述基因突变与功能性甲状腺结节的关联性作用已在携带突变 Gsα 转基因鼠实验得到了证实。动物甲状腺结节增生构成的细胞具有过高的 cAMP 及对放射性碘呈高摄取。

（3）其他突变：体细胞突变影响 PI3K/PTEN/AKT 通路，罕见于滤泡性腺瘤。编码 PI3K 亚单位的基因突变在滤泡性腺瘤中约占 5%。尽管已知 PTEN 种系突变在多发性错构瘤综合征引发甲状腺腺瘤形成中所发挥的作用，但基因无体细胞突变已得到证实。PAX8/PPARγ 重组是甲状腺滤泡癌的特征性改变，而在组织学诊断为滤泡性腺瘤的肿瘤中占 0% ～ 10%。接下来的问题就是解释滤泡性腺瘤中的阳性表现，有学者提出，PAX8/PPARγ 阳性的腺瘤实际上就是原位滤泡癌。

6. 嗜酸性滤泡性腺瘤的发病机制

嗜酸性滤泡性腺瘤由具有独特颗粒性胞质的细胞构成，其颗粒为大量的异常线粒体堆积。线粒体改变的原因及与肿瘤过程的关联性仍不清楚。线粒体数量及形态的改变是源于特殊的突变，还是由于单纯的继发性改变（细胞器的代偿性变化），对此尚不清楚。每一种可能性都有可信的证据支持。

（五）临床表现及影像学检查

1.临床表现

（1）甲状腺腺瘤多表现为偶然触及或由其他原因在甲状腺超声波检查时得以发现的无痛性结节。大多数腺瘤无症状，大的腺瘤可引起吞咽困难及其他局部症状。腺瘤生长非常缓慢，所以，一些患者是在发现结节很多年以后才去就诊。偶尔，一些患者由于肿瘤出血而引起突然疼痛、触痛以及结节增大。其发生可以是自发的、于颈部强力触摸后或 FNA 后出现。

（2）触诊时，腺瘤通常为颈部组织分离性肿块，吞咽动作时可随甲状腺上下移动。绝大多数患者甲状腺功能正常。

2.影像学检查

（1）放射性核素扫描：腺瘤常表现为"冷"结节，这是由腺瘤聚集的放射性碘或其他示踪物较周围甲状腺组织少所致。腺瘤的小结节为高功能性的，可导致各种不同的甲状腺功能亢进综合征。明显的甲状腺素中毒症状罕见，但多数患者伴有亚临床甲状腺功能亢进（血中 TSH 水平增高而甲状腺激素水平正常）。

（2）超声检查：滤泡性腺瘤呈现实性、均质肿块，示高回声、均等回声或低回声波而有别于周围的甲状腺组织。结节周围边界清楚、光滑。有时可见显示纤维膜的低回声晕。

（3）彩色多普勒：可监测血流状况。低血流量常提示良性结节的可能，但腺瘤尚无可靠的超声诊断特征。

大多数腺瘤呈实性"冷"结节的患者可能经过 FNA 检查，但 FNA 检查不能区别滤泡性腺瘤与滤泡癌，必须通过手术方能加以区别。

（六）病理学特征

1.大体特征

肉眼观测，大多数滤泡性腺瘤具有完整的纤维包膜，与周围的甲状腺组织分界清楚。多发性腺瘤罕见，而且更像是一种遗传性疾病。腺瘤通常为圆形、卵圆形。其大小不定，大多数介于 1～3cm。颜色取决于肿瘤细胞的构成。细胞密集，实性或梁状的腺瘤透亮，呈苍白或灰白，而富于胶质的腺瘤呈棕黄色或棕色。嗜酸细胞腺瘤呈具有特征性的红木棕色。不典型腺瘤质地坚韧，切面呈实性肉样均质。自然形成或由 FNA 造成的继发性改变呈现出血、梗死、囊性变、纤维化或钙化。嗜酸细胞滤泡性腺瘤更具有出血及梗死倾向。手术摘除甲状腺标本检查时务必仔细观察包膜内实性结节在包膜处有无不规则或明显的侵袭，可通过结节包膜周围组织多处取材镜检判定有无肿瘤侵袭。

2.组织学（显微镜下）特征

镜下观察，滤泡性腺瘤为包膜完整的滤泡性病变，组织结构及细胞形态特征有别于周围的甲状腺滤泡上皮。包膜完整，较薄或中等厚度，包膜呈现平行多层，偶尔可见血管壁平滑肌产生的胶原镶嵌其中。包膜内的胶原纤维及血管壁可发生黏液样变性，包膜有时可发生钙化。包膜内可见嵌入的小型滤泡细胞实性团，这不能成为侵袭的依据。非常厚的包膜高度提示滤泡癌的可能性，为此慎重观察侵袭与否极为重要。无包膜或血管侵袭的则应归入滤泡性腺瘤。

滤泡性腺瘤可呈现多种多样的镜下结构形式，最常见的有实性、梁状、微滤泡、正常滤泡及巨滤泡等形式。实性或梁状腺瘤似甲状腺发生机制的早期阶段，故有时也称之为"胚胎型"腺瘤，其肿瘤的构成以细胞为主，而缺少胶质。微滤泡性腺瘤由小圆滤泡构成，似胚胎后期胎儿的甲状腺组织，故有时也称之为"胎儿型"腺瘤，其肿瘤是由具有胶质的小滤泡构成的。正常滤泡性腺瘤的肿瘤性滤泡的大小可与正常甲状腺滤泡相鉴别。巨滤泡型腺瘤由充满胶质的巨大滤泡构成。尚有偶然发现的巢状/岛状及乳头状生长方式。通常情况下，每一肿瘤结节都以某一种生长方式为主，并或多或少地合并有其他生长方式，单纯一种生长方式的肿瘤极为罕见。生长形式在诊断上无重要意义，故在诊断时无须提及。一些滤泡腔内浓缩的胶质中偶尔可有钙化，即同心圆排列的假沙砾体样物。这样的假沙砾体最常见于嗜酸细胞性腺瘤，与沙砾体最显著的不同点在于假沙砾体位于滤泡的腔内。与此相反，乳头状癌中出现的沙砾体位于肿瘤间质。

腺瘤主要是由均一的立方形细胞或黄体样细胞构成的。功能性腺瘤的细胞呈高柱状。细胞质较为丰富，略嗜酸性或双嗜性。细胞边界清楚。细胞核明显，多位于细胞膜下，较小，圆形，均匀大小，染色质过多或正常。粗糙或囊泡状染色质罕见。普通型腺瘤细胞内可见一个或多个不显眼的核仁，处于偏心位置。一些细胞核在大小、形状及染色质结构上存在有变异，如单个细胞巨大核、不规则核、核染色质过多。滤泡性腺瘤不典型核最具特色的是怪异核的出现，关于怪异核将在后文加以叙述。在滤泡性腺瘤和其他甲状腺良性结节病变中，明显的怪异核细胞偶尔可出现于任意细胞内，怪异核细胞不是恶性的特征细胞。核分裂罕见，但在近期手术范围区及再发的部位可有核分裂出现。腺瘤中出现多个核分裂较为罕见，对此类病例需仔细判定恶变与否。

肿瘤间质通常较为稀疏。一些腺瘤的间质水肿显著或发生玻璃样变，厚的纤维包裹罕见，此改变高度提示滤泡亚型乳头状癌的可能性。腺瘤具有丰富的微细毛细血管，但在常规的 HE 染色片上难于确定。继发性改变包括出血、水肿、缺血性坏死、囊性变、纤维化及玻璃样变、钙化以及骨化生或软骨化生。

（七）组织学亚型

1.嗜酸细胞

嗜酸细胞腺瘤是甲状腺滤泡性腺瘤常见的组织学亚型。有 10% ～ 15% 的腺瘤归属此亚型。嗜酸细胞腺瘤完全或主要（至少为75%）由嗜酸性粒细胞构成。而其他病理表现，如胞膜完整、组织结构以及恶性鉴别标准等方面与普通型滤泡性腺瘤没有区别。

嗜酸性粒细胞源于甲状腺滤泡上皮细胞，以胞质内丰富的嗜酸性颗粒及核内显著的核仁为其特征。嗜酸细胞的颗粒性胞质是由大量的线粒体堆积所致，电子显微镜观察常显示异常的形态。细胞呈黄体细胞样，细胞边界独特。核呈圆形，位于细胞中央，核膜光滑，可见微小囊泡或深染的染色质，嗜酸细胞腺瘤细胞核的大小、形状以及染色质常可发生变异性改变。偶尔可见核膜高度不整、核内粗大的染色质颗粒、核沟以及核内假包涵体形成。

嗜酸细胞腺瘤易发生自发性及FNA所致的继发性改变、急性出血或梗死，涉及面大或出现于全部的肿瘤。出现的缺血性坏死不能以恶性去解释。

完全由嗜酸性粒细胞构成的结节在组织学检查中显示胞膜或血管侵袭即为恶性。目前尚无嗜酸细胞自身改变作为恶性特征的证据。滤泡性腺瘤与滤泡癌鉴别的标准（如胞膜、血管侵袭）适用于嗜酸细胞肿瘤良恶性的鉴别。

在甲状腺，嗜酸细胞也曾称之为Hurthle细胞、Askanazy细胞及OxyphiliC细胞。Hurthle细胞在过去曾广泛运用于嗜酸性细胞之称谓，实际上是一种误称。以前，符合良性滤泡性腺瘤发生嗜酸性改变的常被称为"Hurthlecelladenomas"的病例，现在推荐用"Oncocytic"来定义这些细胞和肿瘤。之所以这样改称，一是由于现在的趋势不提倡以人名来冠名疾病，二是由于Dr.Hurthle在其1894年的出版物中所指的Hurthle细胞实际是指C细胞。Oncocytic源于希腊语"Onkoustai"，是肿胀之意，在这里是指细胞质发生肿胀。

2. 功能性（"毒性""热"）腺瘤

功能性腺瘤约占滤泡性腺瘤的1%。由于肿瘤产生过多的甲状腺激素而导致易变的甲状腺功能亢进症。放射性核素扫描呈现"热"结节。正如前面的章节所阐述的，大多数肿瘤携带有突变的活性 $TSHR$ 基因或 $Gs\alpha$ 基因，通过模拟TSH持续刺激方式缓慢调节cAMP信号通路。其细胞的功能呈自律性的改变（TSH-非依赖性方式）。显微镜下，肿瘤主要由正常滤泡或微滤泡结构构成。不规则的滤泡在大小、形态上有显著性的差异。滤泡由高柱状或立方上皮构成。常见微细乳头突入腔内。细胞质丰富，淡嗜酸性，在细胞基底常可见大小一致的空泡。胶质淡染，内有较多的吸收空泡，且常常位于周边部位。腺瘤周边甲状腺上皮的检查显示具有TSH刺激抑制效应（充满浓稠胶质的大滤泡围以扁平上皮）。这些显微镜下特征，特别是以高柱状细胞、微乳头内折及胶质吸收增加为功能亢进的标志，借助甲状腺功能亢进的血液检验指标或放射线核素扫描可做出确诊。功能性腺瘤超微结构特征显示细胞处于增殖功能状态。

3. 滤泡性腺瘤伴乳头状增生

很少的一部分滤泡性腺瘤可呈现明显的乳头状结构特征，多见于20～30岁年龄段，而且患者有碘辐射暴露史。肿瘤主要为实性结节且显示下述形态特征：

（1）中等厚度的完整包膜。

（2）明显的乳头状结构。

（3）部分组织囊性变。

（4）缺乏乳头状癌的核特征。

乳头大多数为无分支的微细乳头，乳头轴缺乏血管、水肿且可含有滤泡镶嵌。肿瘤间质缺乏且伴有未成熟的血管结构，无纤维化。乳头状结构内衬细胞呈立方形或柱状，位于基底侧，呈圆形细胞核，染色质深。囊性变中等程度至广泛弥漫。最为引人注目的是，仅仅在囊表面内衬有上皮组织狭窄的边缘。可以想象，在肿瘤囊性变直至囊肿形成全过程中是完全缺乏上皮细胞的。临床证实，一些肿瘤可伴有甲状腺功能亢进，但在笔者所见过的患者中则罕见。这或许是甲状腺激素生成过量在肿瘤生长早期极为显著，随着囊性改变的进展而降低。

鉴别诊断极为重要的是与包裹型乳头状癌的鉴别。鉴别要点在于乳头的形态、细胞极性的存在以及缺乏乳头状癌的核特征和真正的砂粒体。这些腺瘤具有良性的过程。这些良性病变与任何良性甲状腺结节一样可导致乳头状癌的形成。当发生恶变时，结节内的良恶性病变边界清晰。

"乳头状腺瘤"之冠名不能用于标示此类病变。在过去或许被曲解为恶性病变而称之为包裹型乳头状癌。

4. 腺脂肪瘤（脂肪腺瘤）

腺脂肪瘤为滤泡性腺瘤的罕见亚型，由成熟的脂肪组织与甲状腺滤泡混合构成。腺脂肪瘤包膜完整，呈黄色，切面油腻类似于脂肪瘤。结节内脂肪组织与滤泡结构的构成比不恒定。曾有个例报道，在脂肪组织内发现髓外造血灶。周围甲状腺上皮或间质内，镜下可见微量的脂肪细胞。

腺脂肪瘤的发生机制尚不清楚。或许是由不同类型肿瘤细胞构成的真性混合瘤，或许是滤泡腺瘤广泛脂肪细胞化生。腺脂肪瘤个例报道，患者有考登病基础，并有放射线暴露史。腺瘤间质所出现的脂肪组织在诊断上无特殊意义，因为甲状腺非肿瘤性疾病直至乳头状癌、滤泡癌等均可出现成熟的脂肪组织。

甲状腺腺脂肪瘤又可称为"脂肪腺瘤"和"甲状腺脂肪瘤"。腺脂肪瘤需与脂质丰富的细胞腺瘤加以区别。脂质丰富的细胞腺瘤是由细胞质内脂质沉积形成胞质空泡的细胞构成的。

5. 印戒细胞型滤泡腺瘤

这是一种罕见亚型，其细胞特征为：细胞质内大空泡形成并置换和挤压细胞核至细胞边缘。HE 染色观察，空泡透明或淡嗜酸性，均质或伴有微细颗粒结构。空泡甲状腺球蛋白免疫反应常呈现强阳性，淀粉酶消化后 PAS 染色阳性，但对其他黏液染色，如黏蛋白卡红和阿辛兰染色（pH2.5）常为阴性。特殊染色显示，空泡是由部分退变的甲状腺球蛋白构成的蛋白多糖复合物。超微结构显示，细胞质内的空泡壁是由大量微绒毛构成的腔隙。据文献报道，部分肿瘤为产生黏液的腺瘤。

腺瘤中出现的印戒细胞不是恶变的指标，临床上也没有特别的意义。此腺瘤易误诊为印戒细胞癌的转移，特别是源于胃和乳腺的转移。免疫标记甲状腺球蛋白和TTF-1有助于鉴别。

6. 透明细胞型滤泡性腺瘤

这是一种不太常见的亚型，其主要的构成细胞的胞质透亮，这是由糖原、脂质及沉积甲状腺球蛋白或肿胀的线粒体所致。细胞质丰富，无色透亮或淡嗜酸性或呈微细颗粒状。细胞核位于中央，其边缘光滑。肿瘤或是完全由透明细胞构成，又或是其间穿插有非典型滤泡细胞胞质或嗜酸性细胞胞质的小细胞簇。细胞有甲状腺球蛋白免疫反应，主要呈微弱的局灶性反应。一些病例糖原染色（PAS）为阳性且对淀粉酶敏感，故考虑糖原为其主要构成。超微结构观察，细胞质内有大量的空泡。一些病例空泡显示有残余的嵴，故推测可能是大量增宽的线粒体。另外，推测至少有一些透明细胞腺瘤源于嗜酸细胞腺瘤，是由于增生、扩张及发生转化的线粒体进入空泡内所发生的改变。

滤泡性腺瘤这一不常见的改变必须与伴有透明细胞的滤泡癌、乳头状癌、髓样癌以及转移的肾透明细胞癌和甲状旁腺组织病变进行鉴别。与滤泡癌的鉴别通常在于判定侵袭的标准。Tg及TTF-1免疫标记有助于此腺瘤与甲状旁腺瘤或肾透明细胞癌鉴别。缺乏核特征之特点可除外乳头状癌。

7. 伴有怪异核的滤泡性腺瘤

偶尔，在普通型滤泡性腺瘤中出现散在分布的形态不规则、巨大及深染的怪异核细胞。细胞大小不同，分散于普通型滤泡性腺瘤细胞之间。一些细胞核有染色质聚集和明显的核仁。这些不典型细胞单个或成簇分散在正常显现的滤泡细胞背景中。这些怪异核细胞更像是细胞变性而无恶性诊断依据。在现实工作中，怪异核细胞罕见于甲状腺滤泡癌而多见于嗜酸细胞腺瘤及有放射性碘治疗史的腺瘤患者。这些细胞可类似于间变型甲状腺癌细胞，但癌细胞成片、核染色质粗大、核分裂活跃及细胞坏死常见。

8. 不典型滤泡性腺瘤

不典型滤泡性腺瘤即具有不典型组织学特征但无包膜或血管侵袭的滤泡性腺瘤。不典型组织学特征的定义是细胞密集、细胞核不典型、出现梭形等非常规细胞、肿瘤包膜厚且包膜内有腺瘤细胞迁移、核分裂象增加以及伴有自发性坏死。目前认为，不典型组织学特征对诊断或预后无判断意义，特指的不典型腺瘤属于良性病变且长期无包膜或血管侵袭。对于显示可疑特征的病例需仔细检查整个包膜有无侵袭，对可疑区域的切片仔细检查，并辅用其他技术方法检查。如无侵袭的发现，肿瘤遵循良性病变的过程，即为滤泡性腺瘤。一些学者将此瘤标之为"细胞过多型腺瘤"是基于不典型增生建立在细胞高度密集的基础上的缘故。"不典型滤泡性腺瘤"之命名通常会使患者感到恐惧。

9. 滤泡性腺瘤的其他亚型

据报道，甲状腺黑变腺瘤患者有米诺环素治疗史。大体观察肿瘤发生黑色变。细胞内充满黑色素，与有米诺环素治疗史的病例染色性质相同，使甲状腺组织弥漫黑变。腺瘤周围的甲状腺上皮组织可有不同程度的色素沉积或完全缺乏色素。

另外，尚有滤泡性腺瘤合并广泛软骨和骨化生的个例报道。罕见的病例有，肿瘤区域内见梭形细胞化生或完全由梭形细胞构成的肿瘤。这些必须与未分化甲状腺癌和间叶组织肿瘤进行鉴别。据个例报道，构成滤泡腺瘤的梭形细胞呈旋涡排列而类似于脑膜瘤，免疫标记 Tg 和 TTF-1 证实这些细胞为滤泡细胞起源。

（八）免疫组织化学

腺瘤的诊断主要是通过常规切片的显微镜观察评估的，当然，一些病例需要辅助检查方法。滤泡性腺瘤细胞的免疫组织化学表达类似于正常的甲状腺细胞。细胞与 Tg、TTF-UPAX8 及小分子量和一些中等分子量角蛋白反应。甲状腺滤泡细胞起源判断常用的标志物是 Tg、TTF-1 及 PAX8。Tg 是最具特色的标志物，标志细胞质及胶质腔缘。尽管与周围正常甲状腺组织略有差异，但标记形式示弥漫性分布并呈强表达。所有的肿瘤细胞 TTF-1 标记显示细胞核均呈强表达，然而，TTF-1 不是甲状腺滤泡细胞的特异性标志物，尚可标记甲状腺 C 细胞、甲状腺髓样癌、呼吸道上皮、肺肿瘤以及不同部位起源的小细胞癌。PAX8 是新近介绍的免疫标志物，所有的腺瘤呈现阳性，其特异性有待于进一步确认。小分子量角蛋白（CAM5.2）和广谱角蛋白呈强阳性，然而大分子量角蛋白呈阴性。腺瘤细胞 CK7 为阳性，而 CK20 为阴性。腺瘤的 CK19 免疫反应程度可变范围较大，有学者报道，CK19 在腺瘤缺失表达或弱表达，有别于甲状腺癌的阳性表达，可作为判断诊断的依据。但也有学者报道，CK19 在大量的腺瘤中呈显著表达。腺瘤丰富的血管表达 CD34 或其他内皮细胞标志物。重要的阴性标志物包括降钙素、CEA 及神经内分泌标志物。

嗜酸细胞腺瘤呈现相同的免疫反应，但相对而言，常常对 Tg 的反应较弱。线粒体-特异抗体可证实嗜酸性细胞丰富的线粒体，但此抗体极少用于诊断。嗜酸性细胞的免疫组织化学分析判定可有效地避免假阳性结果的混淆。这些细胞可与多种抗体产生反应，细胞质常显示非特异性着色，这是因为细胞内具有较强的内源性生物素活性，且在抗原修复过程可进一步增强其活性，细胞质有明显的粗颗粒着色。非特异性免疫反应通过阻滞内源性生物素过程可获得控制，但不能总是获得完全阻滞。

滤泡性腺瘤 Ki-67 增殖指数 < 5%，且主要对 Bcl-2 发生免疫反应。galectin-3、HBME-1 及 CITED1 免疫反应罕见于滤泡性腺瘤，可作为滤泡性腺瘤与滤泡癌、滤泡型乳头状癌鉴别的辅助性标志物。然而，没有一种是判断恶性的特异性指标，故上述标志物常被联合应用。大量的研究证实，腺瘤中 galectin-3、HBME-1 及 CITED1 的阳性率分别为 6%～30%、4%～11% 和 7%～16%。然而，上述抗体在腺瘤中 2 种或 3 种同为阳性时仅占 2%～5%。有研究运用 galectin-3、HBME-1 及 CITED1 组合诊断滤泡性病变，发现可有效地鉴别滤泡性腺瘤与滤泡型乳头状癌。非常重要的是，上述标志物应用于诊断，是建立在相关实验室对每一种抗体的仔细确认并且积累了相当丰富经验的基础上的。下文中关于乳头状癌部分有这些标志物的详细描述。

罕见的滤泡性腺瘤 PPARγ 呈现弥漫性增强免疫反应。此免疫反应与重组有关，是甲状腺滤泡癌的免疫表达特性。

（九）分子生物学诊断

PAX8/PPARγ 重组是滤泡癌的标志性改变，检测发现，有 5% ～ 10% 的滤泡癌患者被诊断为滤泡性腺瘤。我们经历的绝大多数 PAXS/PPARγ 阳性病例显示血管或包膜侵袭，其中有些病例是在包膜的多个可疑处或任意选择包膜区域补取组织后得到确定的。PAX8/PPARγ 在滤泡性腺瘤与滤泡癌鉴别诊断中的作用在滤泡癌部分有详细的阐述。

突变在滤泡性腺瘤中的意义尚不清楚，但其发生在滤泡癌及其他甲状腺肿瘤中意义重大。突变的发生提示肿瘤形成，但不能鉴别腺瘤与癌。

绝大多数腺瘤被证实为单克隆增生，但克隆形成能力不能区别肿瘤与增殖性结节，这是因为增殖结节的重要蛋白也显示单克隆特性。与滤泡癌相比，所有的滤泡性腺瘤为低频率的 LOH。同样，DNA 非整倍体的出现通常在滤泡性腺瘤中也少见，这有别于滤泡癌。滤泡性腺瘤与滤泡癌中存在有显著的 LOH 及 DNA 重叠，从而限制了这些方法运用于鉴别诊断。

（十）超微结构特征

普通型滤泡性腺瘤的超微结构特征与正常甲状腺组织及增殖性结节相类似。滤泡细胞附着在延续的基底层，基底层使其与周围的毛细血管分割开来。重复的基底层偶然可见。细胞保持极性，在细胞顶端可见微绒毛。核位于细胞基底部，其形态不规则，染色质散在分布，核仁不明显。细胞质内通常可见细胞器，即发达的粗面内质网、线粒体及高尔基复合体。在细胞的顶端可见密集的分泌小泡及包含胶质的吞噬溶酶体。细胞器的数量在不同类型的腺瘤中差异显著，甚至在同一类型的肿瘤处于不同功能阶段的细胞也存在差异。

嗜酸细胞腺瘤细胞质内充满大量的线粒体。大多数线粒体扩张后，形态不规则，嵴减少或完全丧失。一些线粒体在基质内包含有高电子密度块或不规则分割开的嵴，并伴有微丝丛的形成。在细胞顶端，初级溶酶体、吞噬溶酶体及分泌小泡是可以分别分辨的，然而其他细胞器则很难发现。扫描电子显微镜可证实在细胞光滑的顶部表面存在有丰富的微绒毛。腺瘤中嗜酸性细胞的超微结构特征不能与癌或非肿瘤性的嗜酸性粒细胞进行区别。

透明细胞腺瘤显示有丰富的细胞质空泡，空泡大小不同，内侧光滑为其特征。空泡的起源可能有所不同，一些空泡由高尔基复合体或细胞内小泡形成，一些空泡显示有嵴的残余，推测由线粒体形成。

功能性腺瘤细胞器丰富，特别是粗面内质网尤为丰富，这是由激素水平过高所致。细胞顶端可见长微绒毛密度层。

（十一）细胞学特征

从微滤泡性腺瘤及实性或梁状滤泡性腺瘤获取的穿刺细胞学标本证实，其由大量的细胞、一些微滤泡结构及少许胶质组成。微滤泡由 6 ～ 12 个滤泡上皮细胞环绕形成小球状聚集，滤泡中心可见胶质的微小堆积。正常滤泡结构腺瘤及巨滤泡性腺瘤呈现更丰富的胶质成分。良性滤泡上皮细胞呈圆形或卵圆形，轻度深染，细胞界限不清，呈蜂窝状堆积。大多数肿瘤性滤泡细胞的核呈圆形，染色质均匀。细胞膜光滑，无显著的不规则改变。缺乏核沟、核内假包涵体及其他乳头状癌的核特征。

FNA 获取的标本为结节内容物而无包膜，因而无法判定包膜或血管的侵袭与否。因此可以说，微滤泡型或实性和梁状滤泡性腺瘤 FNA 的细胞学诊断只能限于"滤泡性病变"或"考虑为滤泡性肿瘤"范围内。滤泡性病变需要鉴别的是滤泡性腺瘤、细胞增殖性结节、滤泡癌及滤泡型乳头状癌。滤泡性病变手术后，有 1/4 ～ 1/3 的患者为恶性，其余的为细胞增殖性结节或滤泡性腺瘤。有明显的正常滤泡结构或由巨滤泡为主构成的滤泡性腺瘤其细胞学切片呈现良性胶质结节特征。

嗜酸细胞腺瘤的细胞学标本由大细胞构成，核浆比例小，胞质内可见数量不等的颗粒。细胞核圆形，核膜光滑并可见明显的核仁。核膜不整、核沟形成及出现假包涵体的细胞偶见，但上述改变在腺瘤标本中仅为少数。嗜酸细胞腺瘤细胞学诊断报告也限于"嗜酸细胞病变"或"考虑为嗜酸细胞性肿瘤"。

经历放射治疗的患者可出现不典型巨核细胞，其不典型倾向任意性。尽管如此，细胞学标本中出现的不典型改变很难与恶性肿瘤相鉴别。

（十二）鉴别诊断

滤泡性腺瘤的鉴别诊断通常包括：以增殖为主的结节、滤泡癌及包裹性－滤泡型乳头状癌。腺瘤的不常见亚型需与包裹性髓样癌、转移癌及甲状腺内的甲状旁腺腺瘤或增生病变加以鉴别。

滤泡性腺瘤与增殖性结节的鉴别基于组织学特征的观察，两者均有明显的特征性改变。显微镜观察，如病变由微滤泡或实性结构形成包膜完整的单一结节并压迫周围的甲状腺组织，诊断腺瘤应该是毫无疑虑的。然而困惑的是，个别结节既有腺瘤的某些特征又有明显的增殖性结节特征。如此病例的鉴别较为困难但并非不能，分子生物学检测为单克隆细胞和（或）RAS 突变的病例支持腺瘤。

滤泡性腺瘤与滤泡癌的鉴别基于无包膜或血管侵袭。侵袭标准的判定在滤泡癌部分有详细描述。galectin-3、HBME-1、CITED1 及 PPARγ 的低表达以及无 PPARγ 重组则支持腺瘤的诊断。

滤泡性腺瘤缺乏乳头状癌的核特征性故可与滤泡型乳头状癌鉴别。诊断困难的病例可实施 galectin-3、HBME-1 及 CITED1 标记有助于鉴别，如标记抗体均为阴性则支持腺瘤诊断。无 BRAF 及 RET/PTC 突变病例也提示腺瘤。突变在二者中都可出现。

实性生长的腺瘤无胶质形成或出现透明细胞或梭形细胞的病例需与髓样癌进行鉴别，Tg 阳性而不表达降钙素、CEA 及嗜铬素则支持腺瘤诊断。TTF-1 无助于鉴别，因为多数髓样癌 TTF-1 阳性。

转移腺癌包括透明细胞癌或印戒细胞癌，与腺瘤的鉴别诊断极为重要，Tg 阳性可判定为甲状腺起源。TTF-1 也有助于鉴别，但当肺腺癌转移时就不能作为鉴别的指标。

甲状腺内的甲状旁腺瘤或增殖，或可被误诊为甲状腺滤泡腺瘤，TTF-1 及甲状旁腺激素标记有助于正确的诊断。

（十三）治疗与预后

影像学或 FNA 不能鉴别滤泡性腺瘤与滤泡癌，因此大多数患者需手术后归类。通常实施腺叶切除术。一些手术未完全切除的患者，特别是肿块较大时需给予左甲状腺素钠（甲状腺激素）治疗以抑制 TSH 水平。功能亢进的结节极少恶变，处理原则是尽量保留。通常的用药方式治疗包括：基于放射性碘的内照射、抗甲状腺药及 β 受体阻断药。

滤泡性腺瘤是良性肿瘤，手术切除可治愈。尽管一些腺瘤显示具有形成滤泡癌的潜能，但处于侵袭前阶段是可以医治的。在过去，就有观点认为，组织学标准不是嗜酸细胞腺瘤可靠的预后指标，嗜酸细胞腺瘤被考虑为恶性肿瘤。然而，最近 30 年令人兴奋的论证证实，通常的组织学标准（如包膜或血管的侵袭）完全足以判定嗜酸细胞肿瘤的预后行为。而且，良性肿瘤在发展过程中的一些不典型特征、缺乏局限性侵袭等受到了生物学研究的关注。

二、滤泡癌

（一）定义

滤泡癌是一种缺乏乳头状癌诊断性核特征的甲状腺滤泡细胞高分化恶性肿瘤。当无附加限定时，此名词一般指的是常见类型的滤泡癌。嗜酸细胞性滤泡癌是滤泡癌的主要组织学亚型。

（二）发病率和流行病学

滤泡癌是甲状腺癌中继乳头状癌之后第二种常见肿瘤。根据过去 20 ~ 30 年所收集的数据表明，常见类型和嗜酸细胞性滤泡癌约占所有甲状腺癌病例的 15%。最近几年，该数据降到了 10% 左右。此下降趋势可能有以下几个原因：首先，甲状腺乳头状癌的发病率在世界大多数国家都在上升，过去 30 年里，在美国的发病率几乎达到了以前的 3 倍，使得滤泡癌所占比例相应地减少了；其次，滤泡癌发病率较高与饮食碘缺乏有关。通过在食盐及其他食品中广泛加碘，严重缺碘有很大程度的下降或已消失；最后，在 20 世纪 80 年代末期到 20 世纪 90 年代早期，对于滤泡亚型乳头状癌的诊断标准得以进一步认识，因此许多以往诊断为滤泡癌的病例，现在被分类为乳头状癌。

根据存活率、流行病学和最终转归登记（SEER），美国 1973—2003 年甲状腺滤泡癌的每年发病率约为 0.8/10 万。过去的几十年间是滤泡癌的绝对发病率并无明显变化。

75% ~ 80% 的滤泡癌是常见类型，20% ~ 25% 是嗜酸细胞亚型。女性受累较男性常见，常见类型滤泡癌女性受累稍多，女性与男性之比为 2.5:1，而嗜酸细胞型女性与男性之比为 1.7:1。此肿瘤罕见于儿童。其发生率随年龄增大而上升，在 40 ~ 50 岁时常见类型的滤泡癌达到发病高峰，而嗜酸细胞亚型发生率在 50 岁以后继续升高。实际上，50% 以上的嗜酸细胞性滤泡癌患者被诊断时大于 60 岁。

（三）病原学因素

大部分滤泡癌表现为散发性肿瘤，无家族性发病。影响此疾病发生的两个环境因素是碘缺乏和放射线暴露。居住在低碘摄入地区与供碘充足地区的居民相比较，前者其发病风险增高 2 ～ 3 倍。在严重碘缺乏区域供应活性碘可使滤泡癌的发病率显著下降，这也是此病原学因素的又一证据。低碘饮食导致 TSH 刺激增强，甲状腺以地方性甲状腺肿的形式增生，这两点都可能促进滤泡癌的发生。对实验动物给予低碘饮食可以产生甲状腺肿和结节性疾病，部分动物继而发生甲状腺癌，类似于人类此疾病的发生过程。

射线暴露与滤泡癌易感有关，但其危险度没有乳头状癌那么高。数个照射相关的研究综合分析表明，射线诱导滤泡癌的相对危险系数为 5.2，约为乳头状癌相对危险系数的 1/2。大约 4% 的美国滤泡癌患者有射线暴露史。

此前的良性甲状腺疾病是滤泡癌明确的危险因素，可见于约 15% 的滤泡癌患者。良性甲状腺结节或腺瘤较非毒性甲状腺肿具有更高的危险性。诊断为良性甲状腺疾病后的 2 年内相对危险性最高，此危险性可持续 10 年以上。此前存在良性甲状腺疾病可通过数种途径影响癌的发病率。滤泡性腺瘤可能是滤泡癌直接的癌前疾病。实际上，两种肿瘤均有 RAS 突变，滤泡性腺瘤可进展为滤泡癌的更多证据将在本章后面说明。甲状腺肿中 TSH 长期刺激可提高细胞增殖率，从而增加细胞分裂过程中的突变概率，诱发滤泡癌。激素合成障碍性甲状腺肿患者中滤泡癌较乳头状癌常见支持此理论。激素合成障碍性甲状腺肿是由甲状腺素合成中的遗传缺陷所致，它导致 TSH 水平显著升高和甲状腺显著增生。此外，抗甲状腺药物所致高 TSH 水平的慢性刺激可导致实验动物发生甲状腺增生、腺瘤、腺癌，癌的形成可通过附加的诱变剂处理而增强。慢性 TSH 刺激似乎提供了突变发生的"良好背景"，但似乎并不是诱变剂自身作用，而是依赖于其他遗传毒性事件，如放射线、化学药物等，从而产生可以引起肿瘤发生的突变。

尽管滤泡癌患者以女性显著多见，但激素及生殖因素的作用尚未完全清楚。一组 14 例的病例对照研究显示，人工诱导绝经及首次妊娠流产的女性患滤泡癌的相对危险度升高。但与雌激素及其他激素之间未见确定的关系。

家族性滤泡癌罕见。部分家族性滤泡癌见于多发性错构瘤综合征患者，多发性错构瘤综合征是一种由位于染色体 10q22-23 上的 *PTEN* 基因种系突变导致的罕见常染色体显性遗传疾病。其特征为多发的黏膜与皮肤错构瘤，具有恶性肿瘤易感性，多为乳腺与甲状腺肿瘤。甲状腺疾病可见于约 2/3 的患者，其中 10% ～ 20% 发展为滤泡癌。滤泡癌也可能为 Werner 综合征的一种表现。此罕见的常染色体隐性遗传疾病是由位于染色体 8p11-12 的基因种系突变所致。其特征为过早老化、数种恶性肿瘤发生率升高。根据对受此疾病影响的日本患者的大样本研究，甲状腺癌发生率约占这些患者的 3%，一般为滤泡癌。与一般人群相比较，Werner 综合征患者的甲状腺癌发病年龄较轻，女性与男性之比较低。滤泡癌也可能是 Carney 综合征的一个罕见表现，此综合征为及其他基因种系突变导致的一种常染色体显性遗传疾病，特征为皮肤斑片状色素沉着、黏液瘤病、其他内分泌及非内分泌性肿瘤。单独的家族性滤泡癌（肿瘤并不是已知肿瘤综合征的一部分）很罕见。单独的常见类型或嗜酸细胞性滤泡癌的家族病例仅有个别报道。在美国，甲状腺癌（包括滤泡癌和乳头状癌）的家族史可见于 3.7% 的常见类型滤泡癌和 2% 的嗜酸细胞性滤泡癌患者。

（四）发病机制及分子遗传学

1. 细胞遗传学

一般的细胞遗传学方法可检测到约 60% 的滤泡癌存在克隆性染色体改变。既可能是染色体拷贝数的改变，也可能是结构性染色体异常，如易位。染色体数量上的改变包括整条染色体或染色体臂的丢失和（或）获得。最常见的获得在染色体 7，最常见的丢失在染色体 8、11、17 和 18 上。染色体臂的丢失最常见于 3p、11q、13q。也可见环状染色体易位，但这样的肿瘤很少出现染色体数量的改变。t（2；3）（q13；p25）易位众所周知可以产生 PPARγ 的融合。已经有个别具有其他易位，如 3p25 易位 [t（3；7）（p25；q34）及 t（1；3）（p13；p25）] 的病例报道。它们似乎可使得 PPA 和 K 与不同基因融合。已经有伴 t（7；18）（p15；q24）和 t（6；7）（q16；p15）易位的滤泡癌的报道，提示在 7pl5 位置存在重要基因。

利用 CGH，60% ~ 90% 的滤泡癌可检测到染色体改变。1q、5p、7p/7q、12p/12q 及 16p 的获得，3p、2p 及 8q 的丢失最常见。整条 22 号染色体或 22q 的丢失似乎多见于广泛浸润性滤泡癌。嗜酸细胞性滤泡癌更多见染色体 9q 的丢失。通过 FISH 检测，染色体 7 的获得可见于约 50% 的常见类型和嗜酸细胞性滤泡癌。FISH 也可用于重排的检测。

2. DNA 倍体

非整倍体细胞群可见于 50% ~ 60% 的滤泡癌，一般与见于细胞遗传学中的多种染色体数量改变有关。部分研究报道，由滤泡性腺瘤到滤泡癌、由微小浸润性滤泡癌到广泛浸润性滤泡癌，非整倍体出现的比例呈增加趋势。

3. 杂合性丢失

LOH 起源于个别的、小的或大的染色体片段的缺失。在肿瘤发生过程中，LOH 常影响重要的肿瘤抑制基因所在的区域。一般说来，高频率的 LOH 是滤泡癌和滤泡性肿瘤形成的特征。对文献中数据进行荟萃分析发现，滤泡癌中每条染色体臂出现 LOH 的平均概率为 20%，滤泡性腺瘤约为 6%，乳头状癌仅为 2.5%。染色体片段丢失的水平不同表明在甲状腺滤泡癌和甲状腺乳头状癌的发病机制方面存在重要差异。

由于每一研究中使用的微卫星标记所针对的位点不同，特定的染色体区域中 LOH 的报道数据在不同研究中高度不一。个别研究中发现有 2p、3p、10q、11p 和 17p 区域的缺失。这些区域中部分含有已知的肿瘤抑制基因，如 3p25-26 的 VHL、17p13 的 Tp53、10q23 的 PTEN。尽管结果不一，但研究者发现，与常见类型滤泡癌相比，嗜酸细胞性滤泡癌具有较高的 LOH 概率。与非印记区相比，LOH 可能更多地影响印记区（具有基因母体特异性表达的区域）。

4. 体细胞突变

（1）RAS 突变：RAS 是已知发生于滤泡癌的最常见突变。可见于近 50% 的常见类型滤泡癌中，在嗜酸细胞性亚型中发生率稍低。其点突变累及 3 种人类基因（*HRAS*、*KRAS* 和 *NRAS*）的密码子 12、13、61。其最常累及的突变热点为的密码子 61 和 HRAS 的密码子 61。这些突变稳定蛋白以其活化的鸟苷三磷酸为结合型，导致下游信号通路的持续激活，尤其是 MAPK 和 PI3K/AKT 级联反应。

RAS 突变在甲状腺滤泡性致癌作用中可能作为早期和潜在的启动事件。此突变不仅见于癌，也见于滤泡性腺瘤，甚至见于部分诊断为增生性结节的疾病中，这也支持上述观点。在细胞培养实验中发现，突变的 RAS 启动自身调控性细胞增殖，并提高染色体不稳定性，这可能使得细胞更容易获得其他突变、容易成为更具恶性的表型。转基因小鼠中突变的表达导致增生性结节、滤泡性腺瘤和滤泡癌的发生。

（2）PAX8/RPARγ 重排：PAX8/PPARγ 是滤泡癌中第二种常见的遗传学改变。可见于约 1/3 的常见类型滤泡癌和 5% 的嗜酸细胞性亚型滤泡癌。该重排是细胞遗传学 t（2；3）（q13；p25）易位的结果，该易位导致 2q13 上的 *PAX8* 基因和 3p25 上的 *PPARγ* 基因融合。PAX8/PPARγ 重排阳性的滤泡癌与重排阴性的滤泡癌相比，发病年龄较轻，瘤体较小，多表现为实体生长方式和脉管浸润。具有重排的肿瘤几乎都无突变，说明滤泡癌的发生有两种不同的遗传学途径，不是与 PPARγ 重排相关，就是与突变相关。

PAXS/PPARγ 融合导致 *PPARγ* 基因的高度表达，然而此重排诱导的细胞转化机制尚未完全明确。有数种可能的机制，其中有些互相矛盾，包括：

1）PAX8/PPARγ 蛋白嵌合体通过显性负效应对正常功能起到抑制作用；

2）由于含有野生型 γ 蛋白所有功能区域的嵌合体的表达，导致正常作用靶点的激活；

3）PAX8 功能的异常；

4）与野生型 γ 和野生型 PAX8 通路无关的一组基因的激活。

除滤泡癌之外，PAX8/PPARγ 可见于 2%～10% 滤泡性腺瘤。虽然有些研究认为这是"仅 PAX8/PPARγ 不足以发展为恶性"的证据，但更为可能的是此重排阳性的腺瘤实际上是侵犯前期或原位的滤泡癌、或是取材或镜检时漏检的侵犯性证据的肿瘤。大部分 PAX8/PPARγ 重排阳性的滤泡性腺瘤高度富细胞性，呈微滤泡状、实体或梁状生长，具有厚包膜，表达诸如 galectin-3 和（或）HBME-1 等恶性的免疫组化标志物，这些都支持上述可能性。

（3）PI3K/PTEN/AKT 通路突变：PI3K/PTEN/AKT 信号通路在调节细胞生存、增殖、迁移等方面发挥重要作用。在甲状腺癌中，此通路的激活对肿瘤进展的作用可能远比对肿瘤起始的作用重要。

在滤泡癌中，此通路可能由于 *PTEN* 或 *PIK3CA* 基因的突变而异常激活。编码 PI3K 中催化亚基（p110）的 *PIK3CA* 基因突变见于 6%～13% 的滤泡癌。此突变一般位于 *PIK3CA* 基因的外显子 20 和外显子 9，二者分别编码激酶结构区域和螺旋结构区域。此外，基因拷贝数的获得可见于高达 25% 的滤泡癌。然而，几个基因拷贝数的获得是否足以激活此通路尚不明确。

肿瘤抑制基因 *PTEN* 的体细胞突变可见于 6%～12% 的滤泡癌。这些突变多为累及致使该基因外显子 5 点和 7 点突变或小的片段移码缺失。这些改变导致 PTEN 蛋白功能的丧失，从而导致 AKT 及其下游靶标的激活。*RAS*、*PTEN*、*PIK3CA* 基因的突变罕见于同一肿瘤，从而说明这些改变中的一种就足以导致该信号通路的激活。

（4）嗜酸细胞性亚型滤泡癌中线粒体的相关突变：嗜酸细胞性滤泡癌由胞质显著颗粒状的细胞构成，胞质改变常因异常的线粒体蓄积所致。线粒体异常的原因及其与肿瘤形成的关系尚不完全清楚。这可能是肿瘤生长中的原发性改变，也可能是继发的、代偿性改变。

GRIM-19 基因的突变最近已经在嗜酸细胞性甲状腺肿瘤中得到了证实。此基因编码的蛋白调节细胞死亡、促进细胞凋亡，同样影响线粒体代谢，是线粒体呼吸链 I 型复合物中的主要组分。一项研究中，11 例嗜酸细胞性滤泡癌中 1 例可见 GRIM-19 的体细胞突变，10 例嗜酸细胞性乳头状癌中 2 例可见此基因的体细胞突变。这些突变可使得此肿瘤抑制基因功能丧失，促进肿瘤发生。但是突变在嗜酸细胞性滤泡癌中的发生率及其在肿瘤发生中的作用尚未完全明了。

线粒体 DNA 突变在嗜酸细胞性肿瘤中发生率较高。这些包括缺失、移码、错义点突变在内的突变严重影响了线粒体复合物 I 型基因，使这些基因丧失功能。因为 mtDNA 一般具有高突变率，这些突变也发生于非肿瘤性嗜酸性细胞和非嗜酸细胞性肿瘤中，因此它们是不是肿瘤发生的原因尚不清楚。

（五）滤泡性腺瘤和滤泡癌发病机制之间的关系

1. 滤泡性腺瘤和滤泡癌之间的关系

两者关系尚未完全清楚。以下几点说明这两种肿瘤是有联系的，在腺瘤中存在着向癌进展的可能。

（1）除出现侵犯之外，这两种肿瘤均具有相似的组织病理学表现。

（2）滤泡癌罕见较小者。仅 3%～5% 的滤泡癌＜1cm，而 27% 的乳头状癌＜1cm。提示许多滤泡癌可能由预先存在的病变进展而来，不是新生的肿瘤。

（3）滤泡癌患者发病年龄一般较腺瘤患者大 8～10 岁，体积常较腺瘤大，意味着有一个超越腺瘤的进展过程。

（4）具有 *RAS*、*PTEN*、*PRKARLA* 基因突变的转基因小鼠首先发生滤泡性腺瘤，在小鼠的老年阶段或经过另外的致甲状腺肿刺激后进展为滤泡癌。同样，缺碘饮食的实验动物首先发生滤泡性腺瘤，经过较长一段时间间隔后发生滤泡癌。

（5）两种肿瘤具有类似的分子生物学和细胞遗传学改变。RAS 突变常见，PTE 和 PIK3CA 突变可见于滤泡性腺瘤和滤泡癌，但在滤泡癌中的发生率较高。染色体获得和丢失常显示类似类型，7 号染色体多体性是最常见的细胞遗传学改变。CGH 谱也存在着重要的相似性。两种肿瘤都有类似的 LOH 表达率及表达谱，但总的染色体臂丢失率在癌中较高，也支持上述理论。

2. 其他数据则支持腺瘤到癌的转变不是滤泡癌发生的一种方式

（1）染色体 19d13 或 2p21 的平衡易位在腺瘤中常见，但却罕见于癌，说明具有这些易位的腺瘤转变为癌的可能性较低。与此类似，由于 *TEHR* 和 *Gsα* 基因突变所致的功能亢进型（毒性）甲状腺腺瘤罕见进展为滤泡癌。

（2）很大部分滤泡癌中存在 PAX8/PPARγ 重排，但此重排罕见于腺瘤，说明具有此遗传学改变的肿瘤不存在于前期的腺瘤阶段。

这些结果提供了甲状腺滤泡肿瘤发展中可能存在 3 种不同途径的证据，但不是直接证据。

（六）临床表现及影像学检查

1. 临床表现

滤泡癌一般表现为缓慢增大的无痛性孤立的甲状腺结节。患者一般无症状，但有时伴随肿块有吞咽困难、声嘶和（或）喘鸣。罕见病例中，主诉是由远处转移所致，如骨痛或病理性骨折。体检中此结节常随吞咽而移动。结节固定于周围组织者要高度怀疑侵袭性恶性肿瘤。甲状腺功能检测正常。

2. 影像学检查

由于滤泡癌浓聚放射性碘或其他示踪元素的能力较邻近甲状腺实质低，因此放射性核素扫描一般呈"冷"结节。有个别呈"热"结节的病例，即功能亢进型滤泡癌的报道，但极为罕见。超声检查中，肿瘤一般为有晕环的实性低回声结节，晕环代表纤维包膜。除非肿瘤广泛浸润，否则结节一般外周边界清楚、光滑。超声特征并不能可靠地鉴别滤泡癌和腺瘤。不过出现边界不清、边缘不规则的厚包膜，彩色多普勒上出现不规则的结节内血流，都提示癌。常规胸部包括颈部在内的放射性检查有可能查到气管的移位和肺转移。当怀疑浸润时，CT 和 MRI 可较好地观察肿瘤对邻近颈部组织的侵犯。FNA 常规用于单发性甲状腺结节的检查。由于 FNA 标本一般呈现"可疑滤泡性肿瘤"的细胞学形态，通常建议患者手术。

（七）大体特征

滤泡癌大体标本一般为卵圆形或圆形有包膜的结节。大部分大小为 2 ～ 4cm，也可较大。切面呈实性肉样，剖开新鲜未固定的标本，瘤体通常从包膜中膨出。结节颜色在常见类型滤泡癌一般为灰白色，在嗜酸细胞性滤泡癌一般为棕褐色或红褐色。常有一层厚的纤维包膜包裹。非常厚的包膜更提示恶性。大体检查难以见到包膜侵犯，但部分病例可能辨认出包膜侵犯。广泛浸润性肿瘤可多处穿透包膜，部分病例中已无可辨认的残余包膜。可见局灶性出血、梗死及其他继发性改变。对于单发的包裹性结节检查需要仔细检查包膜以辨认侵犯区域。除非结节很大，否则整个包膜周围带都要取材镜检。如果全取材做不到，包膜区至少要取 10 块，因为当取 1～10 块时，检出侵犯的概率随着取材块数的增多递增。

（八）镜下特征

滤泡癌一般具有边界清楚的完整包膜，较厚（0.1～0.3cm）或至少为中等厚度（0.1cm）。包膜由平行排列的胶原纤维组成，常含有中等大小的血管；血管可能显示肌性管壁厚度不规则和水肿。在罕见病例中，包膜可能薄而不完整。

滤泡癌的结构类型与滤泡性腺瘤中所见相似，但在滤泡癌中细胞生长方式丰富的比例较高。约 80% 的病例为微滤泡型 – 实体或梁状生长方式，伴大量胶质的正常滤泡型和巨滤泡型约占 20%，也可见巢状或岛状结构。尽管生长方式自身不具诊断价值，但可以提醒病理医师寻找更多广泛浸润的证据，特别是当细胞较丰富时。同样地，这些结构类型与转移的频度以及肿瘤相关死亡之间并无关联。伴有实体、梁状、岛状生长方式的肿瘤要注意与更具明显侵袭性行为的低分化甲状腺癌鉴别。

细胞为典型的立方状，胞质中等，轻度嗜酸或为嫌色性。胞核通常小到中等大小，圆形，外形光滑，染色质深染或呈泡状，常见类型滤泡癌中可见小核仁，但在嗜酸细胞性滤泡癌中更为明显。有些肿瘤核形更不规则，染色质粗糙。核外形不规则导致怀疑乳头状癌，但缺乏乳头状癌的其他的核特征性。罕见的病例中可见少数细胞具有较大、深染、极度不规则的核。甲状腺肿瘤中个别细胞核的高度非典型性并不能增加其为恶性的可能，这样的核也可见于滤泡性腺瘤和增生性结节。可见核分裂，一般每 10 个高倍视野有 1～2 个。较高的核分裂活性可见于最近做过抽吸或其他继发性改变的区域。非典型核分裂罕见。高分化滤泡癌不显示肿瘤坏死，除非见于与自发性或 FNA 所致的继发性改变相关。存在肿瘤坏死时，提示低分化甲状腺癌的可能。间质较少，可能有部分透明变性和水肿。除已被突破的包膜残段外，滤泡癌瘤体内罕见致密纤维化区域，但在滤泡亚型乳头状癌中比较具有特征。

生长方式、包膜厚薄、细胞学特征，这三点并不能区分滤泡性腺瘤和滤泡癌。对于滤泡癌唯一的诊断标准就是包膜侵犯和脉管侵犯，具备其中之一足以诊断恶性。

1. 脉管侵犯

脉管侵犯是指肿瘤直接侵入血管腔或肿瘤聚集于管腔内。受累的血管必须是位于包膜内或者刚超出包膜，而不是位于肿瘤结节本身内部的血管。血管必须具有明确的衬覆内皮细胞的血管壁。如果肿瘤扩展直接进入管腔，应该形成息肉状肿物突入管腔，而不是仅轻度突起于管腔。管腔内的细胞团块从组织学上应该与肿瘤细胞一致，有内皮细胞覆盖，但不是反应性内皮细胞。而且，脉管内的肿瘤细胞团块应附着于管壁，并被覆有一层内皮细胞。附着于管壁及表面被覆内皮的瘤栓是无可置疑的脉管侵犯的证据。但是个别学者提出，仅存在以上两条标准之一也足以诊断浸润。理由如下。

（1）见到覆盖内皮细胞，但不附着于管壁的肿瘤细胞团块，它可能是漂浮的瘤栓尾部，而瘤栓与血管附着处不在同一切面上。

（2）新形成的瘤栓可能尚未到内皮覆盖的阶段。尽管存在这样的可能性，但不常见。

绝大部分病例都应该符合以上两条标准。无内皮被覆、漂浮在脉管中的不规则肿瘤团块不应被误认为脉管侵犯。这是在外科操作或大体取材时候造成的人为现象。内皮标志物免疫组化染色有助于确认肿瘤是否被覆内皮细胞，以及是否真正位于血管腔内。

2. 包膜侵犯

包膜侵犯表现为肿瘤细胞穿透包膜全层。在较晚期的病例中，肿瘤穿透包膜进入甲状腺实质，常呈蕈样或钩状。因为在肿瘤的浸润性边界常形成一层或多层继发性纤维化，肿瘤细胞与正常甲状腺实质直接相连较罕见。当切面不在肿瘤穿透包膜的同一平面时，肿瘤扩散可能表现为邻近包膜的卫星结节。深切常见到该结节穿透包膜与肿瘤的主要部分相连。在广泛浸润的肿瘤中，原来的包膜可能被肿瘤广泛破坏而难以辨认。

下列病变不应视为包膜侵犯：

（1）肿瘤突入包膜但未穿透包膜全层。包裹性肿瘤仅局部包膜侵犯，并无复发或转移，应该诊断为滤泡性腺瘤。许多学者认为对包膜浸润应有更为严格的要求，就是要见到包膜的再突破；然而，其他学者认为局部包膜侵犯也足以作为诊断依据。

（2）局限于包膜内的小团肿瘤细胞。这些细胞只是在新的胶原层形成的过程中陷入包膜的，而不是肿瘤细胞侵犯包膜。

（3）结节位于肿瘤包膜外，而与肿瘤主要部分不相连。如果彻底检查并未找到其穿过包膜缺损处与肿瘤主要部分相连，那么这个结节可能是一个孤立的病灶而不是由原发肿瘤扩散而来的。这两个病灶之间生长方式、细胞构成、细胞形态的差异有助于鉴别。

（4）切片最边缘部分的包膜折叠：一般呈"V"形折叠是人工现象，是由受包膜限制的肿瘤组织压力较高所致，当切片取自垂直于最初切开的切面时可以看到这一现象。

（5）FNA 所致的包膜假浸润。细针穿刺处可能有包膜变形、反应性内皮细胞增生，有时可见细胞穿过此包膜缺陷处直接突出。可通过包膜破裂处呈线性及存在其他细针所致的改变而与真正的浸润相鉴别。

3. 包膜侵犯与脉管侵犯两者的关系

包膜侵犯与脉管侵犯曾被认为是互不关联的独立事件，但通过对大量连续切片的观察，发现除出现去分化区域外，滤泡癌作为一个罕见核分裂的惰性肿瘤，不具备低分化和未分化癌细胞的单细胞侵袭能力，沿切线方向经包膜进出瘤体的脉管是高分化滤泡癌细胞突破包膜的主要路径。借助内皮细胞标志物的免疫组织化学染色，证实许多 HE 染色切片观察到的包膜侵犯与脉管相关，2004 年《WHO 肿瘤分类》一书中也将一例呈钩状突入包膜的病灶描述为：包膜和脉管两者的微小侵犯；反之，倘若将此病变视为单纯的包膜病变，则因其尚未完全突破而不能构成诊断依据。因此，对包膜侵犯和脉管侵犯的界定似乎存在重新加以认识的必要。例如，瘤细胞团块与包膜平行不能作为排除包膜侵犯的唯一条件，如果肿瘤细胞位于血管腔内或免疫组织化学染色发现有内皮细胞包绕，则应视为肿瘤对包膜及脉管的微小侵犯。对于高度疑似病例进行连续切片，常能找到包膜和脉管侵犯的诊断性依据。还有一点需要提及的是：常用的几种内皮细胞标志物CD31、CD34、FⅧ及D2-40在不同病例中的敏感度有所差异，因此建议对疑似病例必须使用一组抗体，而不是用单一抗体来标志内皮细胞。

（九）肿瘤侵袭性

找到单个的包膜或血管侵犯的病灶即可做出滤泡癌的诊断。侵犯的范围也很重要，因为这一点可用于将肿瘤进一步分类以判断预后。按照惯例，滤泡癌曾被分为微小侵犯型（包裹型）及广泛侵犯型。在此分类体系中，微小侵犯是指被完全包裹的肿瘤，仅有镜检可见的包膜或血管侵犯灶；而广泛侵犯是广泛被侵犯的肿瘤，常有甲状腺外侵犯。另外，有其他一些更新的分类方案。

这些分类方案提出：

（1）结合最新成果，血管侵犯更具有侵袭性。

（2）要将那些难以归为以上两类的肿瘤的分型做出调整。

分析文献，特别排除掉那些滤泡亚型乳头状癌的病例，可得出以下结论：

（1）传统的两亚型方案（微小侵犯性和广泛侵犯性滤泡癌）凸显了这两个亚型的预后方面具有显著差异：微小侵犯性肿瘤平均复发率为18%，病死率为14%；广泛侵犯性肿瘤复发率为56%，病死率为50%。

（2）对于微小侵犯癌，仅有包膜侵犯的肿瘤较那些血管侵犯者预后稍好，尤其在前5～10年。总生存率可能并无大差别，两组研究中分别为89%与86%，另一组分别为100%与98%。一项研究报道称，仅有包膜侵犯的肿瘤与有血管侵犯肿瘤的肿瘤相关病死率具有显著区别（0对34%），但还不完全清楚此研究是仅限于那些微小侵犯性肿瘤，还是包括了广泛侵犯性肿瘤。

（3）血管侵犯的范围似乎对生存具有显著影响。有几项研究表明，有4个或更多血管侵犯与肿瘤复发率和肿瘤相关病死率的明显升高呈相关性。

（4）有些研究所见提示较广泛的包膜侵犯，如广泛侵犯甲状腺实质，与较高的转移率及病死率有关。

基于上述报道的资料，滤泡癌分为4个亚型：

（1）微小包膜侵犯的包裹性滤泡癌。

（2）广泛包膜侵犯的包裹性滤泡癌。

（3）血管侵犯的包裹性滤泡癌。

（4）广泛侵犯性的滤泡癌。

1. 微小包膜侵犯的包裹性滤泡癌

系一组根据临床表现、影像学、大体检查不能与滤泡性腺瘤区别的包裹性肿瘤。确立诊断主要在于镜下找到一个或数个穿透包膜的侵犯性病灶，肿瘤未明显侵犯邻近的甲状腺实质，不出现血管侵犯。仅不到5%的病例有可能发生肿瘤转移、复发以及肿瘤相关性死亡。

2. 广泛包膜侵犯的包裹性滤泡癌

肿瘤全部被包裹，但镜检可见到有限的包膜侵犯，肉眼可见的包膜侵犯为包膜断裂，肿瘤扩展到甲状腺实质或表现为与主瘤相连的卫星结节。无血管侵犯。这些肿瘤转移率、复发率、肿瘤相关病死率稍高，但总体看来仍较低。属于侵犯性滤泡癌的中间类型。

3. 血管侵犯的包裹性滤泡癌

此为可见血管侵犯的包裹性病变，累及一条或数条血管。包膜侵犯可有可无。此组肿瘤有较高的转移、复发及致死的可能性。依据上述文献数据，该肿瘤相关性病死率在5%～30%。在此范围内，随着受累血管数目的增多，病死率逐渐升高，尤其是见到4个或4个以上的血管侵犯病灶时。此组肿瘤也曾被称为血管侵犯性镜检包裹性滤泡癌或中等程度侵犯性滤泡癌。

4. 广泛侵犯性滤泡癌

此组肿瘤无包膜，广泛侵犯甲状腺实质，常侵犯甲状腺外软组织。此肿瘤在影像学及大体检查中均表现为恶性。出现多处侵犯，可能见到也可能辨认不出残留的包膜。典型者可见多处血管侵犯。主要的鉴别诊断是甲状腺低分化癌。此组患者的复发率及转移率约为55%，病死率约为50%。由于医师及患者意识的增强、影像学技术和外科治疗的进展，此组滤泡癌在现在的临床实践中已经很少见到。

（十）扩散和转移

滤泡癌表现为孤立性结节并逐渐广泛侵犯甲状腺实质、甲状腺周围软组织、气管、颈部血管，常见向外推进的、相对平滑的浸润性边界。肿瘤并不在整个甲状腺内广泛播散，腺叶切除后一般不在对侧叶复发。如果术后局部复发，一般累及原来的甲状腺部分或甲状腺外周软组织。滤泡癌特征性地通过血供播散到远处。就诊时约有10%可见远处转移，许多患者是在随访期间出现远处转移的。最常见的肿瘤转移部位是骨和肺，而脑、肝、肾、皮肤及其他器官较少累及。据报道，出现淋巴结转移的比例在常见类型滤泡癌为3%～20%，嗜酸细胞性滤泡癌为0%～56%。不过似乎大部分较早关于淋巴结转移肿瘤的报道实际上都是滤泡亚型乳头状癌。按照目前的诊断标准（不论生长方式如何，具有乳头状癌核特征的肿瘤为乳头状癌），常见类型滤泡癌出现淋巴结转移的极罕见，可能完全没有，除非是直接扩展到淋巴结。即使是用比较严格的诊断标准，嗜酸细胞亚型滤泡癌仍可发生淋巴结转移，不过仅见于5%～10%的病例，且一般出现在那些甲状腺外侵犯或远处转移的病例中。出于实用目的，可以假定转移到颈部淋巴结的甲状腺癌是乳头状癌，除非肿瘤是嗜酸细胞性或显示广泛局部侵犯而直接扩展到淋巴结的。

（十一）镜下亚型

1. 嗜酸细胞（Hurthle 细胞）亚型滤泡癌

嗜酸细胞滤泡癌是常见亚型，占所有滤泡癌的20%～25%。这些肿瘤由具有丰富的颗粒状的滤泡细胞构成，胞质嗜酸性系由大量线粒体的蓄积所致。这些线粒体在超微结构检查中常表现为异常形态。嗜酸性细胞必须占75%以上，且无乳头状癌的核特征方可分类为嗜酸细胞性滤泡癌。肿瘤细胞较大，外形呈多边形，具有清楚的边界，胞质丰富，细微颗粒状，强嗜酸性，半透明。核小或中等大，圆形，染色质泡状，核仁明显。核大小和形态常见轻度变异。部分肿瘤具有显著的核多形性。可见个别具有核沟及核内假包涵体的细胞，但并不存在于多个细胞。可见不同的生长方式，最常见的是微滤泡状。嗜酸细胞性滤泡癌罕见大量胶质，胶质常呈嫌色性。可见胶质层状钙化，类似砂粒体。嗜酸细胞性肿瘤实质较脆，常见局灶性出血、梗死及其他继发性病变。

诊断恶性需要有包膜或血管侵犯，其诊断标准与一般类型滤泡癌相同，因为肿瘤分类依据侵犯的程度，与非嗜酸性滤泡细胞组成的孤立的包裹性结节相比，嗜酸性滤泡细胞组成的孤立的包裹性结节显示侵犯而诊断癌的比例较高。在不同研究中，嗜酸细胞性结节中癌的比例不一（5%～50%），但平均接近20%。

关于嗜酸细胞性癌是滤泡癌的一种亚型，还是一种独立的甲状腺癌，尚有争议。嗜酸细胞性癌在所有组织病理表现方面（如包裹、生长方式、侵袭性）都类似滤泡癌，仅胞质特点不同，这支持前一种可能性。若该种肿瘤具有不同的生物学行为，如转移至淋巴结的能力、较高的复发率及肿瘤相关病死率等，则支持后一种可能性。将来的遗传学研究可能解决此争议。目前还被认为是滤泡癌的一种亚型，这是在2004年的WHO内分泌肿瘤分类中提出的。"Hurthle细胞"虽然在过去广泛使用，但现在推荐使用"嗜酸细胞"。

2. 透明细胞亚型滤泡癌

此罕见亚型以胞质透明的细胞为主（＞75%）。胞质的这种特征可能是由糖原、脂质、甲状腺球蛋白、其他囊泡或扩张的线粒体蓄积所致。常规HE切片中，胞质水样透明或弱嗜酸性细微颗粒状。核小，深染，位置居中，外形光滑或轻度不规则。此肿瘤可能完全由透明细胞构成或含小部分非透明胞质的细胞。这些细胞免疫组化甲状腺球蛋白常呈局灶性阳性，在胶质和非透明细胞胞质中较显著。部分病例胞质呈PAS阳性，且对淀粉酶敏感，说明是糖原的蓄积。

透明细胞亚型滤泡癌常出现甲状腺外侵犯及远处转移，但报道的病例太少，无法明确这些肿瘤是否是一组更具有侵袭性行为的肿瘤。一组（8例）透明细胞亚型滤泡癌患者，在平均7年的随访中，50%的死于该病，3/4以上的发生了远处转移，但此结果与同一研究中的非透明细胞性滤泡癌无明显区别。

由透明细胞组成的滤泡癌要与转移癌（尤其是来自肾）、透明细胞髓样癌相鉴别，免疫组化可解决此问题。

3. 黏液亚型滤泡癌

在罕见情况下，滤泡癌间质中见大量围绕滤泡结构的黏液样物质。这些物质也可能见于甲状腺滤泡腔内。淀粉酶消化后PAS染色、阿辛蓝（pH2.5）和黏蛋白胭脂红染色阳性。尚不清楚这些物质是甲状腺滤泡细胞分泌的真正黏液还是由甲状腺球蛋白降解所产生的。

因为各种糖类（碳水化合物）占甲状腺球蛋白分子量的 2%～4%，这些成分及其降解产物也可能呈黏蛋白染色阳性。电镜下见滤泡细胞内丰富的透明囊泡和空泡，但不能区分真正的黏蛋白产物和甲状腺球蛋白产物相关的囊泡。

诊断黏液丰富的肿瘤为恶性的标准与其他滤泡癌的标准是一样的。其预后类似常见类型的滤泡癌。黏液丰富的滤泡癌的鉴别诊断一般包括转移癌和黏液亚型髓样癌。免疫组化有助于鉴别。甲状腺原发黏液癌可能也要加以考虑。

4. 滤泡癌伴印戒细胞

此罕见亚型以偏位的胞质内大空泡将胞核压至边缘为特征。在 HE 切片中，此空泡具有细微颗粒状质地。空泡内的物质免疫组化一般呈甲状腺球蛋白阳性，淀粉酶消化后 PAS 染色阳性，而其他黏蛋白染色，如黏蛋白胭脂红及阿辛蓝染色阴性。电镜下细胞含有较大的胞质内空泡，空泡周围为数量不等的微绒毛。

出现印戒细胞本身不是恶性的特征，因为这些细胞也可见于滤泡性腺瘤和增生性结节。癌的诊断基于确认侵犯。印戒细胞滤泡癌可被误诊为来自胃或乳腺的转移癌，免疫组化甲状腺球蛋白和（或）TTF-1 阳性可排除后者。

5. 滤泡癌的其他亚型

在罕见情况下，滤泡癌可含有局灶性梭形细胞或完全由梭形细胞构成的区域。部分肿瘤中也可见成熟脂肪组织。这些所见并无特殊的诊断意义或预后意义。

曾有个别高功能性（热结节、毒性）滤泡癌的病例报道，这些肿瘤在超声图像中呈热结节，可能产生甲状腺功能亢进的临床症状。大部分报道的病例具有 *TSHR* 基因的突变，导致 cAMP 信号通路的持续性激活。远处转移可能自发性产生甲状腺激素。高功能性滤泡癌的组织学特征尚未完全明确。

（十二）免疫组化

免疫组化从两个方面有助于做出滤泡癌的诊断：

（1）证实远处转移灶或具有不常见表现的原发甲状腺肿瘤的甲状腺滤泡细胞起源。

（2）有助于做出恶性诊断。

第一种情况一般用甲状腺球蛋白和 TTF-1 的免疫组化染色。甲状腺球蛋白仅由甲状腺滤泡细胞产生，是最特异性的标记，其阳性见于滤泡腔内的胶质和细胞胞质。虽然与周围甲状腺组织相比，大部分滤泡癌染色强度轻度减弱，但染色仍然为阳性而弥漫。核转录因子 TTF-1 呈弥漫性的核强阳性。核着色和强阳性使得该因子可作为一个有用而且可靠的诊断标记，但 TTF-1 并非特异性地表达于甲状腺滤泡细胞，也可见于肺肿瘤、其他位置的小细胞癌、间脑的疾病及部分甲状腺髓样癌。另外，两种甲状腺转录因子 PAX8 及 TTF-2 也可用于证实滤泡细胞起源。最近的研究发现，这两种标记在滤泡癌中呈弥漫性核阳性者在肺癌中无反应，这些抗体的特异性需要进一步确认。角蛋白在滤泡癌中的表达类似于正常甲状腺细胞。这些细胞 CK7、CAM5.2、AE1/AE3 均阳性，CK20 阴性。AE1/AE3 及甲状腺球蛋白阳性可出现于许多坏死的甲状腺结节，可用于证实伴广泛坏死肿瘤的甲状腺起源。重要的阴性标志物有降钙素、CEA 及神经内分泌标志物（嗜铬粒蛋白、Syn、CD56、NSE）。

嗜酸细胞性滤泡癌的免疫组化可类似，但甲状腺球蛋白染色强度一般稍低。线粒体特异性抗体可用于证实大量线粒体的存在。重要的是要记得，嗜酸性细胞由于胞质具有高强度内源性生物素活性，因此对多种抗体极易产生胞质非特异性染色。此染色表现为粗颗粒状胞质染色，不应与真正的阳性染色相混淆。许多病例可通过内源性生物素封闭程序阻止非特异性染色，但并非所有病例都可以。

一组免疫组化染色可辅助用于甲状腺滤泡性病变的恶性诊断。当怀疑有血管侵犯时，内皮细胞标记，如 CD34、CD31 有助于证实肿瘤位于血管腔内，有助于观察衬覆瘤栓的内皮细胞。

PPARγ 免疫组化染色可用于 PPARγ 重排的标记，这是因为此重排导致 PPARγ 蛋白显著地表达。重要的是，只有弥漫性强阳性染色才与此重排有关。中等程度及弱阳性，以及桥本甲状腺炎中重度炎症区域上皮细胞的局灶性强阳性要注意排除。检出 PPARγ 免疫组化强阳性后，需要采用不同技术检测出 PAX8/PPARγ 重排来加以证实，并彻底地查找出侵犯的证据。

galectin-3、HBME-1 及 CITED1 染色也可以用于帮助诊断恶性肿瘤。几个大组病例中，滤泡癌中 galectin-3 阳性见于 50% ～ 90% 的病例，HBME-1 阳性见于 40% ～ 90% 的病例，CITED1 阳性见于 15% ～ 50% 的病例。50% 以上的肿瘤呈 2 种或 3 种标记阳性。这些染色对于恶性诊断并不特异，因为 10% ～ 30% 的滤泡性腺瘤可呈这些标记中的任意一种阳性。不过，仅 2% ～ 5% 的腺瘤出现两种或三种标记阳性。根据经验，这些染色可以用于帮助疑难病例的诊断，但需要用一组抗体，并且每一个单独的实验室需要恰当的验证后才可用。大部分滤泡癌对这些抗体呈斑点状染色，其染色强度通常不如乳头状癌那样强。

许多其他免疫组化标志物也被试用于滤泡癌的诊断，如 TPO、CK19、Fibronectin-1、S-100A4、cyclinD1 和 p27。在滤泡癌和滤泡性腺瘤中，虽然这些抗体中许多在滤泡癌和滤泡性腺瘤中的表达水平上具有统计学差异，但其诊断价值尚未完全得到确认。

用 Ki-67（MIB-1）免疫组化检测增殖指数，微小侵犯性滤泡癌一般 < 5%，广泛浸润性肿瘤为 5% ～ 10%，转移性滤泡癌为 10% ～ 20%。大部分滤泡癌 Tp53 呈阴性，Bcl-2 和 E-cadherin 均为阳性，但 Bcl-2 和 E-cadherin 在广泛浸润性滤泡癌中的表达常降低。

（十三）分子诊断

PAX8/PPARγ 重排可见于约 35% 的常见类型滤泡癌，可在甲状腺切除标本及 FNA 标本中检测到。根据 PPARγ 免疫组化阳性或细胞遗传学查到 t（2；3）（q13；P25）易位则考虑存在重排，可通过 RT-PCR 或 FISH 来证实。PAX8/PPARγ 重排阳性的滤泡癌中可见不同大小的转录本，由融合基因的部分选择性剪接而形成。因此，用常规的 RT-PCR 扩增肿瘤 RNA 可得到不同大小的产物。查见 PAX8/PPARγ 重排则对诊断恶性提供了强有力的证据。尽管约 5% 的腺瘤也可见到此重排，实际上有相当比例的最初诊断为滤泡性腺瘤，后来发现有重排的甲状腺肿瘤，深切或多取材后发现有血管或包膜侵犯。因此，在肿瘤细胞中查见此重排应该检查整个肿瘤包膜，而不管肿瘤大小，对可疑区域均要多切面取材以寻找血管或包膜侵犯。经过彻底检查无侵犯的重排阳性肿瘤仍然视为滤泡性腺瘤。在生物学行为上它们极有可能代表了侵犯前期或原位滤泡癌。

甲状腺切除标本中查到突变诊断价值有限，在 FNA 标本中作用较大。其诊断作用有限是由于突变对于恶性并无特异性，它不仅见于 40% ～ 50% 的一般类型滤泡癌，而且在约 40% 的滤泡亚型乳头状癌和约 30% 的滤泡性腺瘤中也能够见到。尽管突变对于恶性缺乏特异性，也可以用于那些通过 FNA 难以得出诊断的肿瘤。

突变的检出提高了 FNA 细胞学诊断的准确性。在一项研究中，部分 FNA 阴性或标本质量欠佳的病例检出了此突变而做了外科切除，随后被诊断为癌。此外，由于突变可能使得滤泡性腺瘤更易转变为滤泡癌，且可使肿瘤进一步去分化，因此外科切除突变阳性的腺瘤以阻止其进展也是合理的。

总而言之，与滤泡性腺瘤相比，滤泡癌具有较高的 LOH 发生率及 DNA 非整倍体。然而，在不同亚型之间有明显的交叉，特别是在滤泡性腺瘤和微小侵犯性滤泡癌之间存在重叠。这一点限制了这些标志物的诊断价值。不过，高频率的 LOH 及特异性染色体位点的丢失似乎与更具侵袭性的生物学行为有关，可用于预后估测。

（十四）超微结构特征

常见类型滤泡癌的超微结构特征类似于滤泡性腺瘤及正常甲状腺组织。滤泡细胞一般保持极性，但与正常甲状腺细胞相比差异不太明显。细胞排列于连续的基底膜上，通过紧密连接和桥粒连接在一起。顶部可见微绒毛，偶见纤毛。不同细胞间微绒毛的数量及大小各不相同，不均匀的分布于每个细胞的顶部。核外形规则，具有细致分散的染色质，一般无显著的核仁。胞质内含有常见的细胞器，包括发育良好的粗面内质网、线粒体、高尔基复合体。也可见小的致密胞质外吐性的囊泡及较大的含胶质的吞噬溶酶体。

嗜酸细胞性滤泡癌具有更多的胞质，其中含有大量线粒体。许多线粒体的大小、形状和内容物异常，常为拉长、扩张，嵴减少或几乎完全消失。部分线粒体具有形状不规则的嵴、束状的嵴、基质中有电子致密体。

在顶部可见稀疏的致密囊泡和吞噬溶酶体，不过其他的细胞器数量较少。许多嗜酸性细胞顶端绒毛的数量减少。电镜扫描一般为表面光滑的细胞与散在的含有大量微绒毛的细胞混杂在一起。嗜酸细胞性滤泡癌中嗜酸细胞的超微结构特征与嗜酸细胞性腺瘤或非肿瘤性嗜酸细胞性细胞的特征无差别。

透明细胞性滤泡癌具有大量大小不一的胞质空泡。这些空泡可能有不同的起源，部分含有糖原或脂质。另外一些可能来自高尔基复合体或内吞囊泡或显示残留的嵴，提示其线粒体的来源。部分透明细胞性肿瘤中，胞质内充满粗面内质网的扩张池。

（十五）细胞学特征

滤泡癌的细胞学涂片一般为中等到大量细胞的涂片。大部分是高分化肿瘤，且为微小侵犯性滤泡癌。部分肿瘤性上皮细胞排列成由 6 ～ 15 个细胞小球状聚集而成的微滤泡结构。单个细胞为立方状，但胞质边界可能不清。核圆形、稍增大，核轮廓光滑、规则。染色质均匀，核仁不明显。胶质一般较少。部分细胞团中，微滤泡中央可见微小胶滴。广泛侵犯性滤泡癌常结构混乱，并有核的异型性，如细胞丰富、核增大、核重叠、多形性、核膜不规则、染色质团块状、显著的核仁。这些细胞学特征对于滤泡癌并无特异性，也可见于良性和其他恶性滤泡型甲状腺组织病变，如细胞丰富的增生性结节、滤泡性腺瘤、滤泡亚型乳头状癌。在实际工作中，对于这样的病例，细胞学诊断为"滤泡性病变"或"可疑滤泡性肿瘤"。这样的病例手术切除后约 5% 为滤泡癌。偶尔有正常大小滤泡或巨滤泡区域的滤泡癌针吸标本可见相对丰富的胶质，这样的病例可能导致假阴性诊断。

嗜酸细胞性滤泡癌与嗜酸细胞性滤泡性腺瘤的特点有重叠。细胞学标本中有较大的圆形或卵圆形、核质比相对低的细胞，胞质中有大量细微颗粒。核一般呈圆形，居中或偏位，个别细胞可见双核或多核。大部分核轮廓光滑，但部分肿瘤细胞核轮廓不规则，染色质一般为细致颗粒状，核仁显著。约 1/4 的细胞学诊断为"嗜酸性病变"的病理结果是嗜酸细胞性滤泡癌。其他的则为嗜酸细胞性腺瘤、伴嗜酸性细胞的结节性增生、淋巴细胞性甲状腺炎中的增生性结节、乳头状癌和髓样癌。

（十六）鉴别诊断

滤泡癌的鉴别诊断包括滤泡性腺瘤、细胞丰富的增生性结节、滤泡亚型乳头状癌、低分化癌、髓样癌和转移性肿瘤。

滤泡癌和滤泡性腺瘤、增生性结节的唯一鉴别依据是包膜或血管侵犯。其他所见，如非常厚的包膜、细胞高度丰富、出现核分裂等都高度提示恶性可能，提示应进一步彻底检查。然而，在缺乏包膜或血管侵犯证据的情况下，以上任何特征都不能诊断恶性。

PPARγ 弥漫性强阳性和存在 PPARγ 重排以及 galectin-3、HBME-1 或 CITED1 阳性支持癌的诊断，尤其是这些标志物中一种以上出现弥漫性强阳性时。RAS 突变阳性则强烈支持该病变是肿瘤而不是增生性，但还不能够区分滤泡癌与滤泡性腺瘤。

滤泡癌和滤泡亚型乳头状癌的区别主要在于找到部分乳头状癌的核特征。仅有部分细胞的染色质透明是不足以诊断的，要诊断乳头状癌需要有更广泛的核改变。致密纤维束分隔结节，拉长的滤泡，都提示可能是乳头状癌。如果背景中见到真正的砂粒体，实际上就可以做出乳头状癌的诊断了。检出 PAX8/PPARγ 的重排则支持滤泡癌的诊断，而 BRAF 和 PET/PTC 突变的检出与乳头状癌一致。免疫组化 galectin-3、HBME-1 和 CITED1 阳性支持恶性的诊断，但却不能区分两种肿瘤的类型。

嗜酸细胞性滤泡癌与嗜酸细胞滤泡亚型乳头状癌的鉴别主要是前者缺乏乳头状癌的核的特征。嗜酸细胞性滤泡癌经常有滤泡腔内胶质的同心分层状钙化，不要与真正的砂粒体混淆。

广泛侵犯性滤泡癌伴实性、梁状、岛状生长方式，要注意与低分化癌相鉴别，其区别主要在于缺乏肿瘤坏死或 ≥ 3/10HPF 的核分裂，这两点都是低分化甲状腺癌的诊断性特点。

滤泡癌与髓样癌也可能需要鉴别，尤其是当肿瘤具有实性或梁状生长方式、透明细胞、无胶质形成时。部分髓样癌可呈假滤泡状生长或具有嗜酸性胞质，类似滤泡癌及其主要亚型的经典的微乳头状表现。当看到梭形细胞、胡椒盐样核染色质、间质出现淀粉样非晶体沉积时，要注意髓样癌的可能。一旦考虑到这种可能，鉴别诊断主要根据滤泡细胞标记甲状腺球蛋白和 C 细胞的标记降钙素、CEA、嗜铬粒蛋白的结果。TTF-1 不能用于这两者的鉴别诊断。

如果肿瘤含有透明或印戒细胞，可见黏液产物或缺乏胶质，则要注意排除转移癌。免疫组化甲状腺球蛋白可证实其甲状腺细胞起源。不过，甲状腺滤泡阳性标记不能误认为是肿瘤甲状腺起源的证据。最近介绍的几种标志物 PAX8 和 TTF-2 也可有帮助。当不考虑肺癌和其他地方来源的小细胞癌时，TTF-1 是一个很有价值的标志物。与甲状旁腺的鉴别可利用甲状旁腺激素（PTH）和嗜铬粒蛋白免疫组化染色。

（十七）治疗和预后

滤泡癌的处理是手术治疗。由于术前很少明确诊断，因此首先考虑腺叶切除术。如果术中腺叶切除标本冰冻切片发现有侵犯，则手术扩大为甲状腺全切或近全切。不过大部分微小侵犯性滤泡癌只有在常规切片中镜检时才能诊断，二次手术切除残留腺叶的必要性尚有争议，大部分研究发现甲状腺全切对预后有好的作用，尤其是对于高危人群和肿瘤大于 1cm 的患者，而其他研究报道称扩大切除对生存无影响。当前大部分意见一致的指导方案推荐对甲状腺滤泡癌患者行甲状腺全切术，全切的主要理由是术后行放射性碘治疗及通过检测血清甲状腺球蛋白来监测肿瘤是否复发。大部分滤泡癌患者术后都会接受放射性 ^{131}I 治疗，可以改善预后。体外放射治疗推荐用于那些难以完整切除的肿瘤。

在随访中，肿瘤局部复发或远处转移的为 15% ～ 30%。这些患者大部分发生于首次术后的第一个 5 年期内，但部分患者也可能发生在 10 年或 20 年后。

在美国常见类型滤泡癌患者的 10 年生存率为 83% ～ 85%，嗜酸细胞亚型者为 73% ～ 76%。对预后有不良影响的因素主要有年龄较大（超过 50 岁），肿瘤较大（＞ 4cm），首诊出现远处转移和（或）甲状腺外侵犯。这些因素都被用于高分化甲状腺癌的大多数分期和预后评分体系中，包括肿瘤 - 淋巴结 - 转移（TNM）分期。这些评分体系对预后总体预测较好，但分期较低或低危患者仍有死于该肿瘤者。

其他与死亡和（或）复发有关的因素包括侵犯程度（如微小侵犯还是重大侵犯）、显著血管侵犯（≥ 4 条血管）、嗜酸细胞的出现。部分研究中发现常见类型滤泡癌和嗜酸细胞性滤泡癌生存率的差别可能是由嗜酸细胞性肿瘤患者年龄较大及嗜酸细胞性肿瘤摄碘率降低所致。实际上，近 75% 的常见类型滤泡癌转移灶浓聚放射性碘，而嗜酸细胞性滤泡癌转移灶只有 10%～40% 的浓聚放射性碘。

部分分子标记和免疫组化标志物有望用于预测肿瘤预后，但大部分在常规临床应用之前还需要进一步研究。已经发现，LOH 频率的升高，尤其是 3p25-26 区 VHL 基因的丢失，与肿瘤复发及死亡有较强的相关性。对于嗜酸细胞性肿瘤，大量染色体获得与肿瘤复发有关。滤泡癌中 RAS 突变的存在与肿瘤去分化、远处转移、生存率下降之间有关。部分研究发现，Bcl-2 和 E-cadherin 表达下降、Ki-67 指数升高与远处转移和（或）肿瘤相关死亡之间有联系性。

第二节　罕见的原发性肿瘤（上皮性部分）

一、黏液表皮样癌

（一）定义

黏液表皮样癌（MEC）是一种恶性上皮性肿瘤。根据其定义，黏液表皮样癌包含黏液样成分及表皮样成分。黏液表皮样癌有两种组织学亚型：黏液表皮样癌和硬化性黏液表皮样癌伴嗜酸性粒细胞增多（SMECE）。

（二）发病率和流行病学

MEC 占甲状腺恶性肿瘤的 0.5% 以下。女性较男性多见（比例约 2:1）。年龄分布上呈 20～40 岁、60～80 岁好发的双峰型分布。

（三）病原学因素

目前病因尚不确切，儿童期颈部放射线照射可能是一个相关因素。

（四）发病机制及分子遗传学

鳞状上皮化生可见于甲状腺乳头状癌和 MEC 中，这提示 MEC 可能为滤泡上皮起源。此外，MEC 肿瘤的细胞免疫组化方面呈甲状腺球蛋白、TTF-1、TTF-2、PAX8、特异性角蛋白阳性，这也支持其来源于滤泡上皮。大部分 MEC 患者的背景中，存在淋巴细胞性甲状腺炎伴鳞状细胞化生，这也是另外一个支持甲状腺滤泡上皮起源的证据。有些学者认为，MEC 可能实际上就是乳头状癌的一个亚型或者至少与其密切相关。实性细胞巢（SCN）曾被认为是甲状腺 MEC 的前驱病变，然而，MEC 中角化和细胞间桥的存在、免疫组化中甲状腺球蛋白反应以及没有降钙素或嗜铬蛋白表达，均提示 MEC 为滤泡上皮起源而非 SCN 起源。另外，MEC 可出现在甲状腺峡部和锥状叶，而这些地方没有实性细胞巢。但是，MEC 起源于滤泡上皮细胞或后鳃体残留的假说均尚未得到确切证实。

CRTC1/MAML2 基因的融合对应于细胞遗传学上检测到的基因易位 t（11；19）在

MEC 中常见，这一点可在 1/3 的甲状腺 MEC 患者中检测到。

（五）临床表现

患者甲状腺功能大多正常，临床可见甲状腺质地硬、无痛性肿块。喉返神经压迫不常见。

（六）病理学

1. 大体所见

高达 20% 的患者有甲状腺外侵犯。肿瘤最大直径可达 10cm，呈切面质实、黄褐色到黄白色的肿块。尽管边界清楚，但很少有包膜。囊性变、有时为黏液样、坏死等，均很常见。

2. 镜下表现

肿瘤为浸润性，表皮样细胞及黏液样细胞呈束状或巢状分布于纤维结缔组织间质中。表皮样成分可为非典型细胞呈片状排列，很少角化，一般不见角化珠。肿瘤可有囊腔，囊性区可见杯状细胞，衬于表皮样细胞束或腺样间隙内。囊腔内多伴有炎症细胞、黏液物质和角化的碎屑。黏液样细胞的胞质可为透明或泡沫状或有小泡。黏蛋白可位于细胞内和（或）细胞外。类似胶质的透明小体（PAS 染色阳性）可见于黏液样细胞的胞质内，细胞中等大小，可见纤毛细胞。核染色质苍白，类似甲状腺乳头状癌，可见核沟及核内或细胞质内包含物（假包涵体），偶见砂粒体。淋巴细胞性甲状腺炎常见于邻近肿瘤周围的甲状腺实质，常见生发中心形成，罕见细胞嗜酸性变。有些病例可见甲状腺 MEC 和乳头状癌的移行区，高达 50% 的病例可见同时存在的乳头状癌。在一些少见病例中，肿瘤组织学上可出现间变或未分化，此现象常影响预后。

3. 免疫组化及分子生物学诊断

黏液样物质可被 PAS 染色、黏蛋白胭脂红染色、pH2.5 的阿尔辛蓝染色所显示。免疫组化指标显示角蛋白（高分子量及低分子量）、局灶性甲状腺球蛋白及 TTF-1 阳性，多克隆癌胚抗原（CEA）仅黏液细胞阳性，p63 和 CK5/6 可显示表皮样上皮呈阳性。在大多数 MEC 中可见到 P-cadherin 表达，降钙素呈阴性。RT-PCR 可检测到甲状腺特异性基因 *TTF-1*、*TTF-2*、*PAX8* 及 *TPO* 的表达，这也支持其滤泡上皮的起源，但检测不到（V600E）的突变。约 1/3 的病例可检测到 CRTC1/MAML2 的融合。

4. 细胞学

在细胞涂片中，大量细胞呈单层粘连状、合体样片状共同排列于无定形碎屑、坏死、黏液样物质的背景中。黏液样细胞及表皮样细胞二者混杂，黏液样细胞为空泡状或泡沫状胞质，压迫胞核，表皮样细胞为多边形，边界清楚，核圆形，核染色质为泡状，核仁显著，为不透明、均质红染的胞质。在一些少见病例中，可见间变性细胞。

（七）鉴别诊断

显著的鳞状上皮化生可见于慢性淋巴细胞性甲状腺炎，但鳞状上皮巢一般镜下呈孤立的小灶，而不是临床可见的肿块。MEC 的鳞状上皮巢中可有腔隙，腔内可见黏液样细胞及黏蛋白碎屑。鳞状细胞癌特征是显著的非典型性细胞，但缺乏黏液样细胞及细胞外黏液，常与乳头状癌没有关系。鳞状化生可见于乳头状癌，但乳头状癌中没有黏液样细胞及向上皮样过渡的区域。

（八）治疗和预后

手术是治疗首选，但如果有广泛的局部侵犯，可选择体外放射或内照射治疗。许多学者认为甲状腺的黏液表皮样癌是一种惰性肿瘤，长期预后较好，类似甲状腺乳头状癌。尽管因肿瘤死亡者多发于老年患者，但一般多限于组织学上有间变或未分化成分的病例。曾有多达40%的患者可见淋巴结转移，比远处转移常见。肺转移、骨转移、胸膜转移者也曾有报道。

二、硬化性黏液表皮样癌伴嗜酸性粒细胞增多

（一）定义

硬化性黏液表皮样癌伴嗜酸性粒细胞增多（SMECE）是一种极为少见的原发性甲状腺肿瘤。肿瘤在伴有大量嗜酸性粒细胞和淋巴细胞、显著的硬化性背景中呈表皮样和腺样分化。尽管嗜酸性粒细胞可见于MEC和SMECE，但SMECE不同于MEC。

（二）发病率和流行病学

目前报道的SMECE不超过50例。均发生于成年人，多见于女性。

（三）病原学因素

尽管许多病例与慢性淋巴细胞性甲状腺炎，特别是纤维性桥本甲状腺炎有关，但明确的病因尚未知。

（四）发病机制及分子遗传学

推测肿瘤起源于甲状腺滤泡上皮的鳞状上皮化生，一般有慢性淋巴细胞性甲状腺炎（桥本甲状腺炎）的背景。也可能起源于后鳃体，但由于p63阳性可见于鳞状上皮化生，也可见于后鳃体残留，因此免疫组化结果意义并不明确。

（五）临床表现

患者一般表现为缓慢生长、无痛性颈部肿物。一般为无功能性的，很少出现快速增大、声音嘶哑或声带麻痹。

（六）病理学

1. 大体所见

肿瘤直径为1～13cm，一般为边界不清、白色到黄色、坚硬、质实的肿块。极少情况下可见囊性变。

2. 镜下表现

最具特征性的变化是间质硬化伴大量嗜酸性粒细胞和淋巴细胞、浆细胞浸润。肿瘤细胞排列呈条索状、巢状位于硬化明显的纤维结缔组织背景中，散在大量嗜酸性粒细胞。

有多边形表皮样细胞形成的细胞巢,细胞边界清楚,可见细胞间桥,白色、大量嗜酸性胞质,可以出现角化珠及角质碎屑。肿瘤细胞呈轻度到中度多形性,核仁显著,偶见透明细胞。片状核的黏液样细胞分布于表皮样细胞片块中,可通过黏蛋白胭脂红或 PAS 染色显示,黏液湖不常见。淋巴样浸润(淋巴细胞、浆细胞)如慢性淋巴细胞性甲状腺炎,几乎可见于所有病例中邻近的甲状腺实质。鳞状上皮化生见于淋巴细胞性甲状腺炎区域。乳头状癌可见于少数病例,但二者之间的转化相比于 MEC 来说少见。在少数病例中,肿瘤细胞呈假血管肉瘤样生长方式。几乎 1/2 的病例有甲状腺外的侵犯,淋巴结转移约 1/3,神经及脉管浸润亦比较常见。

3. 免疫组化及分子生物学诊断

表皮样和黏液样肿瘤细胞角蛋白均呈阳性,CT 阴性,Tg 常常阴性,TTF-1 半数为阳性。CEA 有时表达于黏液样细胞,但不表达于鳞状分化区域。p63 在表皮样肿瘤细胞中呈强阳性,这也见于鳞状化生的类基底样细胞。未见 BRAF 突变。

4. 细胞学检查

由于细胞学没有特征性,因此通过细针抽吸细胞学检查做出确切的诊断是困难的。一般表现为恶性上皮细胞分布于伴嗜酸性粒细胞的黏液样、碎屑样背景中。可见既有上皮样分化,又有腺样分化的细胞簇。这些所见支持恶性,但要考虑到转移性肿瘤或桥本甲状腺炎上皮增生的可能。

(七)鉴别诊断

鉴别诊断包括甲状腺未分化(间变性)癌、单纯鳞状细胞癌、胸腺样分化癌、霍奇金淋巴瘤、邻近器官的肿瘤侵犯以及显著的鳞状上皮细胞化生。

1. 未分化(间变性)癌

具有显著的多形性,席纹状生长,核分裂活性增强,有坏死,缺乏黏液样细胞及明显的嗜酸性粒细胞。

2. 单纯鳞状细胞癌

具有显著的多形性,片巢状,有坏死,但缺乏黏液样细胞。

3. 胸腺样分化癌(CASTLE)

可有黏液样物质,但细胞为梭形,无淋巴细胞浸润,有独特的免疫组化表现。

4. 霍奇金淋巴瘤

可以有嗜酸性粒细胞浸润及淋巴细胞、浆细胞,但它具有 R-S 细胞,后者在 SMECE 中不存在。

5. 喉及食管原发的肿瘤累及甲状腺

一般临床表现和(或)影像学检查有助于鉴别。

6. 显著的鳞状上皮细胞化生

可存在于慢性淋巴细胞性甲状腺炎中,但不形成肿块,没有黏液样细胞或嗜酸性粒细胞。

（八）治疗和预后

因为甲状腺外侵犯常见，故其治疗应选择甲状腺全切。选择性颈部淋巴结清扫适用于临床显著淋巴结肿大的患者，目前淋巴结转移见于高达 30% 的患者。肺转移、肝转移、骨转移不常见。肿瘤常为惰性，长期随访临床预后尚可。特异性预后因子不明确。

三、鳞状细胞癌

（一）定义

甲状腺原发的鳞状细胞癌（SCC）完全由鳞状上皮分化的细胞组成，没有黏液样细胞，但必须排除邻近器官肿瘤的直接侵犯，如喉、气管或食管鳞癌。因此，常需要做内镜检查（喉镜、食管镜、支气管镜）和影像学检查来确定诊断。

（二）发病率和流行病学

SCC 占甲状腺恶性肿瘤的 0.5% 以下，大部分患者年龄为 50 ～ 70 岁，女性与男性比例约为 2:10。

（三）病原学因素

SCC 被认为可能是直接发生于甲状腺滤泡上皮或通过鳞状上皮化生而形成的恶性肿瘤。鳞状细胞癌可同时伴发桥本甲状腺炎。鳞状上皮可能是甲状舌管未闭或鳃囊残留。有报道称，少数病例可能与接触放射线照射有关。

（四）发病机制及分子遗传学

SCC 的发生可能直接起源于甲状腺的滤泡上皮或通过鳞状上皮化生，鳞状上皮也可能是甲状舌管未闭或鳃囊残留。p53 的异常表达及 p21 表达的缺失曾有过报道。

（五）临床表现

SCC 临床表现类似于甲状腺未分化（间变性）癌。这两种疾病都表现为迅速增大的颈部肿块，常伴喉返神经受压迫症状，如气道梗阻和呼吸困难。颈部淋巴结增大常见。少数患者可并发桥本甲状腺炎。少数可伴有高钙血症、发热、白细胞增多等副肿瘤综合征的症状，副肿瘤综合征可能是肿瘤产生的体液因子作用的结果。

（六）病理学

1. 大体所见

SCC 一般肿瘤较大，直径可达 8cm，质硬，为黄褐色或白色肿块，常累及甲状腺一叶或两叶。常见伴随的卫星结节。甲状腺外侵犯和坏死常见。

2. 镜下表现

甲状腺 SCC 是完全由鳞状上皮细胞组成的肿物。肿瘤细胞多形性紧密排列呈片状、带状或巢状，常见角化及角化珠形成。癌细胞也可以呈多角形或梭形，核浆比例不一。核分裂常见，包括非典型性核分裂。肿瘤可分为高、中、低分化，也可分为角化型和非角化型，大部分甲状腺 SCC 是低分化的。脉管侵犯、神经侵犯、甲状腺外围组织侵犯常见。

炎症细胞浸润及间质纤维化常见，有时可见黏蛋白。要注意乳头状癌和未分化癌可同时存在于鳞状分化区域，这两种情况比甲状腺原发性 SCC 常见得多。因此，尽管有极少数 SCC 伴发滤泡性肿瘤的报道，但根据定义及标准，甲状腺原发性 SCC 必须是没有其他分化的单纯性肿瘤。如果存在其他分化，则诊断为原发肿瘤伴鳞状分化，如未分化（间变性）癌伴鳞状分化。碰撞瘤（来自不同的腺叶）亦曾有报道。在做出甲状腺鳞状细胞癌的诊断之前，一定要注意从临床、影像学、手术所见等排除喉、气管或食管癌的直接侵犯。

3. 免疫组化及分子生物学诊断

肿瘤细胞 CK-pan、CK19、p63 为强阳性。CK7 和 CK18 为局灶性阳性，EMA 偶见阳性。CK1、CK4、CK6、CK10/13、CK20、CD5 均呈阴性，与在胸腺衍生性肿瘤中的染色模式不同，S-100A9 呈弥漫性、片状阳性染色。TTF-1 阳性也有报道。人工假象可导致甲状腺球蛋白染色的假阳性。MIB-1 抗体示肿瘤细胞常呈高增殖指数状态。相关的研究报道称，SCC 有 p53 的异常表达及 p21 表达的缺失。肿瘤鳞状分化较少时，Tp53 表达更强。

4. 细胞学检查

细针穿刺抽吸细胞学检查尽管不能明确肿瘤来源（甲状腺、喉、淋巴结、食管、转移性、甲状舌管囊肿均有可能），但很容易做出诊断。细胞学检查可见紧密的细胞簇及单个细胞分布于充满坏死及颗粒状、嗜酸性角化物的背景中。肿瘤细胞形状不规则，蝌蚪形细胞，核染色加深，橘黄色染色质，可见角化不良。仅凭细胞学检查不能鉴别是转移性 SCC 还是直接侵犯的 SCC。

（七）鉴别诊断

原发性甲状腺 SCC 常侵犯周围组织，如喉、食管、气管，有时与喉、食管、气管部位的原发性肿瘤难以区分。当遇到甲状腺和邻近部位都有肿瘤的患者时，影像学或临床症状有助于判定大块肿瘤的中心部位。

区别原发部位很重要，因为原发性甲状腺 SCC 的患者相对于那些邻近部位肿瘤侵犯甲状腺的患者来说，预后更差。喉、食管、气管和其他部位的 SCC 都有可能转移到甲状腺，但极少，如果是转移的，患者很可能有明确的其他部位 SCC 临床病史，转移到甲状腺者一般在原发灶确诊后 3 年内。

SCC 可发生于甲状舌管囊肿内，甲状舌管囊肿是一种发育异常疾病，大部分与甲状腺密切相关。未分化（间变性）癌中的鳞状分化常为局灶性，但并不是主要的组织学表现。乳头状癌特别是弥漫性硬化亚型，常见鳞状分化灶，但乳头状癌的表现更突出。桥本甲状腺炎中的鳞状化生不形成肿块，缺乏浸润性生长及细胞学非典型性表现，不伴坏死，瘤细胞常呈显著的梭形，可有 Hassal 小体，呈瘢痕疙瘩样显著的胶原沉积，有炎症细胞，免疫标记显示 T 细胞标记阳性，如 CD5 和散在的 S-100A9 阳性。

（八）治疗和预后

SCC 的治疗方法多选择早期全切除术加根治性放射治疗。该肿瘤一般对放射性碘或化疗无反应。单纯放射治疗可用于那些不能切除的肿瘤或不宜手术者。因为甲状腺激素可以作为生长因子，因此行甲状腺激素抑制治疗有一定疗效。

肿瘤局部侵犯和淋巴结转移常见，远处转移（如肺）少见，发生率低于30%。气道压迫是常见的致死原因。总体预后较差，平均生存期低于12个月，5年生存率低于10%。仅有局部病灶者及联合应用手术和放射治疗者生存期可以延长。SCC应用与未分化（间变性）癌一样的分期标准。

四、黏液癌

（一）定义

甲状腺黏液癌的特征是肿瘤细胞呈巢状，漂浮于大量细胞外黏液形成的黏液湖中。

（二）发病率和流行病学

甲状腺黏液腺癌非常罕见，对其流行病学知之甚少。

（三）病原学因素

后鳃体及其残留，实性细胞巢可能是该肿瘤的起源。

（四）发病机制和分子遗传学

实性细胞巢为滤泡上皮及表皮样细胞混合在一起形成的甲状腺滤泡。在组织化学方面，实性细胞巢可见管腔内酸性黏液，免疫组化方面CEA和CK均呈阳性。

（五）临床表现

临床表现没有特异性，患者可触及缓慢生长或迅速生长的结节。可见淋巴结转移。甲状腺功能检查正常。

（六）病理学

1. 大体所见

肿瘤中等大小，直径约为2.5cm。切面呈胶胨状，灰白色，边界可清楚或不清楚。

2. 镜下表现

肿瘤有包膜故将其与周围的甲状腺实质分开。部分肿瘤可见坏死、核分裂和肿瘤浸润（包膜浸润或脉管浸润）。根据其定义，黏液癌具有含大量黏液物质形成的黏液湖，分布于肿瘤上皮细胞团周围。肿瘤细胞可排列成腺体样、微滤泡样、小梁状或纺锤样。细胞呈立方状或柱状，尽管核较大、核仁显著，但细胞学异型性小，胞质内含大量黏液小泡。曾有报道见局灶性鳞状上皮分化。黏液为硫酸化酸性黏蛋白，黏蛋白胭脂红染色、阿尔辛蓝染色、PAS染色阳性。超微结构显示细胞为滤泡细胞，伴胶质分泌及胞质内黏蛋白小滴。细胞核轮廓不规整，核仁显著。完整的基底膜存在，可见桥粒。细胞的管腔面有微绒毛及多糖蛋白复合物，但无分支。无神经内分泌颗粒。

3. 免疫组化及分子生物学诊断

肿瘤细胞呈低分子量角蛋白，Vimentin、TTF-1、MUC2、CEA 均呈阳性，甲状腺球蛋白呈局灶性阳性。降钙素、嗜铬蛋白、S-100 均呈阴性。重要的是，要注意单纯黏蛋白性抗体 T、Tn 和 sialylTn 在甲状腺肿瘤中阳性，MUC1 及 MUC2 可见于乳头状癌及滤泡癌。因此，仅有黏蛋白性抗体并不能特异性地鉴别此肿瘤类型。个别病例曾有 *Tp53* 基因突变或蛋白过度表达的报道。

（七）鉴别诊断

鉴别诊断包括原发黏液表皮样癌、转移性黏液性肿瘤（如结肠癌、肺癌、乳腺癌、涎腺癌等）、黏液性甲状旁腺癌，以及甲状腺原发性可以产生黏液的肿瘤。后者包括滤泡性腺瘤、滤泡癌、乳头状癌及髓样癌伴细胞外黏液或呈印戒样形态。细胞外产生黏液或印戒样的甲状腺肿瘤可形成特征性的生长方式，如滤泡性腺瘤或滤泡癌形成包裹性微滤泡，其中可见大量肿瘤上皮；还要注意某些特殊肿瘤类型具有代表性的核特征，如乳头状癌的核特征或髓样癌的斑点状染色质。在做出黏液癌诊断前要注意鉴别这些特征，其他甲状腺肿瘤中局灶性黏液样分化不能误认为是黏液癌。根据甲状腺球蛋白、PAX8 和 TTF-1 均呈阳性，可以排除转移性黏液腺癌。

（八）治疗和预后

由于文献中仅有个别病例报道，所以所有关于治疗和预后的评论都仅供参考。曾有肺、肝、骨转移的报道。总的说来，患者一般于数月或数年后死亡。

五、伴胸腺样分化的梭形细胞肿瘤

（一）定义

伴胸腺样分化的梭形细胞肿瘤（SETTLE）是一种非常少见的甲状腺恶性肿瘤。其特征为周边分叶状，轻度腺样结构的梭形上皮细胞具有双向分化。SETTLE 是形态学上与胸腺相关疾病两种中的一种，另外一种是 CASTLE。不提倡用"恶性畸胎瘤"或"甲状腺儿童型胸腺瘤"作为诊断，因为它们不准确。

（二）发病率和流行病学

SETTLE 极为罕见，一般发生于年轻人，大部分患者为 10～20 岁。但据报道，此肿瘤可以发生于 2～59 岁。男性多见，男女之比约为 2:1。

（三）病原学因素

作为一个特殊的、组织学上类似胎儿胸腺的甲状腺肿瘤，SETTLE 可能是来自异位的胸腺。由于甲状腺和胸腺的发育在胚胎学上有重叠，往往很难去证实。有学者提出，SETTLE 可能起源于：

（1）甲状腺邻近或甲状腺内的胸腺残余组织；

（2）胚胎期时颈部胸腺组织降入前纵隔后残余组织的持续性分化存在；

（3）可以是伴胸腺分化的鳃囊残余。

（四）发病机制和分子遗传学

鉴于这种肿瘤较少，因此很难对其发病机制提出准确的看法。

（五）临床表现

患者多表现为甲状腺或颈部肿物，有时伴疼痛，病史从数周到近十年不等。在少数病例中，可有颈部肿物迅速增大伴压迫症状。局部触痛有时类似甲状腺炎，但甲状腺功能正常。影像学可见实性和囊性混合的肿块。

（六）病理学

1. 大体所见

大体表现多样化，多为边界不清的小叶状。肿物可有包膜、部分包膜或呈浸润性生长。有时肿瘤可蔓延入颈部软组织，如骨骼肌等。肿物大部分为单侧，多中等大小，直径为 1 ～ 12cm，平均为 3.6cm。切面大多质实到质硬，呈灰白或黄褐色，偶见小囊和沙砾样，黄褐色区域提示肿瘤坏死。

2. 镜下表现

SETTLE 为细胞丰富的、呈原始的胸腺样组织结构的肿瘤。肿物为被无细胞性硬化性纤维隔膜分割成分叶状肿瘤，周围可见脉管浸润。肿瘤大部分呈双相性，由短的、网状肿瘤细胞和长梭形肿瘤细胞束交织在一起，构成不明显的腺样、管状－乳头状结构。在较少的病例中，仅见一种成分（梭形细胞或腺样结构），这样的肿瘤称作"单向型亚型"。梭形细胞胞质较少，核细长，染色质细腻，分布均匀。细胞多没有显著界限，呈合体样，核仁小，偶见孤立的小灶性核多形性，核分裂少见，但在部分罕见病例中，可见高分裂指数伴坏死。腺样结构的表现形式可为呼吸道上皮排列形成的大囊状空腔或浅染的立方状及柱状细胞呈束状、巢状、管状排列呈囊性的黏液腺。细胞可为杯状或纤毛柱状。核较梭形细胞中的圆，但染色质分布类似于梭形细胞中的分布。可见细胞间液及黏液。鳞状化生或角化珠罕见。可见散在的淋巴细胞，多分布于周边。偶有钙化，但不常见。

3. 免疫组化及分子生物学诊断

梭形细胞及腺样结构均表达 AE1/AE3，CAM5.2 及 Vimentin。在少数病例中，梭形细胞呈肌上皮分化，SMA、MSA 及 CD99 均呈阳性。肿瘤细胞对于甲状腺球蛋白、TTF-1、降钙素、CEA、CD5、S-100、NSE、Syn、嗜铬粒蛋白、TdT 均阴性。电镜下，梭形细胞可见大量桥粒，胞质内束状张力丝、致密体、基底膜，这些都支持其为上皮样细胞。流式细胞术结果为二倍体核型。关于分子诊断方面，仅有个别病例报道，同一等位基因的 13 号、15 号密码子突变。

4. 细胞学检查

细针抽吸可见大量细胞，紧密粘连或呈单个梭形，处于细腻、管状腺样或不规则簇状红染细胞外物质形成的背景中。偶见上皮样细胞。梭形细胞具有少量纤维细丝状胞质，核异型性小，核仁不明显。黏液样背景中可见柱状细胞。无核分裂、坏死及多形性。免疫组化可做出准确的术前诊断。

（七）鉴别诊断

SETTLE 必须要与未分化（间变性）甲状腺癌、异位胸腺瘤、滑膜肉瘤、梭形细胞型髓样癌相鉴别。未分化（间变性）癌不见于年轻患者，肿瘤边界不清，可有显著的核多形性及广泛的坏死，瘤细胞很少呈角蛋白阳性。异位胸腺瘤有更多的锯齿迷路样裂隙，为丰富的、未成熟的 TdT 阳性的 T 细胞群。滑膜肉瘤发生于较年轻患者，也可发生于颈部，但通常为伴有梭形细胞的双相性肿瘤。其特征性的分子生物学改变 t（X；18）易位导致基因融合可明确诊断。梭形细胞亚型的髓样癌间质内可有淀粉样物质，局灶性坏死及粗糙的核染色质，免疫组化方面降钙素、CEA、嗜铬粒蛋白、Syn 均呈阳性。

（八）治疗和预后

对于原发性 SETTLE，手术是首选，并且手术对于转移性肿瘤也有很好效果。SETTLE 的转移可见于 70% 以上的病例，一般发生于肿瘤病程的晚期（最多可到 22 年后）；根据发生频率来看，最常见的转移为肺、淋巴结、肾、软组织。由于临床病程常比较长，因此一旦出现转移灶，做转移灶的扩大切除术仍有助于延长生存期。局部淋巴结转移偶然发生。联合化疗及放射治疗可用于转移灶的治疗。5 年生存率近 90%，但与该肿瘤的惰性性质不符合的是，在原发肿瘤出现多年后可出现转移灶。

六、显示胸腺样分化的癌

（一）定义

显示 CASTLE（同义词包括甲状腺内上皮样胸腺瘤、甲状腺原发胸腺瘤、甲状腺淋巴上皮样癌）是组织形态学及细胞学上类似胸腺上皮肿瘤的原发性甲状腺癌。

（二）发病率和流行病学

CASTLE 占所有甲状腺恶性肿瘤的 0.1% 以下，一般患者为中年至 50 岁，女性稍多于男性，大约 1.3:1。

（三）病原学因素

甲状腺邻近或甲状腺内的胸腺残余组织可能是 CASTLE 的发病因素。

（四）发病机制及分子遗传学

曾有学者提出，CASTLE 可能起源于甲状腺内残留的胸腺组织：

（1）颈部胸腺组织在胚胎发育下降入前纵隔后残留组织的持续分化存在。

（2）源于可以伴胸腺分化的鳃囊残余，如实性细胞巢。

CASTLE 细胞表达 CD5 也支持此理论。

（五）临床表现

CASTLE 表现为甲状腺无痛性肿块，可见气管压迫及声嘶。患者甲状腺功能正常。闪烁照相肿物呈"冷"结节，CT 影像呈实性、非钙化软组织密度影，磁共振 T1 加权像呈等信号肿物，T2 加权像呈高信号肿物，超声呈低回声、不均匀肿物。高达 30% 的患者由于颈部淋巴结转移而出现颈部淋巴结肿大。CASTLE 患者临床与胸腺瘤的相关性症状如重症肌无力、低丙种球蛋白血症、红细胞发育不良、皮肌炎等尚未见报道。

（六）病理学

1. 大体所见

此肿瘤大多发生于甲状腺下极，边界清楚，略呈分叶状，很容易分离。切面坚硬或呈肉样，颜色为黄色、黑色、褐色混杂。甲状腺外侵犯常见，因此与周围组织分离较困难。

2. 镜下表现

CASTLE 近似于胸腺癌。此肿瘤为广泛的、广基的、边界清楚的细胞岛状和索状浸润入细胞丰富的间质。肿瘤小叶与周围含有淋巴细胞、浆细胞的血管间质关系密切，这些淋巴细胞和浆细胞来源于肿瘤细胞巢。可见核分裂，但数目不多，平均 1～2 个/10HPF。肿瘤细胞呈鳞片样或合体样、纺锤形，胞质淡染或嗜酸性。细胞边界清楚，可见细胞间桥，明显的角化不常见。核轻度到中度多形性，一般为卵圆形，染色质细腻淡染或呈空泡状。核仁一般较小，但容易辨认。肿瘤周边淋巴间质内可见 Hassall 小体，提示其为胸腺残留。肉芽肿一般不易见。电镜示狭长的上皮样细胞伴显著桥粒，胞质内可见束状张力丝，缺乏分泌颗粒及淀粉样蛋白纤维。

3. 免疫组化及分子生物学诊断

肿瘤细胞免疫组化 CK-pan、CD5、p63、CEA 均呈强阳性，淋巴细胞则对不成熟 T 细胞标志物 TdT/CD1a 阴性。肿瘤细胞中散在 S-100A9 阳性的细胞，类似胸腺瘤中染色模式。肿瘤细胞中 TTF-1、甲状腺球蛋白、嗜铬粒蛋白、降钙素、EBER 均呈阴性。CASTLE 对于 BCL-1 和 MCL-1（抗凋亡原癌基因）呈阳性，此两者表达于大部分胸腺癌而少见于胸腺瘤。

4. 细胞学检查

细胞学检查可见非典型性上皮细胞呈片状和单细胞状排列。细胞核染色质细腻，呈空泡状，核仁易见。可见淋巴样成分的背景。细胞学检查很难确切地与转移性肿瘤相鉴别（如非角化型鼻咽癌）。

（七）鉴别诊断

鉴别诊断十分重要，因为鉴别诊断中的许多肿瘤预后明显较差。主要的鉴别诊断包括未分化（间变性）甲状腺癌、甲状腺原发的鳞状细胞癌、髓样癌、滤泡树突样细胞肉瘤、胸腺肿瘤的直接侵犯、转移性淋巴上皮样癌（该名称以前曾用于 CASTLE）。

1. 未分化（间变性）甲状腺癌

多有明显侵犯，细胞多形性显著，可见非典型性核分裂及坏死。

2. 鳞状细胞癌

可见角化，侵袭性明显，CD5 呈阴性。

3. 髓样癌

具有梭形的细胞形态，含淀粉样物质，免疫组化降钙素、嗜铬粒蛋白、CEA 均为阳性。

4. 滤泡树突样细胞肉瘤

为小叶状生长方式，伴广泛脉管浸润，但其 CK 和 CD5 均为阴性。

5. 胸腺肿瘤的直接侵犯

影像学有助于判定是胸腺瘤直接侵犯还是胸腺瘤的延续，CD5 在两者中均呈阳性，无鉴别意义，尤其是对于有颈部胸腺异位者。

6. 转移性淋巴上皮样癌

与 EBV 感染有十分密切的关系，EBV 可通过原位杂交检测 EBER 而证实，CASTLE 中 EBER 呈阴性。

（八）治疗和预后

治疗方案为甲状腺切除术加选择性淋巴结清扫术，辅以其他辅助治疗（多为放射治疗）。局部复发及局部淋巴结转移可见于多达 30% 的患者，且与较差的预后有关。放射治疗的患者并未改善局灶复发。辅助性化疗可以使肿瘤减小以减轻气道压迫及利于手术切除。由于病例报道甚少，关于影响其预后的因素和意见并不可靠。尽管如此，大部分患者可生存多年（10 年生存率为 82%），仅偶见患者为快速死亡的病程。

七、异位胸腺瘤

（一）定义

甲状腺异位胸腺瘤是胸腺来源的上皮性肿瘤，该肿瘤很明显不同于异位的错构瘤性胸腺瘤、CASTLE 和 SETTLE。异位的错构瘤性胸腺瘤是一种鳃裂突变来的肿瘤，CASTLE 和 SETTLE 则是伴胸腺分化的特点。

（二）发病率和流行病学

甲状腺异位胸腺瘤非常少见。多发于中年人，大多数见于女性。

（三）病原学因素

目前认为，异位的、陷入的或残留的胸腺组织具有发生肿瘤的潜在风险。

（四）发病机制及分子遗传学

在胚胎发育过程中，甲状腺原基与第三、第四对鳃囊直接接触，第三、第四对鳃囊产生甲状旁腺和胸腺。

（五）临床表现

可表现为甲状腺存在数年的结节性肿物，肿块大者可有压迫症状，如呼吸困难、声嘶等。甲状腺肿瘤患者有重症肌无力的报道。影像学无明显差异，但可见与胸腺相连。甲状腺功能正常。

（六）病理

1. 大体所见

几乎所有的甲状腺异位胸腺瘤都为非侵袭性。切面呈分叶状，黄色或黄褐色，散在白色纤维性隔膜。

2. 镜下表现

镜下可见肿瘤边界清楚，有包膜，周围交错状，肿瘤常被纤维隔膜分隔为结节状，瘤组织周围有时可见压迫或萎缩的胸腺组织；上皮细胞中散在淋巴细胞，多无规律；上皮细胞呈多边形或梭形，偶似表皮样；可见核分裂象。此肿瘤的组织学表现类似于 WHO 中将胸腺瘤分为 A 型、B 型、AB 型中的各亚型。

3. 免疫组化及分子生物学诊断

上皮细胞角蛋白呈阳性，淋巴成分具有 T 细胞抗原和 TdT 末端。Ki-67 标记呈高增殖指数。原位杂交检测 EBER 显示 EBV 呈阴性。

4. 细胞学检查

细胞数多少不一，可见组织碎片，孤立性梭形细胞或多边形细胞，背景为血细胞和淋巴细胞。上皮细胞的核为圆形或稍长，伴纤细、细腻颗粒状染色质及不明显的核仁。淋巴细胞有时为非典型性。如果以淋巴细胞为主，可类似淋巴细胞性甲状腺炎或淋巴瘤。没有坏死、核分裂、多形性。

（七）鉴别诊断

主要的鉴别诊断取决于胸腺瘤的类型，上皮丰富的肿瘤要与未分化（间变性）甲状腺癌、鳞状细胞癌、异位的错构瘤性胸腺瘤相鉴别，淋巴细胞丰富的肿瘤则要与淋巴瘤相鉴别。

1. 未分化（间变性）甲状腺癌

具有显著的多形性，广泛浸润，免疫组化方面可有甲状腺滤泡分化。

2. 异位的错构瘤性胸腺瘤

其实是个错误的命名，其没有胸腺分化，是多发于男性颈部前下方胸锁区的良性病变，其特点为胖梭形细胞呈丛状、实体状、囊状，分布于鳞状上皮区域、腺上皮区域、脂肪组织中。细胞兼有上皮、肌上皮免疫表型，CK5/6、SMA、CD10、calponin 均呈阳性。

（八）治疗和预后

异位胸腺瘤是良性肿瘤，但曾有淋巴结转移的病例报道。治疗选择外科手术切除。

八、透明样小梁状肿瘤

（一）定义

透明样小梁状肿瘤是一种少见的、非侵袭性的、滤泡细胞来源的甲状腺肿瘤，伴特征性的小梁状生长方式和小梁内透明样变。此肿瘤的恶性潜能尚不明确，但至多是很低的恶性潜能。其同义词包括甲状腺神经节细胞瘤样腺瘤（PLAT），透明样小梁状腺瘤，透明样小梁状肿瘤，胞质内微丝大量积聚的甲状腺透明样细胞肿瘤。

（二）历史沿革

现代第一个详细描述此肿瘤的是 Carney 及其研究团队，他们在 1987 年报道了 11 例，并命名为"透明样小梁状腺瘤"。在此之前，RahelZipkin 曾于 1905 年、PierreMasson 曾于 1922 年分别描述并命名此肿瘤，War'd 及其研究团队曾于 1982 年以摘要的形式报道此肿瘤。1987 年，Carney 及其团队报道的 11 例肿瘤均为边界清楚或具有包膜，经过平均 10 年的随访未见侵袭、复发或转移的。1 年后，Bronner 及其研究团队报道了 9 例同样的肿瘤，描述为甲状腺神经节细胞瘤样腺瘤。

1991 年报道了 9 例小梁状结构伴透明样改变的甲状腺肿瘤，其中 1 例有淋巴结转移。尽管在后续的研究中，仅 1 例活检有随访，但作者认为，有此表现的肿瘤可以表现为恶性的生物学行为，因此应该特定地命名为透明样小梁状肿瘤。偶见伴有类似的小梁状结构和透明样改变，但却伴随血管浸润和包膜浸润的病例，类似于局灶合并经典的乳头状癌，曾有几个这样的后续报道。特别是在这些肿瘤细胞中同时可见乳头状癌的明显的核特征，这些报道都反对将透明样小梁状腺瘤一概归为良性。尽管到目前为止，尚没有明确的无浸润但却是恶性的病例报道出来，但多数都认为这类肿瘤更像是乳头状癌的一种特殊亚型。

此肿瘤与乳头状癌的关系有望在同时发表的两篇报道中得到线索，此两篇报道指出，透明样小梁状肿瘤常有基因的重排，而这一点正是乳头状癌的遗传学特征。然而，此分子生物学结论并不能完全提供二者之间关系的证明。除了关注在此肿瘤诊断中应用标准的统一，这些研究并未对 *PET/PTC* 基因重排进行数量研究，故而不能评价于此肿瘤中此重排是单克隆性的（如出现在大部分肿瘤细胞中）还是非单克隆性的（如仅出现于结节内一小部分细胞中）。因此，透明样小梁状肿瘤是良性的或者说是滤泡性腺瘤的亚型，还是恶性的或者说可能是乳头状癌的亚型，尚有讨论的余地。因为此争论的存在，最近的 WHO 分类中将此肿瘤单独列作一类并将其命名为透明样小梁状肿瘤。

（三）发病率和流行病学

透明样小梁状肿瘤是甲状腺肿瘤中一种十分少见的类型。在中等大小的病理学实验室，每年也不常遇到此肿瘤病例，其确切的发病率尚不清楚。在最近分析的 119 例患者中，诊断的年龄分布于 21～79 岁，近似均匀地分布于 20～70 岁，平均年龄为 50 岁。该肿瘤显著好发于女性，男女之比为 1:6。

（四）病因学

透明样小梁状肿瘤发生的病因学因素并不明确。在最初的 11 例患者中，两位患者（18%）有射线照射史。但是在大样本研究中，辐射史仅见于 5% 的患者。此肿瘤多发于受慢性淋巴细胞性甲状腺炎或多结节性甲状腺肿影响的甲状腺，可以和典型的滤泡性腺瘤或乳头状癌并存，但这到底是巧合，还是透明样小梁状肿瘤与这些情况有共同的偶然因素，尚不十分清楚。

曾有报道，一例透明样小梁状肿瘤患者伴有 Cowden 病，一例有类似表现的侵袭性肿瘤患者伴有家族性肠息肉病。伴透明样小梁状生长方式的腺瘤曾有个别发现于和染色体 *19p13.2* 基因组有关的家族性嗜酸细胞性甲状腺肿瘤患者中。但是，透明样小梁状肿瘤与家族性肿瘤综合征之间的关系尚缺乏具体的证据。

（五）发病机制和分子遗传学

1. DNA 倍体

大部分肿瘤为二倍体细胞群。在一项研究中，对 DNA 倍体进行流式细胞术分析发现，6 例肿瘤中有 5 例为二倍体（83%），非整倍体为 1 例（17%）。

2. 细胞遗传学异常

曾有一例报道，肿瘤显示正常核型，但同时存在 2 个克隆，一个克隆存在染色体易位 t（2；3）（q21；P27），另一个克隆存在相同的易位，但同时又有 7 号和 12 号形成的染色体三体。

3. 体细胞性突变

RET/PTC 两例同时的报道均发现在这类肿瘤中存在 *RET/PTC* 基因重排。在 Papotti 及其团队进行的研究中，14 例肿瘤中有 4 例可以用免疫组化方法检测到 E5T 的表达（29%），其中 3 例可以通过 RT-PCR 方法检测到 *RET/PTC1* 的基因重排。Cheung 及其团队报道了一个 8 例的研究，其中 6 例是透明样小梁状腺瘤，2 例是根据浸润诊断的透明样小梁状癌。他们用免疫组化的方法发现 6 例（75%）有 RET 的表达，其中 5 例用 RT-PCR 的方法可以检测到 *RET/PTC1* 的基因重排。第一个研究小组后来进行的更大样本研究（28 例）发现，36% 的病例存在 *RET/PTC1* 的基因重排，11% 的病例存在 *RET/PTC3* 的基因重排。

尽管这些研究确认此肿瘤与 RET/PTC 重排之间有某种相关性，但 RET/PTC 的重排在肿瘤发病中的作用尚不明确。这是因为：

1）这些报道都是关于在用福尔马林固定、石蜡包埋的组织中提取的 RNA，但使用这些方法会使 RNA 降解很严重。

2）用的是高灵敏度的检测技术。如特异性探针杂交后，PCR 扩增 35 ～ 40 个循环，这是一个定性而不是定量研究，并不能证实哪些肿瘤细胞存在 *PET* 基因重排。

并且应用其中一个作者所在实验室自己得到的，并未反向证实其染色特异性的 RET

抗体弱阳性，且结果不可重复的商业性抗体，均不能明确地证实此结果的可靠性。尽管对于 RET/PTC 的重排已经知道，既可以在乳头状癌中以单克隆性形式发生，也可以在许多甲状腺疾病中以非单克隆性形式发生（如仅见于肿瘤组织中的少部分细胞），但是对于透明样小梁状肿瘤细胞中 RET/PTC 重排的程度缺乏了解，使我们既不能得到可以证实此肿瘤与乳头状癌之间关系的确切数据，也不能假设此重排在此少见肿瘤发生中的致病机制。最后的结论有待于应用定量性技术检测 RET/PTC 的更深入的研究来解决。

4. 其他突变

在超过 50 例的研究中，没有发现 BRAF 的点突变，在检索到的 31 例研究中未见 RAS 的点突变。BRAF 突变的缺失可能是因为它最常见于伴有经典乳头和高柱状细胞的乳头状癌。但是 RAS 突变的缺失令人困惑，因为此突变常见于滤泡性腺瘤、滤泡癌、滤泡型乳头状癌（发生率为 30%～50%）。又因为考虑到透明样小梁状肿瘤与上述肿瘤类型有关系，因此突变的缺失可能表明在此肿瘤的发生过程中有不同的分子生物学途径。

（六）临床表现及影像学检查

透明样小梁状肿瘤最常见的表现是常规体检时或患者自己偶然发现的甲状腺可触及的结节。小的肿瘤可能是由于多结节性甲状腺肿切除后或因为较大肿瘤或增生性结节切除后发现的。患者一般甲状腺功能正常。在放射性碘扫描中结节一般呈"冷"结节。超声上，此肿瘤典型者为实性结节，同时伴低回声或不均匀回声。高功率多普勒超声检查可见高血流量。

（七）大体特征

此肿瘤典型者边界清楚、可能有包膜。切面实性或呈模糊的分叶状，黄褐色或淡褐色。肿瘤大小不等，可很小（0.3～0.5cm）直到较大（5～7cm），一般小于 3cm。

（八）镜下特点

大部分肿瘤边界清楚、边缘光滑，但无包膜。部分肿瘤可见纤维性包膜，且可厚可薄。未见包膜浸润或血管浸润的报道。

肿瘤典型者呈显著的直或弯的小梁状生长方式，小梁厚度为 2～4 层细胞。细胞和胞核常垂直于小梁的轴。在部分肿瘤中，巢状生长方式（泡状、小叶状）更显著。小梁内间质为大量均质红染玻璃样变物质，这就是该肿瘤名字的由来。尽管透明样变也可以见于小梁中心和细胞巢，但在小梁周边更显著。此透明样改变要注意和小梁间透明样改变相鉴别，后者可见于多种甲状腺疾病，是继发性改变的结果。此玻璃样变物质可以被 PAS 染色显示，且可抗淀粉酶消化。可见小的滤泡区域，胶质形成很少。

细胞中等大小或稍大、拉长，可以是多边形、卵圆形、梭形或纺锤形。胞质丰富，嗜酸性或稍苍白、嗜双色性或透明。具有均质、玻璃样或大量颗粒状物质。胞质内可见显著折光性的黄色小体，常见于核周。其大小最大到 5cm，边缘呈锯齿状或光滑，有均质或颗粒状物质。颜色常呈淡黄色，也可见金黄色、黄褐色或十分苍白。小体周围常围绕一圈透明胞质。其组成为氨基葡聚糖、蛋白聚糖及脂质，其超微结构特征显示很可能是巨大的溶酶体。黄色小体其实可见于所有病例，1/3 的病例可见大量小体存在，在每一个肿瘤区域都可容易地分辨出来，2/3 的病例中量比较少，寻找起来有困难。这些结构是透明样小梁状肿瘤的特征，但并不是特异性的，因为它们也可见于其他甲状腺疾病，如滤泡性腺瘤。

核圆形或卵圆形，拉长，常具有不规则的轮廓。染色质细腻，弥漫分布。核仁中等大小，核仁周围常有透明样区域。核沟及核内假包涵体常见。这些核内结构的形成特征性地见于乳头状癌，因此此两种类型的肿瘤可能有相似的起源。例如，它们的细胞核轮廓均不规则，核膜内陷形成单个深皱褶（核沟）或胞质内物质形成圆形小体（假包涵体）。核分裂少见。

除了小梁内或肿瘤巢内大量透明样物质沉积，小梁间或细胞巢之间可见数量不等的间质。小梁间间质常不显著，含有周围包绕纤细纤维束的毛细血管。部分肿瘤可见较多的血管周纤维组织或透明样变间质。常见散在钙化，其中部分为同心层状结构，符合砂粒体的诊断标准。

邻近的甲状腺组织常呈慢性淋巴细胞性甲状腺炎或增生性改变。可见并发典型的滤泡性腺瘤结节或乳头状癌。

（九）细胞化学及免疫组化化学

透明样物质 PAS 染色呈强阳性且抗淀粉酶消化。针对淀粉样物的刚果红染色呈阴性。免疫组化法，此物质对Ⅳ型胶原和层粘连蛋白染色均呈阳性。

肿瘤细胞对于甲状腺球蛋白、TTF-1、低分子量角蛋白呈阳性。细胞对降钙素及降钙素基因相关肽一律阴性。对于 NSE 染色呈弱阳性。有些学者报道，对嗜铬粒蛋白染色呈阳性，但大部分研究报道是阴性的。此类肿瘤对于针对 Ki-67 的单克隆抗体 MIB-1 染色阳性模式不同于一般。室温下进行染色时，MIB-1 抗体呈胞膜和周围的胞质阳性（不像在其他组织中呈核阳性），但对于其他的针对 Ki-67 的抗体无反应。此染色模式也可见于透明样小梁状肿瘤的细胞学标本中。

对于高分子量细胞角蛋白（CK-HMW）和 CK19 的阳性染色各家报道不一致，对于一种或两种抗体，不同的研究报道结果可多为阳性、偶见阳性或一致的阴性。一项研究发现，40% 的此类肿瘤 Galectin-3 呈阳性，主要位于胞质，其阳性率处于乳头状癌和滤泡性腺瘤之间。一项研究报道称，在 4 例透明样小梁状肿瘤中，HBME-1 染色呈阴性，与乳头状癌中的阳性染色相反。

（十）分子诊断

如前所述，在此类肿瘤中单克隆性的 *PET/PTC* 基因重排是否常见尚不清楚。此问题不解决，则此基因不能用于透明样小梁状肿瘤的诊断指标或用于与乳头状癌的鉴别。

检测到位点突变则高度不支持透明样小梁状肿瘤而支持乳头状癌。与此类似，检测到点突变则更倾向于滤泡性腺瘤、滤泡癌或滤泡型乳头状癌，而不是透明样小梁状肿瘤。

（十一）超微结构特征

超微结构检查见细胞巢或细胞束周围被基底膜围绕，形成具有突出的短绒毛的小腔。围绕肿瘤细胞巢周围可见基底膜样物质波浪状聚集，这对应于光镜下见到的透明样物质沉积。通常可见细胞器，包括线粒体、粗面内质网、溶酶体、吞噬性溶酶体。部分细胞胞质内可见成束的中间丝。此外，可见大的膜性结构，可能是巨大的溶酶体。它们显然与光镜下所见的黄色小体有关。这些结构中含有空泡、不同电子密度的颗粒状物质、规则地堆积的膜或如 Rothenberg 等描述的指纹样小体。核轮廓不规则，有大量凹凸及缺口，可见核沟及核内假包涵体。

（十二）细胞学特征

抽吸标本中，常为血性背景中有中等量或大量细胞。细胞粘连成簇，可见大量胞质，常伴有密集、均质的间质物质。此透明样物可以呈沉积于细胞间的不规则物或呈圆形、聚集于细胞形成的放射状小圈的中心。核呈圆形到稍长，染色质均匀分布，常见核内假包涵体和核沟。与组织学切片中的黄色小体对应的胞质内小体可以呈绿色（巴氏染色）或粉红色（Diff-Quik 染色）的胞质内结构。可见砂粒体及其他钙化体。类似于淀粉样物或致密胶质的非晶体物质以及含大量核沟及核内假包涵体的细胞核，使得此肿瘤的细胞学标本与乳头状癌及髓样癌的鉴别比较困难。

（十三）鉴别诊断

透明样小梁状肿瘤的鉴别诊断包括乳头状癌、滤泡性腺瘤、甲状腺髓样癌及原发性甲状腺神经节细胞瘤。

1.乳头状癌

因为有相似的核特征，因此必须要排除乳头状癌。大量间质透明样变，特别是发生在小梁内的透明样变，少见于乳头状癌，即使是呈小梁状和巢状的乳头状癌也是如此。乳头状生长方式是发育良好的滤泡状生长方式，相对稍多的间质内砂粒体（不是钙化的管腔内胶质），具有大量核沟和核内假包涵体的肿瘤中见侵袭性生长，这些特点的存在都支持乳头状癌的诊断。免疫组化 MIB-1 呈胞膜和胞质阳性，HBME-1、Galectin-3 均呈阴性则倾向于透明样小梁状肿瘤。

分子生物学检测到 BRAF 突变则可以诊断为乳头状癌，检测到突变则可以明确地排除透明样小梁状肿瘤。

2.滤泡性腺瘤

根据其透明样变的形式不同，核呈卵圆形或纺锤形，常见核沟及核内假包涵体，可以与滤泡性腺瘤相鉴别。

3.甲状腺髓样癌

其特点为侵袭性，可以产生淀粉样物，免疫组化降钙素和 CEA 均呈阳性，甲状腺球蛋白呈阴性。

4.原发性甲状腺神经节细胞瘤

原发性甲状腺神经节细胞瘤是一种非常罕见的肿瘤，仅凭组织学很难鉴别。但是免疫组化可以提供极大帮助，对透明样小梁状肿瘤来说，甲状腺球蛋白和角蛋白均呈阳性，突触素、嗜铬粒蛋白、S-100 均呈阴性，在神经节细胞瘤中则相反。

（十四）治疗和预后

透明样小梁状肿瘤的恶性潜能是很低的。最近一份针对 112 例患者的分析表明（其中 83 例经过了 5 年以上的随访，46 例经过了 10 年以上的随访），其中 111 例无复发和转移，仅 1 例出现了肺转移。此转移的患者肿物大小为 3cm，大体可见包膜侵犯，镜下见包膜和脉管侵犯。可以这样说，当完整切除时，对具有这样的表现但无侵袭的肿瘤来说，不必针对其复发和转移再做进一步治疗。外科切除有望治愈，即使只做腺叶切除也可以。事实上，在上面所讨论的超过 100 例患者的分析中，50% 的患者仅是单一的腺叶切除。因此，此肿瘤的预后较好。

第三节　罕见的原发性肿瘤（非上皮性部分）

甲状腺非上皮性肿瘤罕见，文献中往往以个案报道为主。根据肿瘤类型不同大致上可将其分为淋巴造血系统肿瘤、间叶性肿瘤及其他杂类肿瘤（包括生殖细胞肿瘤、神经内分泌肿瘤等）。本节重点讨论甲状腺原发性间叶性肿瘤及其他杂类肿瘤。

虽然甲状腺非上皮性肿瘤非常少见，但几乎所有良、恶性肿瘤均可发生。我们检索到的国内外文献中，间叶性肿瘤良性的如脂肪瘤、血管瘤、淋巴管瘤、平滑肌瘤、神经鞘瘤和孤立性纤维性肿瘤等，恶性的如血管肉瘤、纤维肉瘤、脂肪肉瘤、平滑肌肉瘤、骨肉瘤、软骨肉瘤和恶性外周神经鞘瘤等；其他非间叶性肿瘤如畸胎瘤、内胚窦瘤、副神经节瘤、朗格汉斯细胞组织增生症和 Rosai-Dorfman 病等均有报道。由于甲状腺低分化癌及未分化癌远比原发性肉瘤多见，而且未分化癌可表现为肉瘤样形态，所以必须严格掌握原发性甲状腺血管肉瘤的诊断标准。甲状腺肉瘤样形态的病变必须广泛取材，如果发现有上皮细胞分化应分类为未分化癌；只有在肿瘤呈明确的某种肉瘤分化而无滤泡上皮或鳞状上皮等上皮分化并呈上皮性标志物阴性表达，而且最好发现其间有良性滤泡上皮存在时才能确诊为原发性肉瘤。

一、原发性甲状腺血管肉瘤

原发性甲状腺血管肉瘤是一种呈血管内皮细胞分化的恶性肿瘤。这种非常少见的甲状腺肿瘤在碘缺乏的欧洲中部阿尔卑斯山地区相对多见。尽管在间变性癌中可见假血管肉瘤样生长方式，但血管肉瘤是一种具有独特临床表现、组织学形态和免疫表型的肿瘤。

（一）病因学

目前认为，甲状腺血管肉瘤的病因是多因素的，但在碘缺乏地区发生率明显较高，特别是在欧洲中部纬度较高的阿尔卑斯山地区。在碘缺乏的奥地利高山地区进行的碘盐预防结果表明，血管肉瘤的发病率从 1957—1975 年占所有甲状腺肿瘤的 3%，下降到了 1986 ～ 1995 年的 0.7%，这提示碘缺乏可能是致病因素。然而发生在平原或海边的病例对这种观点提出异议，提示本病的发生尚有其他目前不知道的因素。有研究表明，显著的工业氯乙烯及其他聚合物暴露史可能有一定作用。

（二）发生机制及分子遗传学

关于此型甲状腺肿瘤的组织学起源的争论已经持续了 20 多年。一些学者怀疑这型肿瘤的存在，认为所报道的血管肉瘤其实是伴血管样特征的未分化癌。但内皮起源性质似乎已经得到证实，因为组织学、免疫组织化学、超微结构和分子生物学均强有力地支持其内皮细胞性起源。

另一种假说主张有些恶性肿瘤显示出由未分化干细胞向上皮细胞及内皮细胞双向分化的趋势。虽然这种可能性存在，但在文献报道的大多数病例中均未曾见到。

（三）临床表现

甲状腺血管肉瘤占所有甲状腺恶性肿瘤的 2% 以下，但如上所述，具有地域性差异。女性较男性多见，约为 4:1。大部分患者发生于 60 ～ 70 岁。甲状腺血管肉瘤常在长期结节性甲状腺肿中发生，其主要临床表现为长期的甲状腺肿物突然迅速增大，可伴压迫症状及咳嗽、声音嘶哑、放射性疼痛等。其他症状包括呼吸困难、虚弱、体重减轻。甲状腺功能亢进罕见。部分患者首发症状为远处转移，肺、胸膜、淋巴结、肾上腺、胃肠道和骨均为好发部位。放射性核素扫描常呈现为"冷"结节。

（四）病理学特点

1. 大体所见

肿瘤常显示界限清楚，但镜下往往具侵袭性。体积一般较大，平均直径为 6 ～ 7cm，最大直径可达 10cm。切面多形状，伴囊性和实性区域。囊性区常见出血，实性区常见坏死。偶有病例呈广泛侵袭性，直接累及气管壁和周围组织。

2. 镜下表现

甲状腺血管肉瘤与软组织相应肿瘤相似，不同病例或同一肿瘤的不同区域形态可以有很大的差异。我们认为最好将其理解为是从高分化到低分化形态的一个动态形态学谱系。谱系的一端为高分化血管肉瘤，它可以非常相似于良性血管瘤，但这些血管管腔分开的周围甲状腺组织或周围软组织呈浸润性生长，形成自己的组织平面。血管分支相互吻合形成窦隙状、网状、隧道状结构。管腔内含有血浆蛋白或红细胞及淋巴细胞。管壁内皮细胞与正常内皮细胞相似，异型性不明显，很少见到核分裂象。但仔细观察可发现，肉瘤性内皮细胞比正常内皮细胞要肥胖，核大、深染，并常向腔内突出或堆积形成乳头。谱系的另一端为低分化血管肉瘤，它可以是癌或高级别多形性肉瘤，瘤细胞明显异型性，细长或肥胖，可见小细胞、多角形细胞及巨细胞。瘤细胞形成实性团块或片状。其间可见不典型、不完整的血管腔或裂隙，内壁衬覆异型的血管内皮细胞，腔内及裂隙间有大量红细胞。常伴出血、坏死。多数血管肉瘤可以表现为这两端之间的任何一种或多种形态。

甲状腺血管肉瘤还可由上皮样细胞为主构成，称为上皮样血管肉瘤。它的特征为由成片上皮样多角形肿瘤性内皮细胞组成，胞质丰富呈嗜酸性或玻璃样，细胞核大，空泡状，具有明显双嗜性或嗜碱性核仁。

在电镜下，分化好的血管肉瘤具有正常内皮的许多特征，如管腔周围的基底膜、细胞之间的紧密连接、吞饮小泡、细胞张力丝。而单个的具有膜结构的棒状胞质内结构（Weibel-Palade 小体）则很少见。分化差的血管肉瘤很难或完全见不到上述特征。

3. 免疫组化及分子生物学诊断

肿瘤细胞表达 Vimentin 呈阳性，血管内皮标志物如Ⅷ R-Ag、CD34、CD31、荆豆凝集素 1（UEA-1）、BNH9、Fli-1 和 FKBP12 等均为阳性。部分肿瘤还可表达象征淋巴管内皮分化的 VEGFR-3、D2-40、podoplanin 和 podocalyxin。此外，50%～60% 的病例可表达 CD117。CK 阳性程度不一，可为少量单个肿瘤细胞阳性，也可呈弥漫性阳性。其反应的差异可能取决于应用不同的 CK 类型（包括 AE1/AE3、CAM5.2、CK7、CK8 或 CK18），其中对 AE1/AE3 似乎大部分都是阳性。TGB 及 TTF-1 呈阴性。SMA 及Ⅳ型胶原在内皮细胞附近阳性，显示平滑肌成分。Tp53 核阳性少见。

4. 细胞学检查

因为背景往往为血液及坏死物，因此解读从甲状腺血管肉瘤中所得的细胞学标本很困难。涂片中可见孤立的、大的"上皮样"肿瘤细胞。常含大量嗜酸性或空泡状胞质，核位于中央，圆形，核仁明显。可见卵圆形或圆形肿瘤细胞聚集成簇，细胞边界不清。需要注意的是不要将以上所见误认为是转移瘤或未分化癌。

（五）鉴别诊断

鉴别诊断包括未分化、低分化癌和转移性癌以及结节型甲状腺肿变性所致的内皮细胞增生等。未分化、低分化癌中可见血管瘤样生长方式，但其肿瘤细胞呈明显多形性并伴有大量的瘤巨细胞，免疫组化内皮标志物阴性。变性或退化的腺瘤样结节中可有大量血管增生的区域，结节内血凝块形成可提示肿块性质。如果以前做过细针穿刺，可见反应性乳头状血管增生区域，有时候可很显著。但受累区域边界清楚，位于结节内或脉管内，缺乏细胞学非典型性，缺乏无序的网状血管，这些均有助于做出判断。针对转移性肿瘤（肾细胞癌、肉瘤）、原发于软组织的肿瘤直接侵犯甲状腺者，可根据临床、影像学、镜下所见及免疫组化进行鉴别。

（六）治疗和预后

外科切除或联合其他治疗（尤其是短期内放疗）并不能改善预后，绝大多数患者在 6 个月内死亡。Razoxane 作为放疗增敏剂可能对患者有益。个别病例中，患者生存可超过 5 年。局限于甲状腺内的肿瘤似乎比扩展入甲状腺周围的肿瘤侵袭性低。远处转移（肺、胃肠道、骨）可导致致命性出血。

二、畸胎瘤

颈部畸胎瘤如果出现下列情况，则可视为甲状腺畸胎瘤。

（1）肿瘤占据部分甲状腺。

（2）肿瘤与甲状腺直接相连或有紧密的解剖学关系。

（3）颈部畸胎瘤伴甲状腺完全缺失。

后者可通过以下两种假设来解释。

（1）甲状腺完全被肿瘤取代。

（2）甲状腺原基未能发育为成熟的甲状腺细胞。

在某些特定的病例中，可能很难判断出现在畸胎瘤附近的甲状腺组织是正常甲状腺被原发的畸胎瘤取代，还是仅是畸胎瘤的成分。根据定义，畸胎瘤组织学上要出现外胚层、内胚层和中胚层这 3 个胚层的组织。根据这些成分的相互关系及各种成分的比例，再将其分为成熟性、未成熟性和恶性 3 种。有时候"畸胎瘤""迷芽瘤""错构瘤""异位增生""寄生胎""皮样囊肿"等诊断名称可互换，但"畸胎瘤"仅用于描述同时具有 3 个胚层分化的肿瘤。

（一）发生机制及分子遗传学

畸胎瘤包括所有来自 3 个胚层的组织，它们起源于甲状腺内异位的胚胎干细胞或细胞巢。

（二）临床表现

畸胎瘤占所有甲状腺原发肿瘤的 0.1% 以下。可见于任何年龄，但发病高峰是在新生儿期。在两个不同的发病组里，新生儿和婴幼儿组与儿童和成年人组相比，新生儿组中 90% 以上的肿瘤是良性的，而成年人组中 50% 以上肿瘤是恶性的。无性别差异，然而恶性畸胎瘤更多见于男性。所有患者均可表现为颈部中等大小的肿块，在新生儿体内还可存在其他先天性畸形。此外，患者可因肿瘤压迫气道出现声音嘶哑、呼吸困难和（或）喘鸣等症状。孕期子宫内或出生后超声检查可提供重要的信息并且简单易行，其最常见的表现为甲状腺多囊性肿块。良性畸胎瘤和恶性畸胎瘤 CT 检查均示甲状腺内不均匀肿物。

（三）病理学特点

1. 大体表现

肿瘤平均直径为 6cm，最大直径可达 13cm。伴压迫症状的肿瘤体积一般要比不伴压迫症状者大。肿瘤周界可以清楚，也可以广泛浸润周围甲状腺组织。切面常为多囊性，囊内含灰褐色油脂样物、黏液样物或黑褐色血性液体并混以坏死碎屑。实性的肿瘤切面可呈结节状或分叶状，质地因所含组织不同而软硬不一，常见类似脑组织样物，也可见到骨和软骨组织。

2. 镜下表现

若诊断甲状腺畸胎瘤，必须在肿物内见到甲状腺实质组织，但在恶性畸胎瘤中，残余的甲状腺滤泡常萎缩或消失。与在其他部位所见到的畸胎瘤一样，这些肿瘤含有多种组织类型和生长方式。小囊腔或实性细胞巢中有来源于内胚层的多种不同类型的上皮，如鳞状上皮、假复层纤毛柱状上皮、伴或不伴杯状细胞的立方上皮、腺上皮或移行上皮。还可见到真正的器官样分化，如胰腺、肝及肺组织等。外胚层来源的神经组织是最常见的成分，它可以是成熟性神经胶质组织、脉络丛、色素性视网膜原基和（或）未成熟神经成分等多种形态。未成熟神经组织由小到中等大小、高核浆比的细胞排列成片状或菊形团状结构（Homer-Wright 或 Flexener-Wintersteiner 型），其细胞核染色质深染，常见核分裂象。皮脂腺及其他皮肤附属器也常能见到。中胚层来源的骨、软骨、骨骼肌（横纹肌）、平滑肌、脂肪组织、疏松结缔组织或致密纤维结缔组织及胚胎性间充质等，常与神经性和上皮性成分混合在一起。

用于性腺和骶尾部畸胎瘤的分级标准修订后可用于甲状腺畸胎瘤。良性、未成熟性和恶性畸胎瘤的分级是基于存在有不成熟神经外胚叶组织。良性成熟性畸胎瘤分级为 0 级，良性未成熟性畸胎瘤分级为 1 级或 2 级，恶性畸胎瘤分级为 3 级。存在胚胎性癌或卵黄囊瘤成分者则应直接诊断为恶性。

3. 免疫组化及分子生物学诊断

恶性畸胎瘤可能需要免疫组化证实，未成熟神经胶质成分表达 S-100、GFAP、NSE、NF 均为阳性。早期的骨骼肌分化可通过 Myo-D1、Myogenin 等横纹肌标记证实。有报道称，未成熟区域的细胞增殖活性增强，Ki-67/MIB-1 指数常高于 10%。

（四）细胞学检查

FNA 显示多种细胞成分，常被误诊为污染或"遗漏"的病变。在恶性畸胎瘤中，如穿刺到未成熟或恶性神经成分时，可显示"神经上皮性"小、圆、蓝细胞。实际工作中只要根据这些细胞做出恶性或阳性诊断即可，而不必一定要做出恶性畸胎瘤的特异性诊断。

（五）鉴别诊断

患有本病的新生儿的临床鉴别诊断包括囊性淋巴管瘤、甲状舌管囊肿和鳃裂囊肿，所有这些相应病变只能在镜下鉴别。在组织学上，不成熟和恶性畸胎瘤大多由神经组织构成，需要和骨外 Ewing 肉瘤、原始神经外胚层肿瘤（PNET）、横纹肌肉瘤、小细胞癌、恶性淋巴瘤及恶性黑色素瘤等小细胞恶性肿瘤相鉴别。在这些情况下，畸胎瘤的诊断在很大程度上取决于其他组织成分、不成熟或恶性神经组织，以及通过免疫组化染色认定。

（六）治疗和预后

甲状腺畸胎瘤的预后在很大程度上取决于患者年龄、发现病变时肿瘤大小和不成熟成分的量。在新生儿和婴幼儿中，不成熟成分（1～2级为不成熟性）比成熟性畸胎瘤占优势，几乎没有恶性行为；在儿童和成人，恶性畸胎瘤（3级）伴复发和播散者占30%以上。尽管部分组织学分级为0、1、2级的婴幼儿患者能引起明显的病患甚至死亡，但主要是由气管压迫或颈部重要结构的发育畸形所致。因此，即便是良性甲状腺畸胎瘤，一旦发现也应尽早手术。临床上恶性畸胎瘤没有分期。由于其临床生物学行为为恶性，因此应通过形态学将其与良性成熟性畸胎瘤和良性未成熟性畸胎瘤鉴别出来。恶性畸胎瘤可直接侵犯食管、气管、涎腺和（或）颈部软组织。复发与远处转移（以肺最为多见）可见于约1/3的患者，且多数可导致死亡。可对这些患者辅以放疗和（或）化疗，但效果不理想。

三、平滑肌肿瘤

甲状腺原发性平滑肌肿瘤的定义为显示平滑肌分化的或来源于平滑肌的良性或恶性肿瘤。其良恶性诊断标准与发生于皮肤及软组织内部者相类似。由于极为罕见，明确诊断需要免疫组化证实。

（一）病因学

病因尚不明确，可能与有放射线暴露史存在一定关系。曾有个例报道，伴先天性免疫缺陷病儿童的平滑肌肿瘤与 EB 病毒有关。尽管甲状腺周围（甲状腺包膜）的平滑肌型血管可能是肿瘤好发于周围部位的原因，但已有的资料显示平滑肌肿瘤在甲状腺中似乎没有特发部位。

（二）发生机制及分子遗传学

尽管没有实验证明，但目前普遍认为甲状腺平滑肌肿瘤发生于甲状腺被膜内的平滑肌壁型血管。

（三）临床表现

甲状腺原发性平滑肌肿瘤相当罕见，约占所有甲状腺肿瘤的 0.02% 以下。与良性平滑肌肿瘤不同，甲状腺原发性平滑肌肿瘤多见于老年人，而且几乎最后都导致死亡。在已报道的有限的病例中，未发现有明显的性别差异。

患者没有特殊的症状和体征。常表现为逐渐增大的甲状腺肿块，多伴呼吸困难和（或）喘鸣。症状持续时间可从数日到数年，取决于肿瘤的大小和范围。气道压迫、浸润性生长、坏死等均提示为恶性，但这些体征对于平滑肌肉瘤并不特异。一般无淋巴结肿大。放射性核素扫描示"冷"结节。CT 显示为甲状腺内不均匀低密度肿物，信号强度近似于周围软组织。尽管有报道称，超声检查示为边界不清的低回声肿块，但超声检查并不能作为特异性诊断。

（四）病理学特点

1. 大体所见

肿瘤最大直径可达 12cm，而平滑肌瘤一般较小（平均 2cm）。大体检查，肿瘤表面光滑或呈结节状，良性者界限清楚，切面呈灰白色，质韧，有编织状纹理；恶性者往往呈浸润性生长，切面如鱼肉状，可有出血及坏死。

2. 镜下所见

肿瘤细胞呈束状排列或是平滑肌纤维束样。细胞呈梭形，两端钝圆呈雪茄烟样，轻度浓染的核位于细胞中央，偶尔，可见到核旁胞质空泡。在许多恶性病例中，可见包膜侵犯、脉管侵犯及周围组织侵犯，肿瘤组织间可见陷入的正常甲状腺滤泡。平滑肌肉瘤体现了一般肉瘤的特征：杂乱的束状生长方式，细胞丰富、显著的非典型性及多形性、核分裂增多（＞ 5/10HPF）、非典型性核分裂易见及肿瘤性凝固性坏死。电镜下细胞密集区可见微丝束和不连续的基底膜。甲状腺原发平滑肌肉瘤的分级尚未提出，但无疑需要考虑核间变程度、核分裂数及肿瘤坏死范围。

3. 特殊染色、免疫组化及分子生物学诊断

平滑肌细胞 Masson 染色胞质呈红色，PTAH 染色呈紫蓝色。免疫组化良、恶性平滑肌肿瘤细胞 Vimentin 始终阳性，都表达肌源性标志物，如 SMA、MSA、desmin 等，只是阳性表达随着肿瘤分化变差而有所下降。此外，Myo-D1、Myogenin、CD117 可呈局灶阳性。TGB、CK、S-100、CgA 及 CT 均表达阴性。核分裂指数在平滑肌肉瘤中是增强的，但与患者生存率无相关性。

4. 细胞学检查

仅有个别平滑肌肉瘤的病例报道。FNA 标本中见大量梭形细胞，散在或聚集成小簇状。细胞呈多形性，可见核分裂象。

（五）鉴别诊断

鉴别谱系较宽，包括孤立性纤维性肿瘤、SETTLE、甲状腺未分化癌和其他原发性或转移性肉瘤，其中尤应注意与未分化癌的鉴别。

1. 与未分化癌相鉴别

甲状腺未分化癌多发生于老年患者，有长期甲状腺病史，多为近期迅速增加。显著的核非典型性也支持未分化癌。见到残存的分化性甲状腺癌事实上就可以做出未分化癌的诊断。虽然未分化癌免疫组化标记可以失去上皮表型，但一般不表达 desmin 或 actin 等肌源性标志物。

2. 与转移性肉瘤相鉴别

尽管肉瘤转移到甲状腺比较罕见，但在做出原发性甲状腺平滑肌肉瘤的诊断前，必须首先排除转移性者。原发性平滑肌肉瘤一般为单发性，而转移性肉瘤往往为多灶性，

临床及影像学检查可以查见其他部位有原发灶存在。

（六）治疗和预后

平滑肌瘤手术切除后即可治愈，而平滑肌肉瘤则不论其临床特征、大小、分级及分期如何，均预后较差。因为肿瘤局部的影响较其他特征对预后影响更明显，因此一般不作分期。

四、外周神经鞘瘤

甲状腺原发性外周神经鞘瘤（PNST）的定义与发生于其他部位的定义是相似的，即为发生于甲状腺内、来源于外周神经及显示神经鞘细胞或神经束衣细胞分化的良性（神经鞘瘤）或恶性肿瘤（恶性外周神经鞘瘤，MPNST）。明确诊断需要有免疫组化和（或）超微结构的确切证据。

（一）发生机制及分子遗传学

甲状腺 PNST 的组织来源包括甲状腺交感和副交感支配神经（颈丛）或感觉神经。一般说来，PNST 发病率在多发性神经纤维瘤病家族中稍高，但这一点并未在单独的甲状腺原发性 PNST 患者中得到证实。

（二）临床表现

甲状腺神经源性肿瘤极为罕见，大约仅占所有甲状腺肿瘤的 0.02% 以下。可发生于任何年龄，但并发症多见于年轻患者。没有性别差异。症状和体征无特异性，一般表现为甲状腺逐渐增大的肿块。MPNST 可有呼吸困难、体重减轻等症状。上呼吸道压迫、甲状腺组织被破坏或浸润性生长及坏死都提示为恶性可能性大，但这些体征并非 MPNST 所特有。CT 示甲状腺内不均匀低密度影，信号强度类似周围软组织。放射性核素扫描示"冷"结节，不具特异性。

（三）病理学特点

1. 大体表现

肿瘤最大直径可达 7cm。根据有限的病例报道来看，良性 PNST 和恶性 PNST 的大小没有明显悬殊。良性者表面光滑、有包膜，恶性者可见甲状腺实质消失及包膜浸润。PNST 切面呈浅黄色或灰白色，半透明，有光泽，体积大者常显示出程度不等的退变性改变，包括脂质沉积、大小不等的囊肿、出血和钙化灶。MPNST 切面呈灰白色或灰红色，常伴有出血、坏死。

2. 镜下表现

PNST 和 MPNST 与其他部位同类肿瘤形态相同。PNST 边界清晰，可见完整的纤维性包膜，包膜来自神经束膜和神经外膜组织。经典的 PNST 由交替性分布的 AntoniA 区和 AntoniB 区组成，两区的比例因病例而异，两区之间可见移行，也可有清晰的分界。AntoniA 区也称束状区，由短束状平行排列的施万细胞组成，细胞核呈梭形，一端尖细，核仁不明显。常见栅栏状排列结构，有时瘤细胞可排列成洋葱皮样结构或旋涡状结构或形成 Verocay 小体。AntoniB 区也称网状区，由排列疏松、零乱的星芒状施万细胞组成，核呈圆形或卵圆形，深染，有时可见核内假包涵体。AntoniB 区中可有微囊形成，并且可见大而不规则的玻璃样变性的厚壁血管。

MPNST 侵犯周围甲状腺实质，包裹并破坏滤泡。与其他类型的梭形细胞肉瘤相比，MPNST 的组织学形态比较复杂，单凭 HE 形态常难以判断为"神经源性"。大多数 MPNST 由排列紧密、条束状增生的梭形细胞组成，可见多形性、异型性明显区域，并可见瘤巨细胞，核分裂象易见。此外，出血、坏死及脉管浸润均为 MPNST 的典型特点。有时 MPNST 中可出现上皮样或伴有腺体分化的区域，极易与甲状腺未分化癌相混淆，必须行免疫组化标记进行鉴别。甲状腺 MPNST 的分级无特殊性，也包括核间变、核分裂象增加、肿瘤性坏死和脉管浸润。

施万细胞分化的超微结构特征包括细胞狭长或稍宽，由细胞突破不连续的基底膜物质所包绕。胶原纤维聚集并插入基底膜。胞质内可见中间丝。

3. 免疫组化及分子生物学诊断

甲状腺施万细胞来源的肿瘤 s-100、Vimentin、Tp53 均表达阳性，而 TGB、CgA、SMA、MSA、desmin 均呈阴性。分化越差的 MPNST 中 S-100 表达越弱，甚至不表达。极少数病例中，也有 CK 阳性的报道。克隆性染色体异常可见于良性和恶性 PNST，如 22q 缺失、17 号染色体单体和 7 号染色体三体。三倍体或四倍体与高级别肿瘤相关。

4. 细胞学检查

细胞学特点类似其他部位神经鞘瘤：梭形肿瘤细胞、细长波浪状的核。无胶质及甲状腺滤泡上皮。MPNST 可有大量非典型性梭形细胞或上皮样细胞，但这一点并无特异性。免疫组化（S-100）有助于做出神经源性肿瘤的判断。但是仅凭细胞学检查而与原发性或转移性软组织肿瘤鉴别几乎不可能。

（四）鉴别诊断

PNST 一般分化良好，以至于仅凭 HE 即可准确诊断。MPNST 和伴梭形细胞成分的未分化癌及髓样癌的鉴别可能很困难。只有当组织学、免疫表型和（或）超微结构方面有明确的施万细胞分化证据时，才能做出甲状腺原发性 MPNST 的诊断。它们对于 TGB、CK、TTF-1、CgA、CT 表达均呈阴性。更罕见的甲状腺恶性蝾螈瘤（MPNST 伴横纹肌母细胞分化）的报道也要包括在 MPNST 的鉴别诊断中。MPNST 还应与甲状腺其他原发性或转移性肉瘤进行鉴别，包括纤维肉瘤、平滑肌肉瘤、横纹肌肉瘤、未分化肉瘤、恶性纤维组织细胞瘤和血管肉瘤等，一般可根据其生长方式和免疫组化标记来鉴别。转移性恶性黑色素瘤可类似 MPNST，特别是以梭形细胞为主、免疫组化只做 S-100 时。免疫组化补做 HMB-45、melan-A 等黑色素标志物呈阳性，可与 MPNST 鉴别开来。

（五）治疗和预后

甲状腺原发性 PNST 手术切除后即可治愈，而 MPNST 不论其临床情况、肿瘤大小及组织学形态如何，预后均较差。所有有随访资料的 MPNST 患者，最后均死于该病。有报道称放疗可有一定效果。

五、副神经节瘤

副神经节瘤是起源于副神经节的神经内分泌肿瘤。副神经节起源于原始神经嵴，起始于妊娠时，在发育过程中逐渐形成具有特殊形态和生化功能的细胞团，即副神经节结构。副神经节分为肾上腺髓质副神经节和肾上腺外副神经节两种，前者位于肾上腺髓质内，后者主要沿着脊柱旁和主动脉旁的轴心分布。由于头颈部副神经节较丰富，故头颈部是副神经节瘤的好发部位，约占所有副神经节瘤的 25%。其中大多数为非功能性的，仅 10%～20% 为功能性的，原发于甲状腺者一般为无功能性的。

（一）病因学

甲状腺原发性副神经节瘤相当罕见。与发生在其他部位一样，可能有家族史。慢性缺氧作为病因并未得到确认。

（二）发生机制及分子遗传学

甲状腺副神经节瘤大多是起源于下喉部的副神经节，罕见情况下这个副神经节可见于甲状腺内。遗传学研究已经证实，在遗传性嗜铬细胞瘤的发病中有基因的参与。家族性副神经节瘤 -1（PGL1）综合征是因位于染色体 11q23 的（琥珀酸脱氢酶 D 亚基）基因突变所致；PGL3 则是由染色体 1q21 上的 *SDHC* 基因突变所致；PGL4 是由染色体 1p36 上的基因突变所致。这些基因编码线粒体呼吸链蛋白。遗传学检测有助于鉴别综合征相关患者。散发性副神经节瘤患者少见这些基因的体细胞突变，但染色体 11q 及其他相关区域的缺失常见。

（三）临床表现

甲状腺副神经节瘤极为罕见，文献中大约只有 15 例报道，且几乎全为女性。发病年龄为 9～73 岁，平均年龄是 48 岁。患者多表现为无症状的颈部肿物，曾有侵犯软组织的报道。多灶性肿瘤则很可能是相关的综合征。Octreotide 或 Sestamibi 造影可显示肿瘤。

（四）病理学特点

1. 大体表现

典型的甲状腺内副神经节瘤界限清楚，包膜完整，呈灰褐色至棕褐色。肿瘤平均直径约为 3cm。

2. 镜下表现

甲状腺副神经节瘤与其他部位的副交感神经的副神经节瘤一样，肿瘤典型地显示为分叶状或巢状生长并偶尔伴吻合细胞索区域或呈弥漫性片状生长。分叶状和巢状结构由纤维血管结缔组织分隔，纤维间隔纤细且不连续。肿瘤由主细胞和支持细胞混合构成。主细胞呈多角形，伴大量细颗粒状双嗜性胞质，偶见小空泡状结构。核呈圆形至卵圆形，细颗粒状染色质，可见小核仁。偶尔可见到含有增大并浓染核的细胞。其次是大量梭形的支持细胞，这型细胞含深嗜酸性胞质，多分布在瘤细胞巢周边或穿插在主细胞之间。一般无核分裂象。超微结构方面，肿瘤细胞与神经内分泌颗粒有关，但这种颗粒不存在于支持细胞中。

3. 免疫组织化学及分子生物学诊断

主细胞典型地呈 Syn、CgA、NSE 阳性，其他阳性的神经内分泌标志物包括：神经丝蛋白、脑啡肽、促胃液素（胃泌素）、P物质、血管活性肠状（VIP）和蛋白基因产物9.5（PGP9.5）等；而对 CK、EMA、Tg、TTF-1、CT、5-羟色胺（5-HT）及 Vimentin 免疫均呈阴性。支持细胞 S-100 呈阳性，有时还可表达 GFAP。

4. 细胞学检查

仅有个例甲状腺副神经节瘤细胞学特征的报道。涂片显示单个和松散成簇的大细胞，这些大细胞含卵圆形的核，局灶性稀疏的核仁，中度细胞大小不等和胞核大小不一。可见一些细胞伴不规则核和粗糙的染色质。

（五）鉴别诊断

鉴别诊断主要应考虑甲状腺透明样小梁状肿瘤、髓样癌、乳头状癌和转移性类癌。透明样小梁状肿瘤的特点为小梁状及巢状结构、显著的小梁内透明样变、核内假包涵体、黄色小体。瘤细胞 TTF-1、TGB 均呈阳性，且 MIB-1 呈特征性的膜阳性。髓样癌为浸润性肿瘤，可有纤维化及产生淀粉样物质，免疫组化 CT、CEA 均呈阳性。乳头状癌典型的核特征不出现于副神经节瘤。转移性类癌呈多灶性，显著的细胞非典型性，可有大量梭形细胞，CK 呈阳性。

（六）治疗和预后

几乎所有的甲状腺副神经节瘤都是良性的。手术切除为首选，建议临床随访，特别是对于多灶性病变者。

六、孤立性纤维性肿瘤

对于孤立性纤维性肿瘤（SFT）的认识近年来已趋明朗。它与大部分所谓的血管外皮细胞瘤、巨细胞血管纤维瘤和脂肪瘤样血管外皮瘤具有相同的超微结构和免疫表型，都有向成纤维细胞、肌成纤维细胞、脂肪和（或）血管外皮细胞分化的特点。在2002年版的《WHO 软组织肿瘤分类》中，SFT 已和血管外皮细胞瘤、巨细胞血管纤维瘤及脂肪瘤样血管外皮瘤一起放在成纤维细胞性、肌成纤维细胞性肿瘤内介绍。

（一）发生机制及分子遗传学

目前认为，SFT 可能来源于广泛分布于人体结缔组织中的表达 CD34 抗原的树突状间质细胞，该类细胞具有向成纤维细胞／肌成纤维细胞、脂肪和（或）血管外皮细胞分化的能力。

（二）临床表现

甲状腺 SFT 罕见，文献中只有不到 20 例的个例报道。好发于中年人（平均年龄为 48 岁），女性稍多见。临床上多数患者表现为甲状腺功能正常、无症状、缓慢生长的肿块，部分病例可有声音嘶哑。在扫描中为"冷"结节，超声图像通常显示实性、边界清楚、包膜完整的结节。

（三）病理学特点

1. 大体所见

SFT 既可发生在甲状腺的任何部位，也可发生在甲状腺周围软组织中，酷似甲状腺上皮性肿瘤。大多数甲状腺 SFT 界限清楚，一般有包膜，直径为 2 ～ 8cm（平均为 4.5cm）。切面质实、硬，灰白色至棕褐色，偶见囊性变，但无坏死及钙化。

2. 镜下所见

尽管肿瘤细胞往往在甲状腺滤泡间呈浸润性生长，但一般周界清晰或有包膜。SFT 组织结构多变，可以表现为典型的 SFT 和血管外皮细胞瘤及其之间的任何组织形态。典型的 SFT 由交替性分布的细胞丰富区和细胞稀疏区组成。细胞丰富区内，瘤细胞呈短梭形或卵圆形，胞质少或不清，常呈合体样，核染色质均匀；细胞稀疏区内，瘤细胞呈纤细的梭形。两区内的细胞均无明显异型性，核分裂象也不多见。"无模式的模式"是 SFT 的组织学特点。其他较为常见的排列方式有席纹状、条束状、鱼骨刺状、血管外皮瘤样、栅栏状或波浪状，但均不具有特异性。另一形态学特征表现为瘤细胞间含有粗细不等、形状不一的胶原纤维，明显时可呈瘢痕疙瘩样，有时可见边缘呈放射状的石棉样胶原纤维。瘤组织内血管丰富，血管壁胶原变性较为常见。在少数病例中，间质还可发生明显的黏液变性。部分病例中还可见到密集成簇的上皮样小圆细胞及沿血管周围分布的一些多核巨细胞，形态上符合所谓的巨细胞血管纤维瘤。一部分病例中含有大量脂肪成分，此时可称为脂肪瘤样血管外皮瘤。

电镜下示梭形细胞具有成纤维细胞、肌成纤维细胞或血管外皮细胞分化的特点。胞质含少量细胞器、发育不良的粗面内质网、少量线粒体及细胞间连接。可见纤维细丝，背景中可见胶原。

3. 免疫组化及分子生物学诊断

与其他部位的 SFT 一样，甲状腺内 SFT 瘤细胞 Vimentin、CD34、CD99 和 Bcl-2 均为阳性，而 TTF-1、TGB、VIDR-Ag、GFAP、HMB-45，EMA、ALK-1、desmin、CD117 及 CK 均为阴性。S-100 可显示偶见的脂肪细胞浸润。

4. 细胞学检查

细针抽吸标本中细胞量少。分散、纤细、梭形的细胞群散在于胶原间质碎片中。

（四）鉴别诊断

SFT 的鉴别谱系较宽。在甲状腺内，要与平滑肌肿瘤、PNST/MPNST、梭形细胞型滤泡腺瘤、未分化癌、髓样癌、FNA 所致结节等进行鉴别，鉴别诊断常需借助一组合适的免疫组化指标。髓样癌细胞可以呈梭形，但免疫组化表达 CK 和 CT 均呈阳性。FNA 导致的结节则为结节内局灶性现象，之前的穿刺史及出血、结节性筋膜炎样图像有助于与其他肿瘤相鉴别。CD34 阳性可见于 PNST/MPNST，但 S-100 阳性和其他组织学特征有助于做出正确诊断。梭形细胞型滤泡腺瘤没有胶原沉积，且仍有胶质产生，免疫组化 CK、TTF-1、TGB 均为阳性。其他伴纤维化的癌则多为高级别、上皮性，很容易与 SFT 相鉴别。以梭形细胞为主的未分化癌梭形细胞具有显著的多形性和异型性，CK 呈阳性而 CD34 呈阴性。

（五）治疗和预后

在已报道的有限病例中，没有关于甲状腺 SFT 复发或远处转移的报道。但如果肿瘤细胞数增多、核分裂增多、细胞多形性、坏死和（或）伴神经及脉管侵袭时，要考虑恶性。

七、滤泡树突状细胞肉瘤

甲状腺滤泡树突状细胞肉瘤（FDCS）是指原发于甲状腺，由滤泡树突状细胞构成的肿瘤。以往的"网状细胞肉瘤"名称已不再使用。

（一）病因学

对于甲状腺原发性 FDCS 没有已知的病因。而发生于甲状腺外者，10% ～ 20% 伴有透明血管型 Castleman 病。伴炎性假瘤特征的 FDCS 当炎症细胞丰富并位于脾和肝时，则该病例伴有 EBV 感染，但其与 EBV 的确切关系目前仍不清楚。

（二）发生机制及分子遗传学

滤泡树突状细胞是淋巴结生发中心的抗原提呈细胞，这些细胞是 FDCS 可能的起源。发生于淋巴结外者少见，但可能起源于同类型的细胞。

（三）临床表现

甲状腺原发性 FDCS 非常罕见，仅有少数患者报道发生在成年人，男女均可发病。大多数患者表现为无痛性、缓慢生长的肿块。高达 20% 的患者可见颈部淋巴结呈透明血管型 Castleman 病的表现。

（四）病理学特点

1. 大体所见

肿瘤一般界限清楚，实性，切面呈棕色至灰色。特别是大的肿瘤可见坏死灶和出血。

2. 镜下表现

肿瘤无包膜。瘤细胞呈弥漫性、束状或旋涡状排列，与甲状腺实质混杂在一起，常见淋巴管及血管侵犯。瘤细胞呈梭形或上皮样，上皮样瘤细胞含中等量嗜酸性胞质，细胞界限不清。瘤细胞核为圆形至梭形，空泡状，有小而明显的核仁。核分裂象为 0 ～ 10 个 /10HPF，部分患者核分裂比率可以更高。偶见与 Warthin-Finkeldey 细胞相似的多核瘤巨细胞，还可见数量不等的小淋巴细胞。在一些患者中，此型肿瘤与炎性假瘤很相像。

3. 免疫组化及分子生物学诊断

瘤细胞对 CD21、CD35、CD23、fascin、clusterin 和 Vimentin 均呈强阳性，阳性程度不一的有 EMA、S-100、CD68，而 CK（AE1/AE3，CAM5.2）和 EBVLMP-1 则均为阴性。个别细胞 CD45RB 及 CD20 阳性。病变周围的小淋巴细胞呈 T 细胞、B 细胞的混合表型。

（五）鉴别诊断

FDCS 的梭形表现决定了其鉴别诊断应包括间叶性肿瘤、髓样癌、SETTLE 和未分化癌。因其具有独特的细胞学特点及免疫表型，因此可与其他相关肿瘤相鉴别。甲状腺 FDCS 非常罕见，因此诊断一定要有确凿的证据。

（六）治疗和预后

由于仅有个别病例报道，尚不足以对其预后或治疗方面做出确切评论。可有颈部淋巴结转移，治疗方案包括完整的手术切除，术后采用或不采用化疗或放疗。

八、朗格汉斯细胞组织细胞增生症

朗格汉斯细胞组织细胞增生症（LCH）为一组复合性疾病，由三种特殊的具有相同组织学特征的临床综合征组成。这三种综合征分别为嗜酸细胞性肉芽肿（主要发生在骨或肺）、Hand-Schuller-Christian 病（为累及多器官的综合征，最常见于颅底）和 Letterer-Siwe 病（表现最严重，多累及腹腔内脏）。所有这些相关疾病都表现为朗格汉斯细胞增生，并且电镜下可见 Birbeck 颗粒。甲状腺内 LCH 可能仅是个别现象或是广泛性疾病中的一部分。

（一）病因学

LCH 病因未明，但目前的研究认为本病是肿瘤性过程或为病毒所致的一个异常增殖过程。

（二）发生机制和分子遗传学

朗格汉斯细胞组织细胞是一种推测性的来源细胞，认为是一种被修饰的组织细胞来自树突状系统。

（三）临床表现

局限于甲状腺的 LCH 十分罕见，报道中大多数是系统性疾病的局部表现。患者可见于任何年龄，没有性别差异。小于 20 岁者更多为系统性疾病，年龄较大者则更倾向于孤立性甲状腺受累。双侧发病概率均等。大部分患者表现为甲状腺结节，常为单侧。患者也会表现为相关非特异性症状，如咽喉痛、上呼吸道感染、皮疹、肺部不适、胃肠道症状及淋巴结肿大等。还有些症状一般见于全身性病变，如骨、皮肤、肝、淋巴结、肺、中枢神经系统及脾等症状。症状持续时间从数日到数年不等，取决于患者为局限性发病（病程较长）还是系统性发病。甲状腺扫描示"冷"结节。超声检查呈混合密度影性肿块。

（四）病理学特点

1. 大体所见

肉眼上 LCH 结节不能与甲状腺肿性结节区分。肿瘤可小至 2mm，也可较大，甚至可几乎完全取代甲状腺组织。

2. 镜下所见

甲状腺 LCH 可以是弥漫性的或是局灶性的。尽管在被膜下和小叶间隔常见，但没有特殊的好发部位。朗格汉斯细胞组织细胞的特征是大细胞内含细的淡染或嗜酸性胞质包绕着空泡状核，核形状多样，呈锯齿状、槽口状、分叶状、折叠状、横沟状、空泡状或"咖啡豆样"外观，伴 1 个或 2 个核仁。坏死区周围常见大量嗜酸性粒细胞浸润。瘤细胞可沿甲状腺被膜边缘浸润，导致甲状腺与周围软组织粘连。常见的背景病变是淋巴细胞性甲状腺炎。偶见远离 LCH 病灶的增生性结节及乳头状癌病灶。

在超微结构方面，组织细胞含数量不等的细胞膜的反折，排列成网球拍样形态，即所谓的 Birbeck 颗粒或朗格汉斯颗粒。这些颗粒表面呈盘状，横切时则呈杆状。

3. 免疫组化及分子生物学诊断

朗格汉斯细胞的免疫组化呈 S-100 弥漫性胞质和核阳性，CD1a、CD68（KP-1）、溶菌酶、Leu-M1、Ki-1、CD2、CD3、PLAP、花生凝集素、CD4、CD11c、CDw32、ATP 酶活 T-6 抗原决定簇、α1- 抗胰糜蛋白酶、抗 -Mac 均呈胞质阳性。巨噬细胞抗原多表现为聚集在核周空隙或高尔基区。瘤细胞还表达 PCNA 及 Ki-67。CK、TGB 及 TTF-1 均阴性。实际上，S-100、CD1a 和（或）CD68 阳性已经足以做出 LCH 的诊断。

4. 细胞学检查

FNA 涂片显示在出血的背景中有少量胶质和大量细胞，罕见甲状腺滤泡上皮细胞。大量积聚的嗜酸性粒细胞、淋巴细胞和稀疏散在的大单核细胞或多核朗格汉斯细胞伴明显核折叠（核沟）和丰富泡沫状或颗粒状胞质。核分裂象常见。

（五）鉴别诊断

鉴别诊断包括许多组织细胞疾病以及甲状腺乳头状癌或未分化癌。Rosai-Dorfman 病可出现特征性的吞噬现象（组织细胞胞质内吞噬有核碎片），但细胞仍对 S-100 有反应。淋巴细胞性甲状腺炎中的炎症细胞可掩盖 LCH 中的组织细胞及嗜酸性粒细胞，可能会导致忽略 LCH 的存在。甲状腺乳头状癌可见毛玻璃样核增大、有核沟及核内假包涵体的滤泡上皮聚集成簇。未分化癌的瘤细胞为高度多形性及广泛坏死，缺乏炎症浸润。鉴别困难者可做相关免疫组化进行鉴别。

（六）治疗和预后

根据 LCH 是局部病变还是系统性病变而治疗方案不同。对于局限于甲状腺的 LCH，仅做切除即可。对于累及甲状腺的系统性疾病，则应联合化疗。奇怪的是，局限于甲状腺病变的患者以后常不发生全身性疾病。

九、Rosai-Dorfman 病

Rosai-Dorfman 病，又称为窦组织细胞增多症，是一种罕见的不明病因的组织细胞综合征。虽然有少数单独累及甲状腺的报道，但仍可视为系统性疾病累及甲状腺。

（一）发生机制及分子遗传学

Rosai-Dorfman 病被认为起源于功能性激活的巨噬细胞，可能源于循环中的单核细胞。

（二）临床表现

本病相当罕见，文献中仅有一例关于原发性甲状腺 Rosai-Dorfman 病的报道，其他则为系统性疾病累及甲状腺。仅有的几例报道均发生于女性，大部分为 20 ～ 40 岁。多为偶然发现，临床上表现为颈部无痛性肿块。也可有白细胞增多、红细胞沉降率升高及丙种球蛋白增多等症状。影像学无特异性。

（三）病理学特点

1. 镜下所见

病变可见淋巴结中扩张的血窦样结构，由交替性分布的淡染带和深染带组成。淡染带由成片或呈合体样增生的梭形至多边形组织细胞组成，细胞体积大，直径为细胞核的 6 倍以上，胞质丰富，淡染或呈淡嗜伊红色，核大，圆形，空泡状，可见清晰的核仁，核可有一定异型性，但核分裂象罕见或缺如。组织细胞的胞质内可见数量不等、形态完整的淋巴细胞、浆细胞和中性粒细胞，也称为伸入运动，为本病特征性病变。深染带为组织细胞之间聚集的浆细胞和少量淋巴细胞。间质内含有丰富的胶原纤维，如伴有明显的纤维化时，可形成席纹状结构而失去原有的片状生长方式。通常可以看到淋巴细胞性甲状腺炎的背景，显示桥本甲状腺炎的临床证据。

超微结构组织细胞内可见吞噬溶酶体和完整的淋巴细胞，但无 Birbeck 颗粒。

2. 免疫组化及分子生物学诊断

免疫组化显示，组织细胞 S-100（核和胞质）和 KP-1 弥漫强阳性，Leu-M3、α1- 抗胰糜蛋白酶、α1- 抗胰蛋白酶、Leu-M1 和 Ki-1 也可阳性，而 CD1a、FX Ⅲ a 和 CD34 则为阴性。背景中的浆细胞为多克隆性，κ 轻链和 λ 轻链呈胞质阳性。

（四）鉴别诊断

鉴别诊断包括其他一系列组织细胞疾病、霍奇金淋巴瘤（HL）及甲状腺乳头状癌和未分化癌。淋巴细胞性甲状腺炎中的炎症细胞可掩盖组织细胞，可能导致忽略其存在。LCH 的瘤细胞可有核沟及泡沫状胞质，但缺乏吞噬现象，背景中常有大量嗜酸粒性细胞浸润，且免疫组化 CD1a 呈阳性。结节病中可见上皮样组织细胞及巨细胞形成的结节，但也无吞噬现象。甲状腺 HL 非常罕见，但有时候 R-S 细胞的变异型可类似 Rosai-Dorfman 病中的组织细胞，若仔细观察可发现 R-S 细胞有明显的核仁，可为双核或多核，

且 S-100 呈阴性，CD15、CD30 均呈阳性。

（五）治疗和预后

一般孤立的甲状腺受累未曾进展到全身性病变的患者预后很好。激素治疗可使疾病消退。

十、原发性甲状腺淋巴瘤

（一）定义

原发性甲状腺淋巴瘤顾名思义是指原发于甲状腺的淋巴瘤。原发性甲状腺淋巴瘤少见，占所有结节外淋巴瘤的 2.5% ～ 7% 及所有甲状腺恶性肿瘤的 4% ～ 5%。随着免疫组织化学技术的广泛应用，发现许多过去诊断为"小细胞未分化癌"的病例实际上是恶性淋巴瘤。

目前，最新的 WHO 造血和淋巴组织肿瘤分类在甲状腺也已被广泛接受。甲状腺淋巴瘤几乎全是 B 细胞性淋巴瘤，弥漫性大 B 细胞淋巴瘤（DLBCL）和黏膜相关淋巴组织（MALT）型结外边缘带 B 细胞淋巴瘤（EMZBCL）是最常见的两种类型，并且这两种类型之间可有过渡区域。发生于甲状腺的滤泡性淋巴瘤（FL）很少见，Hodgkin 淋巴瘤则更为罕见。其他少见类型，如骨外浆细胞瘤、少数血管内淋巴瘤病和一些 T 细胞淋巴瘤等也有发生于甲状腺的报道。

（二）病因学

很大一部分原发性甲状腺淋巴瘤发生在淋巴细胞性甲状腺炎或桥本甲状腺炎的背景之上，这种伴随状况是免疫增生性疾病和自身免疫病之间在发病机制方面有联系的最好例证之一。

有研究表明，淋巴细胞性甲状腺炎或桥本甲状腺炎的患者，发展为淋巴瘤的相对危险度超过那些性别、年龄相当的健康人 67 ～ 80 倍之多。在淋巴细胞性甲状腺炎及桥本甲状腺炎中，淋巴细胞可呈结节状或弥漫性浸润，常伴含生发中心的淋巴滤泡形成、间质纤维化和滤泡上皮细胞嗜酸性变。此外，还常见鳞状上皮化生。对于获得性 MALT 有 3 个假设：自身免疫过程、免疫缺陷和炎症过程。MALT 的存在是进一步发展为淋巴瘤的基础，类似在胃肠道、涎腺和泪腺等处的情况。有趣的是，与淋巴细胞性甲状腺炎相比，这些淋巴瘤中 CD8+ 细胞（抑制性细胞毒性 T 细胞）比 CD4+ 细胞（辅助性、诱导 T 细胞）的比例增高，这也支持其为局部免疫状态存在差异所致。

（三）发病机制及分子遗传学

慢性淋巴细胞性甲状腺炎几乎是甲状腺淋巴瘤发生和发展的一个前提条件。几乎没有病例不含有明显的淋巴细胞性甲状腺炎，否则就是提供的标本不适宜或淋巴瘤样浸润完全取代了甲状腺组织。残存甲状腺组织的萎缩和纤维化支持经历过慢性过程并在以后发展为淋巴瘤。

甲状腺 EMZBCL 的细胞遗传学和分子遗传学特征并不像发生在其他部位那样有广泛的报道。与胃的 EMZBL 有关的 3 号染色体三体性及 t（11；18）（q21；q21）仅有一例在甲状腺中报道。似乎存在着解剖部位特异性的染色体易位，但又似乎所有的易位都导致 NF-κB 致癌通路结构被激活。t（11；18）（q21；q21）导致染色体 11q21 的 API2 区与染色体 18q21 中 *MALT-1* 基因的融合，产生同时具有肿瘤抑制基因与肿瘤基因作用的产物。这虽然存在于胃肠道及肺的 EMZBCL，但在甲状腺中一般不存在。少数病例中可以检测到 t（1；14）（p22；q32）、t（14；18）（q32；q21）和 t（3；14）（p14.1；q32），但有趣的是它们似乎互相排斥。免疫球蛋白重链基因座（IgH）在 14 号染色体上与另一条同源染色体的部分基因发生重排。甲状腺淋巴瘤中未见到微卫星不稳定性（MSI）及 LOH。p15 变异体、p16 及 p73 启动子甲基化很常见。第二条等位基因丢失致完全失活后的 Tp53 突变与高级别转化有关。这提示，CD40 信号联合 Th2 细胞因子对于低级别 MALT 型 B 细胞淋巴瘤的发生及发展是必需的。以 CD40 依赖性方式活化 B 细胞的 T 细胞可能促使淋巴瘤的发生，因为其也可见于淋巴细胞性甲状腺炎中。只在极少数的甲状腺淋巴瘤中可检测到 EB 病毒，提示 EB 病毒可能不是主要的病因学因素。

关于 EMZBCL 起源的祖细胞已经提出了许多理论。目前认为，其发生是包括遗传学改变逐渐累积在内的多步骤、多因素的过程。B 细胞滤泡的边缘带代表了界限清楚的 B 细胞区域，边缘带样 B 细胞"定居"于外周淋巴组织滤泡的边缘，在甲状腺的 MALT 组织中也是如此。这些区域的形成是淋巴细胞性甲状腺炎的慢性抗原刺激作用的结果。其细胞学成分与滤泡中心者不同，在免疫反应中的功能也不一样。免疫球蛋白抗原受体刺激在低级别 EMZBCL 的克隆性扩增中也起着重要作用。EMZBCL 中 *VH* 和 *VL* 基因有许多与种系基因不同的点突变。此外，克隆内具有序列的不均一性，提示其可能有体细胞的高度突变。因为 Ig 基因的高度突变被认为发生在 B 细胞发育的后生发中心期，这就提示 EMZBCL 细胞的起源是后生发中心边缘带 B 细胞。重要的是在淋巴细胞性甲状腺炎中也可检出 IgVH 及 IgVL 的重排、T 细胞受体 β 链基因的重排，但是后者表达程度稍低。因此，PCR 检测重排不能用于未经免疫组化和组织学证实的诊断。淋巴细胞性甲状腺炎细胞的克隆条带与继发的淋巴瘤细胞的克隆条带有序列相似性。有趣的是，不同的淋巴瘤类型中可检测到 *VH* 基因的不同家族：DLBCL 中可见 VH3，而 EMZBCL 中可见 VH4 及 VH3。EMZBCL 转变为弥漫性大 B 细胞淋巴瘤时，生发中心或生发中心后起源的外周 B 细胞可能是其细胞的起源。

（四）临床表现

原发性甲状腺淋巴瘤约占所有甲状腺恶性肿瘤的 5%。其中，DLBCL 最为多见，占所有甲状腺淋巴瘤的 60%～70% 及所有 DLBCL 的 15%；EMZBCL 占所有甲状腺淋巴瘤的 20%～30% 及所有结外淋巴瘤的 2% 以下。除浆细胞瘤男性略多外，其他甲状腺淋巴瘤的患者女性明显多于男性［男：女为（1:3）～（1:7）］。主要见于但不局限于中老年人（平均年龄为 60 ～ 65 岁）。不同患者临床表现很不一样，表现如下。

（1）快速增大的甲状腺肿块，可伴吞咽困难或声嘶，与未分化癌难以区分，此症状主要见于 DLBCL。

（2）缓慢生长的甲状腺结节或多结节性甲状腺肿。

（3）甲状腺逐渐弥漫性增大，类似于甲状腺炎。

（4）长期桥本甲状腺炎患者发生的甲状腺肿块。

（5）甲状腺切除标本中偶然发现，主要是 EMZBCL。其他的症状包括疼痛、呼吸困难、吞咽困难、气喘、咳嗽和咯血等。

大部分患者无症状（发热、盗汗、体重减轻及食欲减退），但可出现于 DLBCL。大部分患者抗甲状腺抗体血清试验呈阳性，这一点与之前患有慢性淋巴细胞性甲状腺炎或桥本甲状腺炎有关。

多数患者甲状腺功能正常，有些患者可能有甲状腺功能低下，极少患者可出现甲状腺功能亢进。淋巴瘤区域放射性碘扫描常示"冷"结节，但 ^{99m}Tc 注射液闪烁扫描示"温"结节。CT 常显示为质地不均的肿块，可伴囊性变。超声检查常显示显著低回声，与周围残余甲状腺组织相比呈不对称假囊性肿块。部分患者可没有明显的影像学异常。

（五）肿瘤扩散和分期

大多数甲状腺淋巴瘤患者表现为ⅠE期（结外的）或ⅡE期，少数为ⅢE或ⅣE期，绝大多数为 DLBCL 患者。在扩散的病例，最常累及的部位是颈或甲状腺周围的淋巴结，随后是纵隔和腹部淋巴结。受累的其他部位包括骨髓、胃肠道、肺、膀胱和肝等。

（六）病理学特点

1. 大体表现

肿瘤的大小相差很大，直径为 0.5 ～ 20cm。肿瘤可累及甲状腺一叶或双叶，肉眼特征包括质软或硬、分叶状、多结节状或弥漫性，可伴囊性变。切面平滑或轻微肿胀，灰褐色、灰白色或伴红色鱼肉样外观。均质或斑纹状。大的肿瘤可见灶性出血和坏死。常见扩展到邻近脂肪或骨骼肌组织。

2. 镜下特点

（1）EMZBCL：异质性 B 细胞呈边界不清的结节状、滤泡状，直至弥漫性浸润性生长。这些 B 细胞包括非典型小淋巴细胞、中心细胞样（裂细胞）细胞、单核细胞样 B 细胞、散在大的免疫母细胞和浆细胞。非典型小淋巴细胞稍大于正常小淋巴细胞，染色质呈凝块状，核呈圆形或稍不规则，可见小核仁，胞质少。中心细胞样细胞呈小至中等大小，核轻度折叠或呈长形成角，染色质中等致密，核仁不清楚，胞质量少，淡染或透明。单核细胞样 B 细胞大小、形态较一致，具有大量淡染的胞质，核分叶状或肾形。被肿瘤细胞克隆化的反应性生发中心是经常出现的。常见的特征是淋巴上皮病变，即肿瘤性 B 细胞浸润的甲状腺滤泡。在甲状腺 EMZBCL 中，淋巴上皮病变可特征性地表现为圆形小球或小体，充满滤泡或使其扩张（MALT 小球）。CK 免疫染色在鉴定淋巴细胞浸润滤泡时是很有帮助的。可发生反应性淋巴滤泡植入，类似 FL。可以见到伴 Dutcher 小体或胞质内免疫球蛋白的浆细胞或浆细胞样细胞（桑葚样细胞）。这种表现在甲状腺 EMZBCL 中常很明显，以至于在部分患者中以浆细胞或浆细胞样细胞为主，要注意与浆细胞瘤相鉴别。

在大约 1/2 病例中可见到有甲状腺周围扩展。还可见到邻近低恶度成分有单个或多灶性大细胞转化。在许多病例中，由低级别到高级别转化区域容易辨认。在同一肿瘤中，低级别与高级别区域可见相同的基因重排，这也支持二者之间存在转化。

（2）DLBCL：此型淋巴瘤最多见，其特征表现为均匀一致或多形性的大淋巴细胞在甲状腺组织中呈弥漫浸润性生长。大细胞有一个细胞学特征的谱系，与中心母细胞、免疫母细胞、单核样 B 细胞和浆细胞样细胞相似。类似于中心母细胞或免疫母细胞的大细胞核为卵圆形，伴有单个或多个核仁，胞质含量不等，通常存在大量的核分裂象。有时局灶性可见 R-S 样细胞或表现为 Burkitt 样的肿瘤形态，后者伴活跃的核分裂活动、凋亡和星空现象。虽然 DLBCL 可以在没有任何低恶度区域发生，但在大部分病例中，可见低级别的 EMZBCL 区域，这有力地支持 DLBCL 可由低级别成分向母细胞或大细胞转化的观点。由于受活检的大小、固定程度及人工假象等影响，仅凭形态学可能很难准确地鉴别伴有大细胞转化的 EMZBCL 和纯粹的 DLBCL。DLBCL 中常见残存甲状腺组织的萎缩和纤维化，有时肿瘤组织完全破坏了残余的甲状腺滤泡。多数病例可见甲状腺外脂肪组织或骨骼肌侵犯，也可见脉管内侵犯。邻近未受累及的甲状腺组织可呈腺瘤样结节、腺瘤或癌灶样。

（3）FL：其是一种由滤泡中心（生发中心）B 细胞（典型的包括中心细胞和中心母细胞或大的转化细胞）构成的肿瘤，通常至少部分表现为滤泡生长方式。在任何一例 FL 中，如果存在大部分或完全由母细胞构成的弥漫区域，则应诊断为 DLBCL。2008 年版的淋巴组织肿瘤 WHO 分类中，根据中心母细胞的比例将 FL 分为 3 级。

FL 可发生于几乎任何结外部位，以小肠最为多见，而发生于甲状腺者罕见。以前关于甲状腺滤泡中心细胞淋巴瘤的报道可能是不正确的，当前的免疫组化及分子遗传学研究填补了对此肿瘤认识的不足。镜下可见甲状腺滤泡被紧密排列的肿瘤性淋巴滤泡所取代，这些肿瘤性淋巴滤泡在组织学上常显示 2 级或 3 级。滤泡的细胞成分多样，主要由中心细胞（小裂细胞）组成的病例最容易诊断，因为反应性滤泡见不到这种形态单一的细胞成分。中心细胞胞质稀少，通常具有折叠、成角和长形核，大小约为小淋巴细胞的 2 倍。染色质致密，但程度不及小淋巴细胞。由混合性细胞组成或以大细胞为主的 FL 不易诊断，因为细胞成分类似于反应性滤泡。大细胞（中心母细胞或大无裂细胞）的核呈圆形，有时呈分叶状，染色质呈泡状，具有多个膜包被的核仁，胞质双嗜性或嗜碱性。淋巴上皮病变明显和滤泡扩张，因此可能与 EMZBCL 有明显的组织相似性。FL 表达 CD20、CD10 和Bcl-6 均呈阳性。需要注意的是，甲状腺原发性 FL 常缺少 Bcl-2 蛋白表达或出现 *Bcl-2* 基因重排。

（4）浆细胞瘤：浆细胞瘤分为骨内和骨外两种，骨外者少见，仅占所有浆细胞瘤的3%～5%。甲状腺浆细胞瘤罕见，可为原发性，但多数为弥散性多发性骨髓瘤（MM）累及所致。肿瘤大多数由成熟或不成熟的浆细胞组成，可呈结节状或片状浸润于甲状腺实质间。而一些病例的浆细胞分化较差，伴多形性核和明显的核仁（间变性浆细胞瘤）。成熟的浆细胞具有偏心性、圆形核，染色质粗大、团块状，胞质嗜碱性，核旁具有淡染的凹陷。不成熟浆细胞核较大且不规则，染色质不太致密，偶见核仁。间变性浆细胞（浆母细胞）核大小悬殊，染色质空泡状或粗大、核仁清楚，可见多核细胞。浆细胞内可含有核内 Ig 包涵体（Dutcher 小体）或胞质内结晶。

需要注意的是，由于甲状腺 EMZBCL 可伴有明显的浆细胞分化，有时甚至以浆细胞样细胞为主，此时仅凭形态学很难将二者鉴别开来。实际上，我们的观点是：甲状腺真正的浆细胞瘤较罕见，这类病变可以看作 EMZBCL 伴明显浆细胞分化。有趣的是，在描述时，其常与 EMZBCL、DLBCL 的组织学或超微结构有关，在较早的研究中称之为"组织细胞""大细胞"或"滤泡性"。因此，临床、实验室、影像学检查和病理学特征之间的全面联系对证实肿瘤的局部和全身性质以及决定选择治疗方案很重要。

（5）霍奇金淋巴瘤（HL）：主要累及甲状腺的 HL 极其少见，但也曾有报道。多数患者是结节硬化性的经典型 HL，有些患者还伴有颈部淋巴结受累。HL 中的 R-S 样细胞有时可见于 DLBCL 中，也可散在于 EMZBCL，但这些细胞并没有经典的 HL 中 R-S 细胞的免疫表型。此外，HL 中大量的嗜酸性粒细胞、组织细胞和中性粒细胞背景在EMZBCL 中也难以见到。故当在由浆细胞、组织细胞、嗜酸性粒细胞和中性粒细胞组成的背景中见到经典的 R-S 细胞及其变异型时，可以做出 HL 的组织学诊断。这些特点同样可见于 FNA 中，但与淋巴细胞性甲状腺炎的鉴别较难。此外，可见双折光的胶原带（间质纤维化）、结节样生长方式、"陷窝型"和"干尸型"HRS 细胞及上皮样组织细胞（结节硬化性经典型 HL）。甲状腺中无富于淋巴细胞性经典型 HL 的报道。免疫组化，HRS细胞 CD45RB 呈阴性，CD30 和 CD15 均呈阳性，偶见共同表达 B 细胞标记（CD20）、滤泡中心细胞标记（CD10、Bcl-XL、Bcl-2），有时还表达 fascin、CD138、Bcl-6 及EMA。

（七）免疫组织化学诊断

用 CD20 和（或）CD79a 的免疫反应性证实 EMZBCL 和 DLBCL 的 B 细胞免疫表型。肿瘤的 Bcl-2 反应和克隆化 B 细胞（不是残留的反应性生发中心细胞）也是病变特征。CD43 和 CD20 双表达见于 EMZBCL 中较少的患者。CK 抗体对分清在淋巴上皮病变中的上皮残留是有用的。FL 的 B 细胞标志物阳性，Bcl-2、Bcl-6 及 CD10 均呈阳性，CD5 及cyclinD1 均呈阴性是其特有表型。浆细胞瘤不同于其他恶性淋巴瘤之处在于其由单一的浆细胞组成，CD20 和 PAX-5 均呈阴性，CD45RB 常为阴性但不总是阴性，而 CD138、MUM-1、Oct-2 和 Bob.1 均呈阳性。在浆细胞性或浆细胞样淋巴瘤中也可以证明其为免疫球蛋白轻链。CD45RB 阴性、CD30 及 CD15 阳性是 HL 中 R-S 细胞及其变型的经典免疫表型，其背景小淋巴细胞则以 CD4+ 远多于 CD8+ 的 T 细胞为主要成分。

总的说来，低级别 B 细胞淋巴瘤（包括 EMZBCL）通过 Ki-67/MIB-1 免疫组化显示的增殖指数比 DLBCL 低。Ki-67 高表达与结外广泛受累相关。

（八）细胞病理学

一般来说，FNA 可以对甲状腺结节性病变进行初步评价，但对于弥漫性病变却并不适合，因为难以做到有针对性的穿刺。不过甲状腺淋巴瘤可用 FNA 初步诊断。一般地，高级别大细胞淋巴瘤（如 DLBCL）的 FNA 标本涂片较低级别小细胞淋巴瘤（如 EMZBCL）容易判断。DLBCL 的 FNA 涂片中细胞量多，可见到典型的丰富的互不黏合的细胞，这些细胞的特征与其他部位的大细胞淋巴瘤的瘤细胞很相像。其大小一般为成熟淋巴细胞的 2～3 倍，胞质丰富，稍嗜碱性，核呈空泡状，伴显著核仁。有时可见坏死。大部分涂片中见不到滤泡上皮细胞。典型的 EMZBCL 含有混杂的小的非典型淋巴细胞、中心型细胞、单核细胞样 B 细胞、免疫母细胞和浆细胞。因为这些混杂的细胞类型，EMZBCL 应与反应性病变相鉴别。这些仅凭常规镜下辨别是不可能做到的，通常需要免疫组化、流式细胞术或 PCR 检测 Ig 重链基因重排等明确诊断。浆细胞瘤或伴大量浆细胞样细胞分化的肿瘤，FNA 涂片中可见到偏位的染色质呈车辐状的成熟或不成熟的浆细胞，其核大小常不一致。典型的 HL 涂片中可见少量大的 R-S 细胞散布于大量包括嗜酸性粒细胞、小淋巴细胞及浆细胞的背景中。

（九）鉴别诊断

甲状腺淋巴瘤在鉴别诊断中要注意以下点。

1. DLBCL 与甲状腺未分化癌、恶性黑色素瘤或转移性肿瘤的鉴别

免疫组化标记 LCA、TTF-1、TGB、CK 和 S-100、HMB-45 等的应用是非常方便有效的鉴别手段。需要强调的是，新的 WHO 分类中已无小细胞型甲状腺未分化癌的分类，既往诊断的小细胞型未分化癌经免疫组化标记证实几乎全为淋巴瘤。

2. EMZBCL 与慢性淋巴细胞性甲状腺炎或桥本甲状腺炎的鉴别

有文献报道约 94% 的甲状腺淋巴瘤伴有淋巴细胞性甲状腺炎。在一些有明显淋巴滤泡形成的慢性淋巴细胞性甲状腺炎中，成簇的反应性转化性淋巴细胞很容易被误认为是局灶性大细胞淋巴瘤。一些甲状腺炎中增生的淋巴组织没有生发中心，而由免疫母细胞、浆细胞和小淋巴细胞混合增生，正常的甲状腺滤泡被破坏。此时确诊为慢性淋巴细胞性甲状腺炎还是肿瘤性增生，需依靠对浸润实质的认识，包括细胞的不典型性、浸润的多形性及小淋巴细胞向免疫母细胞的转化。尤其当组织学诊断模棱两可时，免疫球蛋白轻链的克隆性增生和免疫球蛋白重链基因克隆性重排检测有很大帮助。在慢性淋巴细胞性甲状腺炎中，常检测不到克隆性免疫球蛋白基因重排，偶尔几个例外者最终发展为淋巴瘤的可能性大大增加。在 EMZBCL 中也可见到良性生发中心，但 EMZBCL 的滤泡由表达 Bcl-2 的肿瘤性 B 细胞占据。淋巴上皮病变、致密弥漫性 B 细胞浸润、细胞非典型性

及可见核内包涵体（Dutcher 小体）是 EMZBCL 的特征。

3. EMZBCL 与 FL 的鉴别

伴显著结节的 EMZBCL 可类似 FL。因此，对 EMZBCL 反应性的克隆化生发中心与 FL 的肿瘤性生发中心的鉴别仍然是必需的。大多数 FL 患者呈 Bcl-2 免疫阳性反应，也表达 CD10 和 Bcl-6 等生发中心细胞的特征。

4. 与甲状腺内异位胸腺瘤的鉴别

异位胸腺瘤内的淋巴细胞可表达 T 细胞抗原，其上皮细胞的存在及 CD5 阳性都有助于与淋巴瘤的鉴别。

5. HL 与伴嗜酸性粒细胞增多的硬化性黏液表皮样癌的鉴别

伴嗜酸性粒细胞增多的硬化性黏液表皮样癌在组织学上可类似 HL，但免疫组化可以很容易将二者区分开来。

（十）治疗和预后

甲状腺淋巴瘤过去以外科手术切除为主，包括甲状腺部分切除或全切加淋巴结清扫。后来则趋向于细针穿刺或取部分肿瘤组织活检准确分类后，行化疗及放疗。当前对 EMZBCL 的处理更加保守：单一放疗和（或）口服、静脉化疗。手术仅用于取材诊断或解除气道压迫症状。放疗可行"局部野"或"扩大野"，后者复发率低。目前，对 DLBCL 的治疗主要为超分割放疗加环磷酰胺、多柔比星、长春新碱和泼尼松（CHOP）方案的联合治疗。综合疗法不但可以降低复发率，也可最大限度地减少了不良反应，如黏膜炎、甲状腺功能减退症及放射性肺炎等。抗 CD20 及新的免疫治疗方法虽尚在实验阶段，但前景喜人。

尽管预后因素取决于临床分期和病史，但甲状腺 MALT 类型的淋巴瘤的预后一般较好。肿瘤在诊断时只为局限性病变（I E 期），而且病理证实属低组织学分期，其预后很好，5 年生存率超过 90%。只有大细胞类型的肿瘤或由大 B 细胞构成的肿瘤才具有明显不良的预后。不良的预后因素包括：甲状腺周围侵犯、血管侵犯、肿瘤分期晚（III E 期或 IV E 期）、大量核分裂、肿瘤性坏死和凋亡。其 5 年生存率不足 36%。

第四节　甲状腺癌的外科治疗

甲状腺癌是内分泌系统最常见的恶性肿瘤，发病占全身恶性肿瘤超过 1%，其中女性占 4%；在 15～24 岁年龄段占全部诊断恶性肿瘤的 7.5%～10%。其发病率女性远高于男性，女性与男性比例为（2～3）:1。

发病高峰年龄：女性 45～49 岁，男性 65～69 岁。据美国癌症协会最新统计，甲状腺癌发病率每年增加 6.2%，已位居美国女性恶性肿瘤第 7 位，是近 20 年来发病率增长最快的实体恶性肿瘤。

一、甲状腺癌的病理分类与临床特点

甲状腺癌一般可分为乳头状癌、滤泡状癌、嗜酸性细胞癌、低分化癌、未分化癌和髓样癌，除髓样癌起源于甲状腺 C 细胞外，其余均起源于甲状腺滤泡细胞。各种病理类型之间，尤其是分化型与低分化癌及未分化癌的临床特点与预后差异巨大。但因分化型甲状腺癌占据了全部甲状腺癌的 95% 左右，并占据全部死于甲状腺癌患者的 75% 左右，故本章节主要讨论分化型甲状腺癌的外科治疗。

二、分化型甲状腺癌外科治疗的主要分歧和争议

分化型甲状腺癌由于预后相对较好，国内外外科学者，尤其是国内外科界对其手术方式和原则一直存在较大的分歧和争议，主要焦点在于两方面。

（1）是否应该将甲状腺全切作为甲状腺癌的主流手术方式。

（2）是否需要常规清扫颈部淋巴结，尤其是中央区淋巴结。

主张将腺叶切除作为主要手术方式和不需要常规清扫淋巴结的学者主要是担心会带来更高的手术并发症发生率，并质疑更大的手术是否会带来疗效的改善。而主张以甲状腺全切作为主要手术方式，并至少常规清扫中央区淋巴结的学者目前占据主流，并有更多循证医学的证据。

甲状腺全切应该作为分化型甲状腺癌主要手术方式的理由：许多研究证实，分化型甲状腺癌，尤其是＞1cm 的乳头状癌常为双侧多灶性，当一侧有＞1cm 乳头状癌时，对侧也有病灶的可能性达 50% 左右；当初次手术为腺叶切除的患者因复发转移再次手术时，60% 左右的患者对侧可发现癌灶；且所有腺叶切除的患者中，有 5%～10% 的患者仅因对侧发现癌肿而再次手术。就复发风险而言，甲状腺全切患者的 20 年复发率是 8%，而腺叶切除的 20 年复发率是 22%。对于需要做 ^{131}I 治疗的患者，多数学者认为甲状腺全切可保证 ^{131}I 治疗的效果并减少治疗并发症和所需要的治疗次数。此外，甲状腺全切的患者手术后的监测和随访也变得简单而有效，全切后，Tg（甲状腺免疫球蛋白）可作为监测分化型甲状腺癌复发转移的敏感而特异的指标，同时 TSH 刺激下的 ^{131}I 全身扫描也更容易发现微小的转移灶。

淋巴结的处理相对比较复杂，一般认为，＞1cm 的乳头状癌，淋巴结转移的可能性至少为 50%，尤其是中央区淋巴结，因此多数学者主张初次手术时至少要行治疗性或预防性中央区淋巴结清扫术。这样做的优点是可以帮助提供更精确的临床分期，避免再次手术难以彻底清扫中央区淋巴结的风险和减少再次手术清扫中央区淋巴结的并发症风险。

从手术并发症发生风险的角度来看，甲状腺全切与腺叶切除相比，发生喉返神经损伤的概率分别是 3% 和 1.9%，发生甲状旁腺损伤的概率分别是 2.6% 和 0.2%，差异有限。而且，有经验的甲状腺外科医师（每年施行超过 100 例甲状腺切除手术）手术并发症的

发生率是经验较少的外科医师（每年施行甲状腺切除手术 10 例以下）的 1/4。说明专业化的甲状腺外科训练可有效减少并发症的发生风险。

除临床资料外，基础研究也为分化型甲状腺癌初次治疗应该注重彻底性提供了科学依据。许多基础研究和临床资料证实，甲状腺癌的自然演进是一个多步骤和多基因参与的过程，分化型甲状腺癌可逐步失分化为低分化癌，最终发展为未分化癌。而未分化癌几乎无法治愈和阻止最终死亡的结局，更凸显了分化型甲状腺癌初期治疗彻底性的重要性。

基于以上原因，目前所有的甲状腺癌治疗指南均推荐甲状腺全切作为主流手术方式，且手术时至少应该清扫中央区淋巴结。

三、分化型甲状腺癌的外科治疗原则

对于甲状腺癌，尤其是分化型甲状腺癌，欧美国家都有定期更新的临床指南或专家共识，其中，影响最大和最具备多学科共识的是美国甲状腺协会（ATA）的指南，其次是美国国家综合癌症网（NCCN）的指南。本节内容以 ATA 指南和 NCCN 指南共同推荐的意见来介绍分化型甲状腺癌的外科治疗原则。

（一）分化型甲状腺癌初期外科治疗的目标

切除肿瘤原发灶、扩散至甲状腺包膜外的病变组织及受累的淋巴结，手术完全切除对于预后有重要影响，可最大限度地降低治疗相关病死率。对肿瘤进行精确分期，有助于预后、治疗和随访。需要 ^{131}I 治疗者，初始手术时切除所有正常甲状腺组织非常关键，全切还可降低对侧叶复发的风险。术后需要长期精确监控疾病复发，RAI 和 Tg 检测是必需的，而残余的正常甲状腺组织会影响这两项检查结果的准确性，因此需要甲状腺全切。最大限度地降低肿瘤复发和转移风险。合适的手术方案是影响预后最重要的因素，^{131}I、TSH 抑制及外放疗只起辅助作用。

（二）患者的风险分级和分层治疗原则

目前，肿瘤的治疗决策更强调个体化和分层治疗，分化型甲状腺癌的复发风险可分为低、中和高危。ATA 指南将复发风险分层如下。

1. 低危组

无局部和远处转移；所有可见肿瘤均已切除；邻近结构无侵犯；不是侵袭性组织学类型（高细胞、小岛状、柱状细胞、血管侵袭）；^{131}I 治疗后第一次扫描无甲状腺床外的摄碘灶。

2. 中危组

初次手术时发现周围组织侵犯；已有颈部淋巴结转移或甲状腺床外有摄碘灶；侵袭性组织学类型或有血管侵犯。

3. 高危组

肉眼可见的肿瘤侵犯；未完全切除的肿瘤；有远处转移；术后检查 Tg 浓度超标。

但是，上述 ATA 指南的分级仅适用于随访患者和判断复发风险，而综合 ATA 和

NCCN 的指南，多数学者认为滤泡状癌和嗜酸性细胞癌均应考虑甲状腺全切和至少预防性中央区淋巴结清扫，侧方淋巴结阳性或可疑阳性，还需要清扫颈侧区淋巴结。而可用于指导手术方式选择的乳头状癌风险分级和初次手术方式选择。

如果初次手术为腺叶切除，手术后出现以下情况之一：病理检查提示侵袭性亚型，肉眼可见多癌灶，峡部切缘肿瘤阳性，颈部淋巴结转移，明显的甲状腺外侵犯等，患者需要再次接受手术，切除残留全部甲状腺并清扫淋巴结(中央区或中央区+颈侧方淋巴结)。

四、分化型甲状腺癌的综合治疗原则

分化型甲状腺癌公认的标准治疗是以手术为主，包括 ^{131}I 和 TSH 抑制治疗在内的综合治疗（具体见相关章节），有研究表明，单纯手术、手术 +TSH 抑制治疗、手术 +^{131}I 治疗 +TSH 抑制治疗，其 30 年远处转移和全部复发率分别为 30% 和 50%、10% 和 30%、4% 和 13%，由此可见规范的综合治疗是分化型甲状腺癌的最重要保证。化疗或外放疗不是标准选项，而对于难治性甲状腺癌，还可以选择或试用靶向治疗药物，如索拉菲尼（sorafenib）或舒尼替尼（sunitinib）。

第二章　乳腺疾病

第一节　乳腺解剖

一、乳腺形态

（一）成年女性乳腺的位置及外形

成年女性乳腺的上缘位于第 2 肋，下缘位于第 6 肋，内侧接近胸骨边缘，外侧近锁骨中线，平均直径为 10 ～ 12 cm，平均中心厚度为 5 ～ 7 cm。乳头位于第 4 肋间。乳腺组织向腋窝伸展的部分，称为 Spence 腋尾。不同个体间，乳腺的外形差异较大，但通常为半球形，生产后或年龄增大，会出现下垂。

（二）乳腺的结构

乳腺主要由 3 种组织构成：皮肤、皮下组织和乳腺腺体。其中，乳腺腺体是最主要的成分。乳腺腺体由腺体组织和间质组织构成。腺体组织由 15 ～ 20 个腺叶系统构成，互相独立。每一个腺叶系统由 20 ～ 40 个小叶组成，每一个小叶又由 10 ～ 100 个腺泡或囊状分泌小体组成。每个腺叶系统都有从腺泡开始，逐渐汇集而成的独立的引流导管，称为输乳管，直径为 1 ～ 2 mm，并呈放射状向乳头汇集。近乳头处输乳管互相汇合扩大，称为输乳管窦，直径为 5 ～ 8 mm。导管继续向乳头表面延伸，形成 5 ～ 8 个主要引流乳汁的乳孔。间质组织包括乳腺悬韧带、脂肪组织、淋巴管及血管等。

通过乳管灌入不同颜色的蜡进行管道铸型，可以观察到乳腺由不同的小叶构成。

乳腺皮下组织包含脂肪组织、纤维组织、血管、神经和淋巴管。

乳腺的皮肤很薄，包含毛囊、皮脂腺和汗腺。乳头含有丰富的感觉神经末梢，包括 Ruffini 小体和 Krause 球。乳晕呈环状，有色素沉着，直径为 15 ～ 60 mm。乳晕腺（蒙氏腺）导管开口形成了位于乳晕周围的隆起。乳腺腺体后方有胸肌筋膜，覆盖着胸大肌和前锯肌。乳房悬韧带（Cooper 韧带）穿过腺体组织，将皮下浅筋膜和胸肌筋膜连接在一起，对乳腺起支持和固定作用。乳腺癌或者其他伴有纤维化的乳腺疾病（如慢性炎症或外伤以后）侵及乳房悬韧带时，该韧带挛缩会引起乳腺表面皮肤出现凹陷。

二、乳腺的血供

乳腺的血供主要来源于内乳动脉和胸外侧动脉。前者的穿支供应乳腺的内下侧和中央部分，后者供应乳腺的上部和外侧部分。胸肩峰动脉的穿支及第 3 ～ 5 肋间动脉的穿支，肩胛下动脉和胸背动脉也为乳腺提供一定的血供。

乳腺的静脉回流主要经由胸内侧静脉穿支、腋静脉分支和肋间后静脉穿支完成。

三、乳腺的淋巴引流

（一）淋巴管

乳腺主要的淋巴引流是通过皮下淋巴管网实现的，在乳头的后方，这些淋巴管网被称为萨帕乳晕下丛。乳腺的淋巴管缺乏瓣膜，有时，肿瘤细胞堵塞管腔后会导致淋巴液的逆流。淋巴管与乳腺中的血管分支并行，并围绕这些脉管和小叶结构形成网络。淋巴液沿着这些淋巴管直接或间接地汇入腋窝淋巴结，乳腺内侧的部分淋巴液汇入内乳淋巴结。最终，通过锁骨下淋巴结、锁骨上淋巴结、胸导管或乳糜管等结构入血。

（二）腋淋巴结

腋淋巴结接受乳腺大约 75% 的淋巴引流，总共 20 ~ 40 个淋巴结。腋淋巴结的解剖学排列有不同的分类，常用的分法将其分为 5 群：①尖群或锁骨下淋巴结，位于腋顶部、胸小肌内侧；②腋群（外侧群）沿腋静脉分布于胸小肌与胸外侧静脉腋窝段之间；③肩胛群（后群）包括肩胛下血管分布的淋巴结；④中央群位于胸大肌外侧缘后方和胸小肌下方；⑤胸壁群（前群）位于胸大肌外侧缘和前锯肌表面附近。胸大肌、胸小肌之间淋巴结也称为胸肌间（Rotter）淋巴结。

另外一种可供选择的描述转移的方法就是以胸小肌为界，将淋巴结分成不同水平。第 I 水平位于乳腺外侧到胸小肌外侧缘之间；第 II 水平位于胸小肌后方；第 III 水平位于胸小肌内侧端以内，锁骨下方。在腋窝行淋巴结清扫手术时，这种分类法能够帮助手术医师评估清扫的范围。

在日本乳腺癌治疗指南中，将乳腺所属淋巴结分为腋淋巴结、锁骨下淋巴结、胸骨旁淋巴结及锁骨上淋巴结。腋淋巴结与锁骨下淋巴结以胸小肌内侧缘为界。

（三）内乳淋巴结

内乳淋巴结位于胸骨旁肋间隙，淋巴结紧贴胸膜外脂肪内的胸廓内动脉，分布于肋间隙。内乳淋巴链中淋巴结的数量，各家报道不一。有报道称，乳腺癌患者，内乳淋巴链每一肋间隙淋巴结的患病率如下：第 1 肋间隙为 97%，第 2 肋间隙为 98%，第 3 肋间隙为 82%，第 4 肋间隙为 9%，第 5 肋间隙为 12%，第 6 肋间隙为 62%。实际上，与腋窝淋巴结转移相比，内乳淋巴链在乳腺癌的转移过程中的作用相对较小。然而，在淋巴结转移的情况下，淋巴回流的生理路径可能被阻塞，来自乳腺病灶的淋巴液会经由腺体内部的淋巴管向内乳淋巴结引流，癌细胞甚至可通过患侧内乳淋巴链和对侧胸骨旁内乳淋巴链之间的交通支，向对侧的内乳淋巴结进行转移，进而转移至对侧乳腺。

传统的乳腺癌根治术不仅要切除患侧全部乳腺组织，还需切除胸大肌、胸小肌，以及彻底清扫腋腔的全部脂肪组织和淋巴结；乳腺内侧部的肿瘤还需要清除胸骨旁内乳淋巴结。这种术式将造成胸壁明显畸形，术后常继发上肢淋巴水肿。

（四）前哨淋巴结

前哨淋巴结活检术已经成为早期乳腺癌分期中最重要的技术之一。标记用的材料有放射性胶体或显色的染料，无论是环乳晕皮下注射还是肿瘤表面皮下注射，均可在术中清晰地显示标记的淋巴结。这些淋巴结代表了乳腺癌细胞腋窝转移的第一站，对它们进行详细的病理组织学分析，可以判断转移的程度，推测患者的预后，并且帮助制订治疗计划。大部分的前哨淋巴结都位于腋窝的低处，第 1 肋水平内，多为胸壁群的淋巴结。有 5% ～ 10% 的患者，前哨淋巴结会位于腋窝的深面或腋尖部，这种情况称为跳跃式转移。前哨淋巴结定位于乳腺实质内、内乳淋巴链中或锁骨下淋巴群中的情况较为少见。

四、乳腺相关的肌肉和神经解剖

（一）正常肌肉和神经解剖

与乳腺关系密切的肌肉有胸大肌、胸小肌、前锯肌、背阔肌和锁骨下肌，还有腹外斜肌和腹直肌鞘。

1. 胸大肌

位于胸壁皮下组织的深面，其前方为乳腺后间隙，后方为胸小肌和胸壁。起于锁骨内侧半、胸骨前面和第 1 ～ 6 肋软骨以及腹直肌鞘前壁上部，止于肱骨大结节嵴。主要受胸中间神经的支配和营养。改良根治术时，需将胸大肌筋膜与腺体一同清除；当癌灶侵及胸大肌时，胸大肌试验呈阳性，手术时需要切除胸大肌。

2. 胸小肌

起于第 3 ～ 5 肋骨表面的外侧，止于肩胛骨喙突上表面，受胸中间神经的支配。胸中间神经主要起源于臂丛的中间束（颈椎，C_8，T_1 部分），随后于腋静脉前方下行到胸小肌，其中 62% 穿过胸小肌，38% 作为独立分支绕过胸小肌外侧缘进入胸大肌，为胸大肌提供运动和营养支持。部分解剖书籍中，也使用胸内侧神经或胸外侧神经等术语描述该神经。有专家认为，该术语应该以其臂丛起源命名，而非以解剖位置命名。熟悉神经的分布，在进行腋窝淋巴结清扫时特别重要。

3. 前锯肌

前锯肌起于上第 1 ～ 8 肋外侧的一连串指状突起。其中，第 1 肋间的起点在颈后三角，在第 5 ～ 8 肋的起点与腹外斜肌相互交叉在一起。前锯肌止于肩胛骨脊柱侧的肋骨表面，受胸长神经（到达前锯肌的神经）支配。胸长神经起源于臂丛第 4 ～ 6 颈神经根，于腋鞘中穿行，走行于肩胛下窝的中间，前锯肌深、浅筋膜之间，为深筋膜后缘的解剖标志，亦是腋窝淋巴结清扫的内界标志。损伤该神经会导致"翼状肩"或肩部无力。

4. 背阔肌

背阔肌是人体最大的一块肌肉，广泛起于第 7 胸椎以下的棘上韧带，包括所有腰椎和骶椎。其终端为狭长的肌腱，止于肱二头肌间沟。背阔肌构成腋窝的后壁。背阔肌受胸背神经的支配，该神经起源于臂丛后束，部分起源于第 6 ～ 7 颈神经根。神经经过腋鞘后方，与肩胛下血管起始段共同走行，后绕行血管前方进入背阔肌。肩胛群淋巴结与该神经及肩胛下血管束关系密切，术中应尽可能保留。

5.锁骨下肌

锁骨下肌构成了腋顶部最重要的部分。锁骨下肌起源于第 1 肋软骨的连接处，止于锁骨的外侧部分。该肌肉的下缘肌腱部分与周围的筋膜进一步融合，形成肋喙突韧带（Halsted 韧带），覆盖于喙突与第 1 肋软骨之间。在这里，腋窝血管束（静脉在动脉之间或之后）在锁骨下方经由第 1 肋进入胸腔。近腋顶部有一支小动脉，即胸最上动脉，起于腋动脉，于第 1 肋间和第 2 肋间走行。

（二）肌肉异常

尸检发现，大约有 5% 的人，在胸锁乳突肌胸骨附着点与腹直肌之间，存在一条纵向的胸骨肌。除了肩胛骨喙突，大约有 15% 的正常人，胸小肌附着于肱骨头，其腱部随后通过喙肩韧带的两部分之间附着于喙肱韧带。极少的情况下会有腋胸肌的存在，后者起于背阔肌的分离部分，穿过腋窝基底表面进入胸大肌深部到达止点，或继续到达喙突部（Langer 腋窝弓）。这些解剖上的变异改变了腋窝的结构，使得腋窝内血管束和神经走行位置异常，给腋窝淋巴结清扫带来一定的困难。

第二节　乳腺生理与功能

一、乳腺生理

乳房是哺乳动物共同的特征，一般成对生长，两侧对称。人类乳腺仅有胸前的一对，来源于外胚层。自出生后，乳房的发育经历幼儿期、青春期、性成熟期、妊娠期、哺乳期及绝经期等不同时期。

在经历了青春期之后，乳腺的组织结构已趋完善，进入了性成熟期乳腺。这个时期的乳房发育变化是乳晕颜色变深，乳头变大，乳腺组织增厚、外凸。乳房发育在 9 岁时可达 1/3，10 岁已有 1/2，13 岁基本发育成熟。双侧乳房可同时发育，亦可一侧先发育成熟，个别伴有乳头疼痛，但随着年龄的增长而逐步缓解。在每一个月经周期中，随着卵巢内分泌激素的周期性变化，乳腺组织也发生着周而复始的增生与复旧的变化。可分为经前增生期和经后复原期两个阶段。经前期乳房较丰满、发胀、质韧，触之呈小结状，有时伴有轻度疼痛和压痛；经期后疼痛减轻或消失，乳房变软，乳腺组织复原。若增生后不再退化复原，可形成临床常见的乳腺增生症，需去医院检查治疗。

妊娠期与哺乳期是育龄女性的特殊生理时期，此时乳腺为适应这种特殊的生理需求，而发生了一系列变化。初乳在妊娠中期即可出现，但初乳大量分泌多在产后开始。产后到正式泌乳，乳腺明显胀硬，亦伴有不同程度的胀痛，一旦哺乳开始胀痛即消失。若分娩后未行哺乳，乳腺可在数日后迅速退化；若进行哺乳，则乳腺继续分泌，其限期各不相同。一般在第 9～10 个月时乳汁分泌的量开始减少，趋于退化。断乳后不久，分泌即可停止。乳腺在断乳数月后可大致恢复原状，但常见残余乳汁分泌，偶可持续数年，临床与病理检查易与乳腺癌相混淆。应特别强调的是，在妊娠期和哺乳期可促进良性乳腺肿瘤和恶性乳腺肿瘤的发展，也可使乳腺囊性增生病消退。

自绝经期开始，卵巢内分泌激素逐渐减少，乳房的生理活动也日趋减弱。绝经前乳腺开始全面萎缩。乳房虽因脂肪沉积而外观肥大，但其腺体普遍萎缩，并非腺体增生病所致。一般来说，多数乳腺组织的异常是发生在乳腺退化复原期：35～40 岁时主要为乳腺小叶的异常，40～50 岁为上皮细胞的萎缩并呈囊性扩张，50 岁以后为小乳管和血管的闭塞。各种乳腺囊性增生病变主要发生在绝经后已退化改变的乳腺组织中，而乳腺癌则好发于脂肪或纤维组织已显著增加但乳腺组织已明显退化和萎缩的乳腺中。

二、影响乳腺生理激素

乳腺是多种内分泌激素的靶器官，因此乳房的生长发育及其各种生理功能的发挥均有赖于各种相关内分泌激素的共同作用。如果其中的某一项或几项激素分泌紊乱，或各种激素之间的平衡失调，必然会直接或间接地影响乳腺生理的状况及其生理功能。

（一）对乳腺生理发生直接作用的激素

1. 雌激素

主要由卵巢的卵泡分泌，肾上腺和睾丸亦可分泌少量雌激素，妊娠中后期的雌激素则主要来源于胎盘的绒毛膜上皮。雌激素中生理活性最强的是雌二醇。在青春发育期，卵巢的卵泡成熟，开始分泌大量的雌激素，雌激素可促进乳腺导管的上皮增生，乳管及小叶周围结缔组织发育，使乳管延长并分支。雌激素对乳腺小叶的形成及乳腺成熟不能单独发挥作用，必须有完整的垂体功能系统的控制。雌激素可刺激垂体前叶合成与释放催乳素，从而促进乳腺的发育；而大剂量的雌激素又可竞争催乳素受体，从而抑制催乳素的泌乳作用。在妊娠期，雌激素在其他激素如黄体素等的协同作用下，还可促进腺泡的发育及乳汁的生成。外源性的雌激素可使去卵巢动物的乳腺组织增生，其细胞增殖指数明显高于正常乳腺组织。雌激素还可使乳腺血管扩张、通透性增加。

2. 孕激素

孕激素又称黄体素，主要由卵巢黄体分泌，妊娠期由胎盘分泌。孕激素中最具生理活性的是黄体酮，其主要作用为促进乳腺小叶及腺泡的发育，在雌激素刺激乳腺导管发育的基础上，使乳腺生理得到充分发育。大剂量的孕激素抑制催乳素的泌乳作用。孕激素对乳腺发育的影响，不仅要有雌激素的协同作用，而且也必须有完整的垂体功能系统。实验表明，在切除垂体的去势大鼠，乳腺完全缺乏对黄体酮的反应。孕激素可能是通过刺激垂体分泌催乳素，也可能是通过提高乳腺上皮细胞对催乳素的反应性而与其共同完成对乳腺的发育作用。

3. 催乳素

由垂体前叶嗜酸细胞分泌的一种蛋白质激素。其主要作用为促进乳腺发育生长、发动和维持泌乳。催乳素与乳腺上皮细胞的 PRL 受体结合，产生一系列反应，包括刺激 α-乳白蛋白的合成、尿嘧啶核苷酸转换、乳腺细胞 Na^+ 的转换及脂肪酸的合成，刺激乳腺腺泡发育和促进乳汁的生成与分泌。

在青春发育期，催乳素在雌激素、孕激素及其他激素的共同作用下，能促使乳腺发育；在妊娠期可使乳腺生理得到充分发育，使乳腺生理小叶终末导管发展成为小腺泡，为哺乳做好准备。妊娠期大量的雌激素、孕激素抑制了催乳素的泌乳作用；分娩后，雌激素、孕激素水平迅速下降，解除了对催乳素的抑制作用，同时催乳素的分泌也大量增加，乳腺开始泌乳。此后，随着规律哺乳的建立，婴儿不断地吸吮乳头而产生反射，刺激垂体前叶分泌催乳素，从而可使泌乳维持数月至数年。催乳素的分泌，受到下丘脑催乳素抑制因子与催乳素释放因子及其他激素的调节。左旋多巴及溴隐亭等药物可抑制催乳素的分泌；促甲状腺释放激素、5- 羟色胺及某些药物（如利血平、氯丙嗪等）可促进催乳素的分泌；小剂量的雌激素、孕激素可促进垂体分泌催乳素，而大剂量的雌激素、孕激素则可抑制催乳素的分泌。

（二）对乳腺起间接作用的激素

1. 卵泡刺激素

由垂体前叶分泌。主要作用为刺激卵巢分泌雌激素，从而对乳腺的发育及生理功能的调节起间接作用。

2. 促黄体生成素

由垂体前叶分泌。主要作用为刺激产生黄体素，从而对乳腺生理的发育及生理功能的调节起间接作用。

3. 催产素

由垂体后叶分泌。在哺乳期有促进乳汁排出的作用。

4. 雄激素

在女性由肾上腺皮质分泌而来。小量时可促进乳腺生理的发育；而大量时则可起抑制作用。

5. 其他激素

如生长激素、肾上腺皮质激素、甲状腺素及胰岛素等，这些激素对乳腺的发育及各种功能活动起间接作用。

三、乳腺功能

乳房的功能主要体现在成熟期，即妊娠期、哺乳期及以后的一段时期，具体有以下几种。

（一）美感功能

乳房是女性第二性特征的重要标志，也是女性体态美感的体现。一般来讲，乳房在月经初潮之前 2～3 年即开始发育，也就是说在 10 岁左右就已经开始生长，是最早出现的第二性特征，是女孩青春期开始的标志。拥有一对丰满、对称而外形漂亮的乳房也是女性健美的标志。不少女性寻求做整形手术或佩戴假体，特别是那些由于乳腺癌手术而不得不切除患侧乳房的患者更是如此，这正是因为每一位女性都希望能够拥有完整而漂亮的乳房，以展示自己女性魅力。因此，乳房是女性形体美的一个重要组成部分。

（二）哺乳功能

哺乳是乳房最基本的生理功能。乳房是哺乳动物所特有的哺育后代的器官，乳腺的发育、成熟，均是为哺乳活动做准备。在产后大量激素的作用及婴儿的吸吮刺激下，乳腺开始规律地产生并排出乳汁，供婴儿成长发育所需。

（三）性辅助功能

在性活动中，乳房是女性除生殖器以外最敏感的器官。在触摸、爱抚、亲吻等性刺激时，乳房的反应可表现为乳头勃起，乳房表面静脉充血，乳房胀满、增大等。随着性刺激的加大，这种反应也会加强，至性高潮来临时，这些变化达到顶点，消退期则逐渐恢复正常。可以说乳房在整个性活动中占有重要地位。

第三节　乳腺癌组织学分类和分子分型

一、2012 年《WHO 乳腺肿瘤组织学分类》介绍和解读

乳腺癌是女性最常见的恶性肿瘤，占女性所有恶性肿瘤的 23%，乳腺癌的基础和临床研究取得了很大的进步，分子靶向药物、新辅助化疗的应用、早期癌保乳手术的开展都在很大程度上提高了乳腺癌患者的预后和生存质量。同时，学科间的交叉渗透是现代医学的特点之一，病理诊断和临床治疗密不可分，精确的定性和定量的病理信息是临床治疗疾病的依据。乳腺癌的组织学类型反映了肿瘤的来源、恶性程度，与临床治疗方式选择直接相关，是制定临床诊治指南的基础。近年来，乳腺癌病理学方面有很大发展，现就 2012 年 WHO 最新版《乳腺肿瘤组织学分类》、ASCO/CAP 最新发布的 ER/PR 及 HER2 检测和报告标准、乳腺癌的分子分型及临床病理联系进行论述。

《WHO 肿瘤组织学和遗传学分类》是世界公认的各个系统肿瘤分类与命名的标准和依据，具有很高的权威性，是指导病理诊断工作的指南。随着临床实践和人们对疾病认识的不断深入，各个系统和器官的肿瘤组织学和遗传学分类不断更新，2012 年 WHO 将

乳腺肿瘤从女性生殖系统肿瘤中分离出来,独立成册发表了《WHO 乳腺肿瘤组织学分类》。新版《WHO 乳腺肿瘤组织学分类》与前一版相比有较多的更新和变化,本节仅简要介绍2012 年《WHO 乳腺癌组织学分类》。

(一) 2012 年《WHO 乳腺癌组织学分类》

乳腺癌是一类异质性很明显的肿瘤,2012 年《WHO 乳腺肿瘤组织学分类》将浸润性乳腺癌分为 11 种常见类型、9 种罕见类型和 2 种新增乳头状癌,共 22 种类型,一些类型中还包括多种亚型。乳腺癌的组织学分型更加详细。

(二) 2012 年《WHO 乳腺癌组织学分类》的变化

2012 年《WHO 乳腺肿瘤组织学分类》不仅增加了新的乳腺癌类型,还对乳腺癌及癌前病变的一些基本概念做了新的定义,主要的更新和变化有以下几个方面。

1. 采用"浸润性癌(非特殊性)",去除"乳腺浸润性导管癌"

这与 2012 年版乳腺癌分类最大的变化是不再使用"乳腺浸润性导管癌"术语,以往用"乳腺浸润性导管癌"这一术语命名的有腺管形成的乳腺癌,以示与乳腺浸润性小叶癌的区别,认为浸润性导管癌可能来源于乳腺导管上皮细胞,而小叶癌来源于乳腺小叶。然而,目前无明确的证据表明乳腺浸润性导管癌来源于乳腺导管上皮细胞,或小叶癌来源于乳腺小叶,它们可能都来源于乳腺终末导管小叶单位。因此,在新版《WHO 乳腺肿瘤组织学分类》采用"浸润性癌(非特殊性)(NST)"的名称,而去除了"乳腺浸润性导管癌"术语。浸润性癌(非特殊性)是一类最常见的乳腺癌,占所有乳腺癌 40% ~ 70%,乳腺癌命名的变化反映了人们对这类乳腺癌根本性质认识的变化。

2. 增加"微小浸润癌"类型

在 2012 年版《WHO 乳腺肿瘤组织学分类》明确将微小浸润癌作为乳腺癌的一个类型,微小浸润癌的定义是乳腺间质中有一个或多个显微镜下可见的独立的浸润灶,每个浸润灶大小≤ 1 mm,常发生于高级别导管原位癌的背景中。关于乳腺微小浸润癌定义长期没有统一,有学者认为浸润灶应在乳腺小叶特化间质以外,但是有时很难明确这一点,因此 WHO 规定无论其间质是否为乳腺小叶特化性间质,只要有明确的间质浸润灶,且其最大直径≤ 1 mm 就是微小浸润癌。微小浸润癌的 TNM/AJCC 分期为 T1,有文献报道微小浸润癌预后良好,与相同级别、相同大小的导管原位癌的预后无显著区别,腋窝淋巴结转移率为 0% ~ 20%,平均 9.4%。但是,目前缺乏关于微小浸润癌的预后大量病例的报道,需要临床研究进一步明确乳腺微小浸润癌的预后。另外,需要特别注意的问题是微小浸润癌的诊断必须严格执行 WHO 的标准,每个浸润灶的大小必须≤ 1 mm,同时微小浸润癌常是多灶性的,应充分取材以保证每个病灶都能被检测到,仔细测量病灶的最大直径,若任何一个病灶的最大直径> 1 mm 就不能再诊断为微小浸润癌。目前报道的微小浸润性癌腋窝淋巴结转移率的差异很大,可能与长期以来微小浸润性乳腺癌没有明确的定义,诊断标准不一有关。

3. 增加了"多态性癌"类型

发生于乳腺的多态性癌非常罕见，目前仅有 3 例报道，2012 年 WHO 将其列为罕见类型乳腺癌。肿瘤的组织形态学与发生于涎腺的低级别多态性癌类似，癌细胞排列成腺泡状、筛孔状、小梁状或单个排列。应该注意的是根据文献报道，乳腺多态性癌的临床经过为高侵袭性，不同于涎腺。

4. 增加了"乳头状病变"的新类型

2012 年《WHO 乳腺肿瘤组织学分类》将乳头状病变作为一组疾病单独列出，包括良性、不典型增生、原位癌和浸润癌谱系，其中包裹性乳头状癌及实性乳头状癌是两个新类型。包裹性乳头状癌是乳头状癌的一个变型，肿瘤界限非常清楚，具有特征性的纤维包膜，低级别核或中等级别核的肿瘤细胞以纤维血管为轴心排列成乳头状，肿瘤内部和周围均无肌上皮细胞，肿瘤细胞通常表达雌激素受体。包裹性乳头状癌罕见，难以确定其准确的发病率，根据文献报道占乳腺癌的 0.5%～1%，多发生于老年人，平均发病年龄为 65 岁。关于包裹性乳头状癌的性质目前尚无统一意见，因其预后良好，有认为它属于导管原位癌，但是肿瘤周围用形态学和免疫组织化学法均检测不到肌上皮细胞，似乎不符合传统导管原位癌的概念；有学者认为包裹性乳头状癌是导管原位癌和浸润癌之间的一个移行过程；也有文献报道包裹性乳头状癌可能是一种低级别微小浸润癌或惰性浸润癌而不是导管原位癌；当包膜外有明确的浸润灶时，应诊断为伴有浸润的包裹性乳头状癌。目前，关于包裹性乳头状癌的分期尚有争议，WHO 工作组的共识是对于无浸润的包裹性乳头状癌分期与导管原位癌相同，预后良好，但同时伴有明确的浸润癌或肿瘤周围伴发导管原位癌者，局部复发率为 10%，远处转移率为 2.5%。

实性乳头状癌也是一种新增加的少见类型乳头状癌，占乳腺癌的 < 1%，多发生于绝经期后的女性。大体为界限清楚的结节状肿块，肿瘤由富于细胞的膨胀性生长的结节组成，纤维血管轴心纤细甚至不易觉察，常伴有神经内分泌分化，也可伴发普通型浸润癌，肿瘤内部和肿瘤周围均无肌上皮细胞。WHO 将实性乳头癌分为原位癌和浸润性实性乳头状癌两种类型，但鉴别二者非常困难，肿瘤表达雌激素、孕激素受体，而不表达 HER2。实性乳头状癌预后较好，但即使无明确浸润的患者也可发生转移，当实性乳头状癌与普通型浸润癌伴发时其分级和分期按照普通型浸润癌。

5. 增加了"柱状细胞病变"

2012 年《WHO 乳腺肿瘤组织学分类》在导管内增生性病变中新增了柱状细胞病变谱系，包括柱状细胞变和增生、平坦上皮非典型性。所谓柱状细胞变和增生是指终末导管小叶呈不同程度扩张，内衬柱状上皮细胞，细胞无异型性，若柱状细胞为 1～2 层则是柱状细胞变，若细胞在 2 层以上则为柱状细胞增生。平坦上皮非典型性是指柱状细胞变和柱状细胞增生伴细胞异型性。柱状细胞病常与小叶肿瘤、低级别导管原位癌和低级别的浸润癌如小管癌共存，提示柱状细胞病变特别是平坦上皮非典型性可能是导管上皮异型增生低级别导管原位癌的前期病变，而且也存在低级别导管原位癌的特征性分子遗传学改变，染色体 16q 缺失，但柱状细胞病变发生乳腺癌的危险性远远低于导管和小叶异型增生。

此外，2012 年《WHO 乳腺肿瘤组织学分类》增加了临床表现性癌这一新的分类，包括炎症性癌和双侧乳腺癌；将"导管原位癌"和"小叶肿瘤"归为前驱病变；对间叶组织肿瘤也做出一些调整，如将导管周间质肉瘤改为导管周间质肿瘤；增加了结节性筋膜炎和非典型性血管病变。总之，在对乳腺癌不断深入研究和临床实践的过程中，WHO 对乳腺肿瘤的分类进行了更新和调整，更加强调客观性和可重复性，应在实践中很好认识和把握这些变化。

二、ASCO/CAP 乳腺癌 ER/PR 和 HER2 检测及报告指南

乳腺癌组织中雌激素受体（ER）、孕激素受体（PR）及人表皮生长因子受体 -2（HER2）是乳腺癌 3 个最重要的生物标记分子，是乳腺癌分型和临床治疗乳腺癌的重要依据，与乳腺癌的预后密切相关。ER 是存在于正常乳腺导管上皮细胞和绝大部分乳腺癌的核转录因子，与雌激素的结合后活化而刺激乳腺导管上皮细胞和乳腺癌细胞的增殖。PR 的表达受 ER 的调控，其表达表示雌激素 -ER 信号途径是完整的，PR 与孕激素结合后活化而刺激肿瘤细胞的增殖。*HER2* 基因表达癌蛋白，15% 乳腺癌存在 *HER2* 基因的扩增，*HER2* 基因是分子靶向治疗的目标。因此，准确地检测和报告乳腺癌组织 ER、PR 及 HER2 的状态是至关重要的。美国临床肿瘤协会（ASCO）、病理医师协（CAP）制定了相应的操作指南，规定了乳腺癌 ER、PR 及 HER2 检测过程中需注意的问题及阳性判读标准，本节简要介绍 2010 年和 2013 年 ASCO/CAP 最新发布的乳腺癌 ER/PR 和 HER2 检测及报告指南。

（一）免疫组织化学染色检测乳腺癌 ER/PR 的实践指南

在乳腺癌的病理诊断过程中 ER/PR 的检测和评价是不可或缺的一项工作，病理医师不仅要对肿瘤的组织学类型、分级、病理分期做出准确的报告，而且要准确地检测和报告乳腺癌组织中 ER/PR 的状态。目前，在浸润性乳腺癌病例中常规采用免疫组织化学法检测 ER/PR 的表达情况，遵循的原则是 ASCO/CAP 乳腺癌 ER/PR 检测及报告指南。ER/PR 实践指南源自大量可信的临床诊断案例，具有专业性与一致性。指南旨在帮助临床医师及患者对疾病的临床决策，形成一部能够用免疫组织化学准确检测乳腺癌组织中 ER/PR 的实践指南并运用 ER/PR 作为乳腺癌的预测指标。ASCO 和 CAP 组成专家小组对 1990 年以来发表的相关文献进行了系统的分析研究，总结出一系列有利于提高并优化 IHC 中 ER/PR 的检测效力及准确度的建议和标准。

1. ER、PR 阳性、阴性评判标准

ER/PR 免疫组化阳性率与患者预后密切相关，其检测结果影响临床医师和患者对治疗方案的选择。ER/PR 免疫组织化学染色肿瘤细胞阳性率达到 1% 时就与临床内分泌治疗的疗效显著相关。由于他莫昔芬和其他内分泌治疗药物在降低乳腺癌患者病死率方面以

及其本身相对低毒的特点，ASCO 专家组推荐将出现＞1% 的 ER 阳性肿瘤细胞比率时定义为阳性，推荐在 ER 阳性细胞比率达到 1% 时便可考虑对患者进行内分泌治疗。这一新标准的应用可能会导致临床内分泌治疗应用的比例轻度上升，因此专家组同时建议，当 ER 阳性肿瘤细胞比率为 1%～10%（弱阳性）时，临床医师可同患者进行讨论，权衡内分泌治疗的利弊以寻求最佳治疗方案。大量研究表明，ER/PR 免疫组织化学染色阳性肿瘤细胞比率可以提供有价值的预测及预后信息，从而帮助确立合理的临床治疗方案。ER 和 PR 表达水平与疗效、总生存率、无病生存率、无复发生存率、5 年生存率、至治疗失败时间、内分泌治疗反应及复发时间呈正相关。ER/PR 表达水平越高的患者抗内分泌的效果相对越好，ER/PR 表达水平可能影响患者治疗方案的确定。PR 表达水平可能是 ER 之外的另一项预后相关因素，特别是绝经期前的患者。PR 阳性肿瘤细胞比例＞1% 时，具有有效的临床预测作用。由于 PR 的表达受 ER 的调控，一般来说，乳腺癌 ER 和 PR 的表达是一致的。乳腺癌 ER/PR 的表达有 4 种模式，70% 乳腺癌表达 ER 和 PR，25% 乳腺癌 ER/PR 均阴性，前者对内分泌激素治疗反应良好，而后者对激素治疗无反应。此外，5% 乳腺癌仅表达 ER 或 PR，其对激素治疗反应介于二者之间。关于是否真的存在 ER 阴性而 PR 阳性的乳腺癌类型是有争议的。

2. 结果报告

ER/PR 免疫组织学染色结果报告必须包括以下 3 个方面。

（1）阳性染色肿瘤细胞的百分比例，所有切片上含有肿瘤细胞的区域都要进行分析统计。根据情况可通过人工统计或者图像分析方法，虽然执行相关图像分析统计的标准还没有建立，但是应该对至少 100 个肿瘤细胞进行统计评估。

（2）对染色强度（弱、中、强）进行记录和报告，并参照阳性对照的染色强度评估整张切片中的阳性肿瘤细胞的平均染色强度。染色强度可反映不同时间的检测质量，并可进行评分分析。

（3）应对染色结果进行解读分析。解析结果应遵循以下几个原则：①用阳性染色肿瘤细胞≥1% 作为阳性判定标准，在检测结果中避免使用类似"可疑阳性"的术语。②阳性染色（各种染色程度）肿瘤细胞＜1% 时应判断为阴性染色，因为这类患者内分泌治疗无效，并且这一染色结果判定是建立在内外对照染色良好的基础上。任何在缺少内在对照（如正常乳腺导管上皮细胞）的情况下获得的 ER、PR 阴性染色结果都需要更换组织蜡块或切片重新进行染色判定，并且报告中不能报告"阴性"，应该报告"无法判读"。③当染色结果无法判读时，应该指出导致无法判读的原因如标本固定条件、阴性对照或阳性对照缺失等，在合适的情况下建议重新收集标本。

除以上报告必要内容外，可根据情况附加其他两方面内容：①对于一些通常情况下 ER、PR 阳性染色的组织标本，如小管癌、小叶癌、黏液癌以及 Nottingham 组织学分级 I 级的乳腺癌，若染色结果判定为阴性时，应在报告中予以特殊提示，指出这类乳腺癌通常为 ER 阳性；②应用染色强度及百分比进行染色分析和报告。

3. 适宜检测人群

ER、PR 的检测适宜人群包括以下几种。

（1）所有新诊断的浸润性乳腺癌患者。

（2）对于多发性乳腺癌，至少应对其中的一个癌灶进行染色判定，以最大癌灶为佳。

（3）对于新诊断的导管原位癌（DCIS），有研究显示，DCIS 患者经过内分泌治疗后，其发展成为下一阶段乳腺癌（浸润癌，同侧与对侧）的风险降低 40% ～ 50%，因此专家认为对 DCIS 患者进行 ER、PR 染色检测具有一定意义，但由于尚缺乏足够的临床验证，在此不作正式推荐，只建议医师和患者根据实际情况决定是否进行检测。

4. 复发病例

对于乳腺癌复发病例，应当再次进行检测以确定上一次检测不是假阴性，并可评估自上一次检测以来肿瘤细胞生物学特性是否发生变化。

（二）乳腺癌 HER2 的检测及报告实践指南

HER2 基因定位于 17 号染色体，编码的生长因子受体蛋白表达于正常乳腺导管上皮细胞，15% 乳腺癌存在 *HER2* 基因扩增和蛋白的过表达，它与乳腺癌的发生、治疗及预后密切相关。针对 *HER2* 的单克隆分子靶向药物曲妥珠单抗（赫赛汀）临床应用是关于 HER2 基因研究最大的进展，在很大程度上改善了 HER2 阳性型乳腺癌患者的预后。同时，也越发显示出正确检测和评估乳腺癌组织中 HER2 状态的重要性，必须严格遵守检测和报告标准，才能为临床应用 HER2 的单克隆抗体提供依据。

乳腺癌组织 HER2 检测方法有免疫组织化学（IHC）检测 HER2 蛋白的表达和原位杂交法（ISH）检测 *HER2* 基因是否扩增，明确的 HER2 过表达或 *HER2* 基因的均定义为 HER2 阳性型乳腺癌，这两种检测方法有很好的一致性，而且对于不明确的病例，可以互相验证，两种方法均用于检测乳腺癌组织中 HER2 的状态，而且由于免疫组织化学的方法更加简单易行，应用更广泛些。原位杂交法检测 *HER2* 基因的扩增，目前运用单信号和双信号探针两种方法，单信号探针指仅用一种探针标记 HER2，检测每个肿瘤细胞 HER2 阳性信号的绝对值；而双信号探针是指用不同颜色的探针检测 *HER2* 基因和 17 染色体，计算两种信号的比值，以确定是否有 *HER2* 基因扩增。无论哪种方法检测 HER2 均有一些人为因素可能影响检测结果，因此 ASCO/CAP 制定和颁布了详细的操作指南，并根据临床实践不断更新，ASCO/CAP 于 2013 年发布关于乳腺癌 HER2 检测报告最新的实践指南。

1. HER2 阳性、阴性判断标准

在 ASCP/CAP 乳腺癌 HER2 的检测及报告实践指南中，根据免疫组织化学染色（IHO）HER2 阳性细胞占所有肿瘤细胞的百分比和着色强度将 HER2 表达分为阳性、阴性及不确定性。若 > 10% 肿瘤细胞显示完整的、强的膜呈阳性，则定义为 3+，表示乳腺癌细胞过表达 HER2 蛋白，为 HER2 阳性型乳腺癌，适合用针对 HER2 的单克隆抗体治疗。若

＞10% 肿瘤细胞显示不完整的和（或）弱 / 中等强度的膜呈阳性，或≤ 10% 肿瘤细胞显示强的完整的膜呈阳性，均定为 2+，表示是不能确定乳腺癌是否有 HER2 蛋白的扩增，可用相同的组织用 ISH 法重新检测或选用不同的组织块用 IHC 或 ISH 法重新检测，对这一类乳腺癌 HER2 的检测需相当慎重，需要 IHC 和 ISH 互相验证，防止假阳性或假阴性的出现。若＞ 10% 肿瘤细胞显示微弱的、几乎觉察不到的不完整的膜呈阳性，则定义为 1+，表示无 HER2 过表达。若癌细胞根本无着色，或＜ 10% 肿瘤细胞微弱的、不完整的膜呈阳性，均定义为 0，表示无 HER2 蛋白表达。由于免疫组织化学法检测乳腺癌组织中 HER2 的表达方法简单易行，而且只要做好严格的质量控制，每次检测都应有严格的对照，若结果稳定可靠，能准确地反映乳腺癌组织中 HER2 的状态，为临床治疗提供依据，是目前最常用的方法。ASCO/CAP 规定的采用 IHC 检测乳腺癌 HER2 判断标准简单地归纳。

除了用免疫组织化学法检测乳腺癌组织中是否有 HER2 蛋白的过表达，ASCO/CAP 的实践指南也规定可用 ISH 在基因水平检测乳腺癌组织中 HER2 的状态。如上所述原位杂交法检测 HER2 基因的扩增，目前运用单信号和双信号探针两种方法。当采用单信号探针检测乳腺癌组织 HER2 基因时，若 HER2 平均拷贝数≥ 6.0/ 细胞，则定义为 ISH 阳性，表示有 HER2 基因扩增，适宜用 HER2 单克隆抗体治疗。若 HER2 平均拷贝数＜ 4.0/ 细胞，则定义为 ISH 阴性，表示乳腺癌组织中无 HER2 基因的扩增，不适宜用 HER2 单克隆抗体治疗。HER2 平均拷贝数≥ 4.0/ 细胞而＜ 6.0/ 细胞，则表示 ISH 不确定性，需用相同的组织用双信号 ISH 或 IHC 检测或若有新的组织用 ISH 或 IHC 重新检测。

当采用双信号探针检测乳腺癌组织 HER2 基因时，若 HER2/CEP17 比值≥ 2.0，且 HER2 平均拷贝数≥ 4.0/ 细胞，则定义为 ISH 阳性；若 HER2 平均拷贝数＜ 4.0/ 细胞，但若肿瘤的组织学类型为高级别乳腺癌，则仍然定义为 ISH 阳性，表示 HER2 基因有扩增。HER2/CEP17 比值＜ 2.0，但 HER2 平均拷贝数≥ 6.0/ 细胞，仍然定义为 ISH 阳性，表示 HER2 基因有扩增；HER2 平均拷贝数≥ 4.0/ 细胞且＜ 6.0/ 细胞，则定义为 ISH 不确定性，表示不能确定是否有 HER2 基因扩增，需用相同的组织用双信号 ISH 或 IHC 检测或若有新的组织用 ISH 或 IHC 重新检测；若 HER2 平均拷贝数＜ 4.0/ 细胞，则定义为 ISH 阴性，表示无 HER2 基因扩增。

2. 结果报告

HER2 免疫组织学染色结果报告与 ER/PR 类似，也包括以下 3 个方面。

（1）阳性染色肿瘤细胞的百分比，所有切片上含有肿瘤细胞的区域都要进行分析统计，应该对至少 100 个肿瘤细胞进行统计评估。

（2）对染色强度（弱、中、强）进行记录和报告。染色强度可反映不同时间的检测质量，并可进行评分分析。

（3）应对染色结果进行解读分析，解析结果按照以上标准。原位杂交检测 HER2 基因，根据使用探针的情况和上述标准报告。

3. 适宜检测人群

HER2 检测适宜人群包括以下几种。

（1）所有新诊断的浸润性乳腺癌患者。

（2）复发和转移的乳腺癌患者。

（3）对于 DCIS，不做 HER2 检测。

三、乳腺癌的分子分型及研究进展

从《WHO 乳腺肿瘤组织学分类》我们清楚地认识到乳腺癌的异质性，仅浸润性乳腺癌的类型就有 22 种之多，目前在临床实践中采用形态学分类法。通常用于乳腺癌预后及治疗的主要因素为患者年龄、腋窝淋巴结的情况、肿瘤大小、组织学特点、是否表达雌激素和孕激素受体及 HER2 是否扩增。虽然这些因素是目前诊断和治疗乳腺癌的主要依据，有很重要的预后意义，但是在目前肿瘤治疗个体化发展的今天，传统的分类方法需要完善和改进。

随着分子生物学技术，特别是基因表达谱技术的迅速发展，出现了乳腺癌的分子分型，以寻求更好地反映乳腺癌的预后及其对治疗的反应的分类体系。虽然这些新技术在目前乳腺癌临床诊断工作中的应用还有待进一步发展，但显而易见的是，以基因表达谱技术为基础的乳腺癌分子分型与传统的形态学分类法结合，能提供更多的预后和治疗反应方面的信息，这应该是乳腺癌临床实践和研究的发展方向。

（一）乳腺癌的基本分子分型

2000 年，Perou 等在 *Nature* 发表了一篇关于人乳腺癌基因表达谱分析的文章，标志着乳腺癌分子分型研究的开始。从此，关于乳腺癌分子分型的研究方兴未艾。他们运用基因表达谱技术分析了 42 例乳腺癌患者的 65 个手术切除标本中 8102 个基因的表达情况。结果发现，即使形态学为同一种类型的乳腺癌，如浸润性癌，非特殊类型，其基因表达谱也不相同。但是乳腺癌的基因表达也有明确的规律性，并且能根据其基因表达谱特点将这些乳腺癌分为 4 个基本类型：腺腔型（ER 阳性型）、基底样型、HER2 阳性型和正常乳腺样型乳腺癌。进一步的研究发现，在 ER 阳性的腺腔型乳腺癌中，其基因表达谱和预后也不相同，可进一步将其分为腺腔 A 型和腺腔 B 型。关于乳腺癌的分子分型目前公认的类型为：腺腔 A 型、腺腔 B 型、HER2 阳性型和基底样型。虽然一些研究也发现了腺腔 C 型和正常乳腺样型乳腺癌，但是其重复性并不好，与前几型重叠，可能是乳腺癌组织中混合较多的正常乳腺组织成分所致。

1. 腺腔型（ER 阳性型）乳腺癌

最常见的类型为腺腔型乳腺癌，大约 70% 的乳腺癌为腺腔型。基因表达谱上，这一类型的乳腺癌以高表达 ER 及乳腺导管上皮细胞相关基因为特点。用免疫组织化学方法也可检测到这类乳腺癌高表达 ER 及腺上皮细胞角蛋白，如 CK8/18、CK19、CK7。随后的研究发现，腺腔型乳腺癌虽然都高表达腺上皮细胞角蛋白和相关基因，但其基因表达谱和预后也不一致。其中一部分乳腺癌表达 ERα 的水平非常高，且同时高表达 GATA 结合蛋白、肝细胞核因子、雌激素调控的 LIV-1 等腺上皮细胞相关基因，癌细胞增殖指数较低 ≤ 14%，称为腺腔 A 型乳腺癌。而另一部分乳腺癌仅表达低到中等程度的 ERα 及腺上皮相关基因，而且其中 30% 通未表达 HER2 基因，癌细胞增殖指数较低（> 14%），称为腺腔 B 型。这两种类型的腺腔型乳腺癌不仅基因表达谱不同，而且组织学级别、对治疗的反应和预后均不同。腺腔 A 型乳腺癌多为低级别的浸润性乳腺癌，对内分泌治疗有很好的效果，患者预后多较好。而腺腔 B 型乳腺癌的组织学级别多较腺腔 A 型高，对内分泌治疗效果不如腺腔 A 型明显，但对化疗反应效果明显，患者的预后不如腺腔 A 型好。

2. HER2 阳性型乳腺癌

HER2 阳性型乳腺癌以高表达癌基因 HER2 为特点，HER2（也称为 HER2/neu 和 erbB2）是定位于 17 号染色体一个原癌基因。其编码的酪氨酸激酶受体位于乳腺腺上皮细胞表面，调控乳腺上皮细胞的生长。15% 浸润性乳腺癌有 HER2 基因的扩增，且伴蛋白的过表达。这种类型的乳腺癌以高表达 HER2、低表达 ER 和相关基因为特点，免疫表型为 ER-/+，PR- 和 HER2+。总体来说，这类乳腺癌对于注射用曲妥珠单抗（赫赛汀）有很好的反应，多为高级别乳腺癌，腋窝淋巴结多受累，总体预后较差。

事实上，与腺腔型乳腺癌类似，HER2 阳性型乳腺癌也不是均匀一致的乳腺癌，无论其临床表现、对赫赛汀治疗的反应性，还是在基因表达谱方面都存在着异质性。HER2 阳性型乳腺癌除有 HER2 基因的扩增外，同时还有多位点、多个癌基因（如 FGFR1、MYC、CCDN1、ZNF217 等）的扩增，这就是所谓的爆发式的基因扩增，以染色体 17q 为中心的相邻位点的多基因扩增，而且这些基因异常改变可能具有协同作用。HER2 基因扩增有两种形式，一种形式是以 HER2 为中心的小片段扩增（最短为 86kb），主要包括 HER2 基因周围的 6 ~ 10 个基因；另一种形式为从 17 染色体长臂的着丝粒到 HER2 基因的长片段扩增（1.1Mb），并且这两种扩增形式与 HER2 阳性型乳腺癌的异质性有关。必须指出的是，在乳腺癌的分子分型中，各种类型之间并不是截然分开的，相互之间存在着交叉，如腺腔型（ER 阳性型）乳腺癌与 HER2 阳性型乳腺癌之间有 ER+/HER2+，且与 ER-/HER2+ 者相比，前者的分子变化主要是 11ql3 的扩增，而后者主要变化是 5q 缺失。

HER2 基因的表达不仅是乳腺癌治疗方案选择的重要指标，而且与乳腺癌的预后密切相关，过表达 HER2 是预后差的一个因素。最近研究发现，无论高表达或低表达 HER2 基因，患者的预后可能都相对不好。因此，对于即使低表达 HER2 的乳腺癌患者也应选择更强的化疗方案。

（二）基底样型乳腺癌

基底样乳腺癌也是一类异质性的肿瘤，这类肿瘤以低表达 HER2、ER 及其相关基因而高表达基底细胞角蛋白基因如 CK14、CK5/6、CK17 等为特征，约占全部浸润性乳腺癌的 15%，其中 70% 基底样乳腺癌为 ER/PR/HER2 阴性（"三阴性"）。目前，关于基底样乳腺癌的研究主要来自欧美国家，患者发病年龄较非基底样乳腺癌年轻，绝经前女性所占比例较高，在非裔美国女性中相对多见。

因大部分的基底样乳腺癌的不表达 ER、PR 和 HER2，曾经将基底样乳腺癌和 ER/PR/HER2 三阴性的肿瘤等同，事实上二者是不同的。基底样乳腺癌是根据肿瘤基因表达谱特点而定义的，而三阴性癌是根据肿瘤的免疫表型而定义的，前者是在基因水平的检测，而后者是在蛋白质水平的分析。但日常的临床实践中在基因水平分析肿瘤基因表达谱费时费力，难以实现。因基底样乳腺癌多不表达雌激素、孕激素受体和 HER2，而常表达正常乳腺基底细胞角蛋白，因此将 ER、PR、HER2 和基底细胞角蛋白作为检测基底样乳腺癌相应的免疫学标记。但基底样乳腺癌并不能等同于 ER/PR/HER2 三阴性肿瘤，ER/PR/HER2 三阴性只是部分基底样乳腺癌的免疫表型，基底样乳腺癌还常表达 EGFR、c-kit、P-cadherin、cyclinE、fascin、vimentin、nestin 等。然而这些免疫标志物并不是特异的，也可在其他高级别的非基底样乳腺癌中表达，目前尚无统一的可用于检测基底样乳腺癌的免疫标记。而且，并不是所有的基底样乳腺癌都是 ER/PR/HER2 三阴性肿瘤，其中20% 左右的基底样乳腺癌可表达 HER2 和 ER。因此，二者无论从定义、基因水平还是免疫表型都是有区别的。在基因水平，基底样乳腺癌不同于非基底样乳腺癌的另一特点是，基底样乳腺癌常有 *BRCA1* 基因启动子区的甲基化或 BRCA1 转录失活，而导致 BRCA1 信号途径功能异常。

基底样乳腺癌的组织学也有一定特点，基底样乳腺癌最常见的组织学类型为高级别的非特殊类型浸润性导管癌，占68% ～ 86%，其中75% ～ 100% 的组织学分级为3级的浸润性癌非特殊类型，具有以下特征：肿瘤具有推挤性边缘，癌细胞排列为实性结构，而无腺管形成，间质成分稀少，肿瘤中心发生地图样坏死或肿瘤中央明显纤维化，癌组织内常有大量淋巴细胞浸润，并常有肾小球样的微血管增生。癌细胞的异型性和多形性非常显著，细胞核 / 浆比例明显升高，核染色质呈空泡状、核仁明显，核分裂像多见，有很多的凋亡细胞。基底样乳腺癌中的原位癌通常为高级别的导管原位癌，可为实性型、平坦型或微乳头型，其免疫表型与浸润癌成分相同。此外，一些特殊类型的乳腺癌，如髓样癌和不典型髓样癌、化生性癌、腺样囊性癌、伴有大汗腺分化的癌的分子分型也是基底样乳腺癌。

一般来说基底样乳腺癌的预后差，远处转移率高，生存期短而病死率高。而且基底样乳腺癌的远处转移方式与其他非基底样乳腺癌不同，内脏转移包括肺、脑和肝的转移率占90%，而骨转移率仅占10%；但非基底样乳腺癌的内脏转移率占60%，骨转移率为40%，这种特殊的转移方式提示，基底样乳腺癌的转移机制可能不同于非基底样乳腺癌。虽然目前大多数的研究认为基底样乳腺癌是一类高侵袭性、预后差的肿瘤，但值得注意的是，基底样乳腺癌是一类异质性的肿瘤。其异质性不仅表现在其组织形态、免疫表型的不同，也表现在其预后方面的不同，如髓样癌、伴有大汗腺分化的癌、肌上皮癌和腺样囊性癌预后就比较好。另外，通过分析接受新辅助化疗的乳腺癌患者，发现基底样乳腺癌具有最显著的病理完全反应，有病理完全反应的患者预后很好，而新辅助化疗后未呈现病理完全反应的基底样乳腺癌患者预后差。基底样乳腺癌预后差主要表现在患者接受治疗后最初的 3 ～ 5 年，在随后的时间患者的预后与非基底样乳腺癌无显著性差异，这一点与淋巴瘤有些相似。基底样乳腺癌类似于一些高级别的淋巴瘤。经过治疗，患者或在短期内治愈或在短期内死亡。而一些惰性的乳腺癌，如浸润性小叶癌与低级别的淋巴瘤类似，肿瘤进展缓慢，但不能完全治愈。

大部分基底样乳腺癌为 ER/PR/HER2 三阴性肿瘤，故针对拮抗雌激素的治疗，或 HER2 抗体都没有效果，但是一些高剂量的更强有力的化疗方案（如阿霉素、阿糖胞苷和泼尼松）可能有效，如前所述部分基底样乳腺癌在新辅助化疗后比一些低级别的非基底样乳腺癌更易获得病理完全反应。目前，令人感兴趣的是基底样乳腺癌表达一些表面分子如 EGFR、HER3、HER4 和 c-kit，人们努力寻找针对这些分子的治疗，可能是基底样乳腺癌未来有效的疗法。如直接针对 EGFR 的抗体或抑制其磷酸化的物质，就可以抑制 EGFR 信号传导通路，目前正在进行这方面的临床试验。此外，基底样乳腺癌有显著的肿瘤血管形成现象，可选用针对血管内皮生长因子（VEGF）的抗体来阻断肿瘤血管生成途径。基底样乳腺癌特别是髓样癌和化生性癌常有 BRCA1 基因启动子区的甲基化，BRCA1 功能失活，针对 BRCA1 信号途径的治疗，顺铂化疗方案和聚腺苷二磷酸核糖聚合酶（PARP）的抑制药有较好的反应，是目前研究的热点之一。由于用基因表达谱检测乳腺癌的分子分型比较烦琐，不易在临床工作中广泛开展，因此人们根据乳腺癌的基因表达谱，总结出每型乳腺癌的特点，运用免疫组织化学法在蛋白质水平检测乳腺癌表达腺上皮细胞免疫标记，ER、PR、HER2 及肌上皮细胞免疫标记，在一定程度上反映了乳腺癌的分子分型。

四、分子预后检测

关于乳腺癌的分子分型最有意义的是通过与一些分子预后因素的结合，可具体地分析乳腺癌患者的预后及化疗反应。一种方法是所谓的从上而下的策略，荷兰癌症研究所的科学家通过回顾性地分析 78 例淋巴结阴性、没有接受系统治疗的乳腺癌患者的基因表达谱，发现 70 个与预后相关的基因，并且根据这些基因可将患者分为预后好和预后差两组。这 70 个基因标志物获得了美国 FDA 认证，被允许用来检测 61 岁以下、没有淋巴结转移的、肿瘤＜ 5cm 的一期和二期的乳腺癌患者的预后。与常规判断预后的指标如肿瘤的大小、组织学分级、淋巴结转移情况比较，基因表达谱分析似乎能更准确地判断患者的预后。另一种方法是自下而上的策略，也就是先寻找异常的分子途径相关的基因，然后分析这些基因与乳腺癌临床预后之间的联系。通过研究 97 个与细胞增殖和细胞周期相关的基因，可将组织学级别为中等级别而难以给予恰当治疗的乳腺癌分为高、低两个基因组，对 650 例 ER 阳性的乳腺癌分析发现，肿瘤的基因组级别较组织学级别更好地反映患者的预后。

总之，随着分子生物学特别是基因表达谱分析技术的发展，将深刻改变我们对乳腺癌的传统认识。有理由相信在不久的将来，我们可以运用一个多因素分析系统对乳腺癌患者的预后、雌激素孕激素状态、对化疗方案的疗效等做出判断，研究针对不同的分子亚型乳腺癌的治疗方案，更好地判断不同分子亚型的乳腺癌的预后，做到形态与分子的结合，更好地适应乳腺癌未来个体化治疗的发展趋势。

第四节 乳腺癌影像学检查

一、乳腺钼靶 X 线

乳腺钼靶 X 线检查系统是一种利用低剂量乳腺 X 线对乳房进行摄片的技术，具有成像清晰、操作方便快捷、无创伤、无痛苦及辐射量小等特点。乳腺钼靶 X 线检查能清晰地显示乳腺各层组织，可以发现乳腺增生、各种良恶性肿瘤及乳腺组织结构紊乱，尤其对于临床不能扪及的、以微小钙化灶为特点的早期乳腺癌具有特征性的诊断意义。

（一）钼靶 X 线检查的适应证

一般而言，只要条件许可，除乳腺外伤、急性炎症、乳腺破溃等，乳腺钼靶 X 线检查无特殊禁忌证。但大多数学者认为，由于致密的腺体可能影响影像的观察，对于 35 岁以下无明确肿块的女性，不建议行钼靶检查。对于 40 岁以上的女性，尤其是合并有乳头溢液、积乳时，则强烈建议每年行钼靶 X 线检查。

（二）钼靶 X 线检查的投照方法及体位

1. 轴位

轴位又称上、下位或头、足位，X 线束自上向下投照。一般患者选择站立位，理想轴位应可以看到皮肤的轮廓、乳腺组织及后间隙脂肪组织，透过致密组织可以观察到脉管的结构，使左右两侧的胸像成像清晰对称等。

2. 侧斜位

侧斜位可分内外斜位和外内斜位。内外斜位是将胶片置于乳腺的外下方，X 线束自乳腺内上方以 45° 投射向外下方，外内斜位则相反，一般以内外斜位投照多见。受检测上臂充分展开且抬高，使腋窝部充分暴露。探测器范围包括乳腺、胸大肌及腋窝前部。在压迫器到位之前嘱患者收腹挺胸，以使乳腺下半部暴露出来。

（三）钼靶 X 线检查的征象描述

1. 常见征象

（1）肿块：在两个不同投照位置均可见的占位性病变，有明确的边缘。仅在一个投照位置上见到的可疑肿块影称为"致密影"。

肿块的描述包括 3 个方面：形态、边缘和密度。

1）形态：有圆形、卵圆形、分叶形和不规则形。不规则形多为恶性表现，前 3 种形态要结合其他征象综合考虑。

2）边缘：对诊断病变的性质最为重要，包括边缘清晰、模糊、小分叶、浸润和星芒状 5 种描述。边缘清晰是指超过 75% 的肿块边界与周围正常组织分界清晰、锐利，剩下的边缘可被周围腺体遮盖，但无恶性证据。模糊是指肿块被其上方或邻近的正常组织遮盖而无法对其作进一步判断，一般认为这个肿块的边界是清晰的，仅仅是被周围腺体遮住。小分叶表现为边缘呈小波浪状改变。浸润是由病灶本身向周围浸润而引起的边界不规则，而不是由于周围腺体遮盖所为。星芒状可见从肿块边缘发出的放射状线影。

小分叶、浸润和星芒状边缘为恶性征象。鉴别边缘模糊和浸润有时会有一定困难，但却是非常重要的，前者多为良性改变，而后者是恶性征象，通过局部加压摄影、改变投射部位等对鉴别边缘征象有帮助。

3）密度：以肿块与其周围相同体积的乳腺组织相比，分为高、等、低（不包括脂肪密度）和脂肪密度 4 种描述。大多数乳腺癌呈高密度或等密度；极少数乳腺癌可呈低密度；乳腺癌不含脂肪密度，脂肪密度为良性表现。

（2）钙化：良性钙化常比恶性钙化大，呈较粗糙的钙化或边缘清晰的圆形钙化。恶性钙化常较小，需要放大来帮助显示。对钙化的描述从形态和分布两方面进行。

形态上分为典型良性钙化、中间型钙化（可疑钙化）、高度恶性可能的钙化 3 种。

1）典型良性钙化：①皮肤钙化较粗大，典型者中心呈透亮改变，不典型者可借助切线投照予以鉴别；②血管钙化表现为管状或轨道状；③粗糙或爆米花样钙化直径常为 2～3mm，为纤维腺瘤钙化的特征性表现；④粗棒状钙化连续呈棒杆状，偶可分支状，直径通常 > 1mm，可能呈中央透亮改变，边缘光整，沿着导管分布，聚向乳头，常为双侧乳腺分布，多见于分泌性病变；⑤圆形和点状钙化 < 1mm 甚至 0.5mm 以下，常位于小叶腺泡中，簇状分布者要引起警惕；⑥"环形"或"蛋壳样钙化"，环壁很薄，常 < 1mm，为球形物表面沉积的钙化，见于脂肪坏死或囊肿；⑦中空状钙化大小可从 1mm 到 1cm 甚至更大，边缘光滑呈圆形或卵圆形，中央为低密度，壁的厚度大于"环形"或"蛋壳样"钙化，常见于脂肪坏死、导管内钙化的残骸，偶可见于纤维腺瘤；⑧牛奶样钙化为囊肿内钙化，在轴位表现不明显，为绒毛状或不定形状，在 90° 侧位上边界明确，根据囊肿形态的不同而表现为半月形、新月形、曲线形或线形，形态随体位而发生变化是这类钙化的特点；⑨缝线钙化是由钙质沉积在缝线材料上所致，尤其在放疗后常见，典型者为线形或管形，绳结样改变常可见到；⑩营养不良性钙化常在放疗后或外伤后的乳腺上见到，钙化形态不规则，多 > 0.5mm，呈中空状改变。

2）中间型钙化（可疑钙化）：包括不定形模糊钙化和粗糙不均质钙化 2 种。不定形模糊钙化形态上常小而模糊无典型特征，弥散性分布常为良性表现，而簇状分布、区域性分布、线样和段样分布时，建议进一步行穿刺病理学活检。粗糙不均质钙化多＞0.5mm，形态不规则可能为恶性改变，也可出现在良性的纤维化、纤维腺瘤和外伤后的乳腺中，需结合分布情况、临床病史等考虑。

3）高度恶性可能的钙化：也有2种表现形式，细小的多形性钙化（沙砾状钙化）和线样分支状钙化（铸形钙化）。细小的多形性钙化较不定型钙化更可疑，大小形态不一，直径常＜0.5mm。线样分支状钙化表现为细而不规则的线样，常不连续，直径＜0.5mm。这些征象提示钙化是在乳腺癌侵犯的导管腔内形成的。高度恶性可能钙化的特征就是不均质性，包括形态、大小和密度。

4）钙化的分布：常对提示乳腺病变的病理类型有帮助，包括以下5种分布方式。①弥散或散在分布指钙化随意分散在整个乳腺，这样分布的点样钙化和多形性钙化多为良性改变，常为双侧性；②区域状分布是指较大范围内（＞2cm×2cm×2cm）分布的钙化，但又不能用导管样分布来描写，常超过一个象限的范围，这种钙化分布的性质需结合形态综合考虑；③簇状分布是指至少有5枚钙化占据在一个较小的空间内（＜2cm×2cm×2cm），良恶性病变都可以有这样的表现；④线样分布的钙化排列成线形，可见分支点，提示源于一支导管，多为恶性改变；⑤段样分布常提示病变来源于一个导管及其分支，也可能发生在一叶或一个段叶上的多灶性癌，尽管良性分泌性病变也会有段样分布的钙化，但如果钙化的形态不是特征性良性时，首先考虑其为恶性钙化。

（3）结构扭曲：是指正常结构被扭曲但无明确的肿块可见，包括从一点发出的放射状影和局灶性收缩，或者在实质的边缘扭曲。结构扭曲也可以是一种伴随征象，可为肿块、不对称致密或钙化的伴随征象。如果没有局部的手术和外伤史，结构扭曲可能是恶性或放射状瘢痕的征象，应进一步进行穿刺病理学检查。

2. 特殊征象

（1）非对称性管状结构/单个扩张的导管：管状或分支样结构可能代表扩张或增粗的导管。如果不同时伴有其他可疑的临床或影像征象，其意义不大。

（2）乳腺内淋巴结：典型表现为肾形，可见有淋巴结门脂肪所致的透亮切迹，常＜1cm。当淋巴结较大，但大部分为脂肪替代时，仍为良性改变，可以是多个，也可能是一个淋巴结，由于明显的脂肪替代看上去像多个圆形结节影。对于乳腺外上部的特征性改变可以做出正确诊断，偶尔也可出现在其他区域。

（3）团状不对称：与对侧乳腺组织比较方能做出判断，范围较大，至少达一个象限。包括一个较大的乳腺组织，密度较正常乳腺组织为高或有较明显的导管可见，无局灶性肿块形成，无结构扭曲，无伴随钙化。常代表正常变异，或为替代性激素治疗的结果。但当与临床触及的不对称相吻合时，则可能有临床意义。

（4）局灶性不对称：不能用其他形状精确描述的致密改变。两个投照位置均显示，但缺少肿块特有的边缘改变，较团状不对称范围要小。它可能代表的是一个正常的乳腺岛，尤其当其中含有脂肪时。但由于其缺乏特征性的良性征象，往往需要对其作进一步检查。

（四）乳腺癌的常见钼靶 X 线表现

1. 导管原位癌（DCIS）

DCIS 占普查中的 20%～30%，90% 的 DCIS 在 X 线片上因钙化而被发现。典型 X 线表现为不伴肿块呈"V"形分布的簇样钙化；一象限内不伴肿块的圆形、不规则形簇样分布钙化，或分散分布多个小簇样钙化。

2. 浸润性非特殊型癌

本型最为常见，占乳腺癌 70%，临床上常以无痛性包块为首发症状，典型 X 线表现为边界模糊呈毛刺样的包块、结构扭曲、包块伴钙化。

3. 黏液腺癌

本病常见于绝经后女性，肿瘤生长慢，转移晚。X 线表现以不伴钙化的肿块最为常见，其他特点有：瘤体大、位于腺体边缘、边界清或呈小分叶状、少数边缘模糊浸润、密度高、钙化少见、局限性致密影。

4. 髓样癌

本病好发于青年人，X 线表现多见于乳腺深部、不伴钙化的圆形肿块、小分叶或浸润边缘、肿块呈等腺体密度。

5. Paget's 病（湿疹样癌）

本病临床常以乳头乳晕湿疹为首发症状，X 线常无异常发现，但肿瘤向主导管内发展时，可出现特征性 X 线表现：乳头乳晕皮肤增厚、乳晕后导管像增强僵直、乳腺内肿块、钙化多为泥沙样成簇或片状、乳头乳晕内钙化和沿乳晕后大导管分布的钙化等。

（五）乳腺影像报告和数据系统（BI-RADS）

BI-RADS 是在美国国家癌肿研究所、美国疾病控制预防中心、美国食品药品监督管理局、美国医学会、美国外科医师学会和美国病理学家学会的协作下，美国放射学会的各委员会成员相互合作努力的成果。制定 BI-RADS 是为了使乳腺病灶特征术语和报告术语标准化，降低乳腺影像解读中出现的混淆，使临床医师、影像科医师和患者都从中受益。根据 BI-RADS 的标准，对影像的评估和分级如下。

1. 评估是不完全的

0 级：需要其他影像检查进一步评估或与前片比较。常在普查情况下应用，在完全的影像学检查后以及与前片比较后则很少用。推荐的其他影像检查方法包括局部加压摄影、放大摄影、特殊投照体位摄影、超声等。

2. 评估是完全的

1 级：阴性，无异常发现。

2 级：良性发现，包括钙化的纤维腺瘤、多发的分泌性钙化、含脂肪的病变（脂性囊肿、脂肪瘤、输乳管囊肿及混合密度的错构瘤）、乳腺内淋巴结、血管钙化、植入体、有手术史的结构扭曲等。

3 级：可能是良性发现，建议短期随访。有很高的良性可能性，期望此病变在短期（小于 1 年，一般为 6 个月）随访中稳定或缩小来证实判断。这一级的恶性率一般＜2%。无钙化边界清晰的肿块、局灶性的不对称、簇状圆形或（和）点状钙化，这 3 种征象被认为是良性改变可能大。对于这一级的处理，首先 X 线短期随访（6 个月），再 6 个月、再 12 个月随访至 2 年甚至更长时间来证实判断。2 年或 3 年的稳定可将原先的 3 级判读（可能良性）定为 2 级判读（良性）。这一分级用在完全的影像评价之后，一般不建议用在首次的普查中，对临床扪及肿块的评价用这一分级也不合适，对可能是良性的病变在随访中出现增大，应建议活检而不是继续随访。

4 级：可疑异常，需要考虑活检。这一级别包括了一大类需临床干预的病变，此类病变无特征性的乳腺癌形态学改变，但有恶性的可能性，总的恶性率约为 30%。进一步分成 4A、4B、4C，临床医师和患者可根据其不同的恶性可能性对病变的处理做出最后决定。

4A：包括了一组需活检但恶性可能性较低的病变。对于活检或细胞学检查为良性的患者可以常规随访或半年后随访；将可扪及的 X 线表现边缘清晰而 B 超提示可能为纤维腺瘤的实质性肿块、可扪及的复杂囊肿和可扪及的脓肿均归在这一亚级中。

4B：中度恶性可能。对这组病变穿刺活检结果可信度的认识，放射科医师和病理科医师达成共识很重要。对于边界部分清晰、部分浸润的肿块穿刺为纤维腺瘤或脂肪坏死的患者可以随访；而对穿刺结果为乳头状瘤的患者则需要进一步切除活检予以证实。

4C：更进一步怀疑为恶性，但还未达到 5 级的一组病变。形态不规则、边缘浸润的实质性肿块和簇状分布的细小多形性钙化可归在这一亚级中。对于影像判读为 4 级的，不管哪个亚级，在有良性的病理结果后均应定期随访。而对于影像为 4C 级、病理穿刺为良性结果的，则应对病理结果作进一步的评价以明确诊断。

5 级：高度怀疑恶性，临床应采取适当措施（几乎肯定的恶性）。这一类病变有高度的恶性可能性。检出恶性的可能性＞95%。形态不规则星芒状边缘的高密度肿块、段样和线样分布的细小线样和分支状钙化、不规则星芒状边缘肿块伴多形性钙化均应归在这一级中。

6 级：已活检证实为恶性，应采取适当措施。这一分级用在活检已证实为恶性但还未进行治疗的影像评价上。主要是评价活检后的影像改变，或监测手术前新辅助化疗的影像改变。

二、乳腺超声检查

超声技术应用于乳腺癌诊断始于 20 世纪 50 年代，具有无创、快捷、重复性强等优点，能清楚地显示乳房各层软组织及其内肿块的形态、内部结构及相邻组织的改变。由于无放射性，可适用于任何年龄，尤其是妊娠及哺乳期的乳腺检查。对 X 线照射有困难的部位（如乳腺边缘），可以作为弥补检查，而且能较好地显示肿块的位置、形态、结构等情况。对较致密乳腺，即使有肿块也难以分辨时，超声可利用声波界面反射的差别，清晰显示病灶的轮廓和形态。超声对乳腺内囊性或实性肿物的鉴别准确，最有特征性，故发现孤立、活动的肿块应首选超声检查，以区别肿块为囊性或实性。超声可提供肿块的准确位置、瘤体大小和数目，故可应用于超声下定位穿刺或协助定位手术切除。通过彩色多普勒血流信号的分析，可以提高良性肿物与恶性肿瘤的鉴别诊断和阳性诊断率。

当然，超声检查对微小钙化灶及病灶周边毛刺样改变的显示不如钼靶 X 线摄影敏感。对于胸骨旁淋巴结转移，由于胸骨和肋骨的遮挡，超声也常常难以显示。此外，超声检查者对乳腺疾病相关知识的了解、操作技能以及思维分析能力，对诊断准确性的影响较大。

（一）检查方法

1. 患者准备

一般无须特殊准备，如果怀疑乳腺增生症，最好在月经干净 1 周后进行检查。检查前应避免乳腺导管造影和穿刺活检，以免造影剂和出血的干扰而影响诊断。

2. 体位

通常采用仰卧位，受检者仰卧于检查床上，两臂外展，充分暴露乳房和腋窝。检查乳房外侧区域时，特别是乳房肥大或松弛者，可辅以侧卧位。

3. 仪器

检查乳房、腋窝、锁骨上窝和胸壁时，选用高频线阵电子探头，探头频率 ≥ 7.5 MHz。

4. 检查方法

乳腺超声检查目前多采用直接法。检查时在乳房皮肤表面涂以耦合剂，探头直接放在皮肤表面进行检查，用力宜轻。可从乳头向乳房边缘按顺时针方向轮辐状滑动扫查，扫查断面应相互覆盖，不要有遗漏部位。发现病灶时常需要多断面交叉重复扫查。

（二）乳腺的常见超声征象

1. 正常乳腺组织

正常乳腺有乳腺腺叶及乳腺导管，叶脉呈中等强度的光斑，导管呈圆形或椭圆形暗区，排列不整，但大小相似。乳腺的表层为低回声脂肪组织，在该层中，有时可见三角形强光带回声，为 Cooper 韧带。乳腺深部为胸大肌，为层状排列的低回声，低回声间有增强光带。

2. 乳腺癌

恶性肿瘤的超声检查共同特征是低回声肿块伴后方衰减，纵横比＞1，纵径大于横径，形态不规则，呈尖角征、毛刺征、蟹足征，或大的分叶状结构，或低回声包块周围有恶性晕征，周围一圈不规则的强回声，此外还有沙砾样钙化。

（1）血流丰富：血管通常增粗、不规则，多方位供血，指向肿块中央，速度增高，阻力指数增高。癌转移性的淋巴结体积增大、横径增大，纵横比缩小＜1/2，呈球形或类球形；髓质强回声缩小或消失；血流丰富，非中心性供血。

（2）异常回声肿块：肿块形态不规则，边缘不光滑，呈蟹足样，内部多为低回声，分布不均匀，可有强回声钙化斑块，肿块后方衰减大。多普勒探测，肿块周边及内部有较丰富血流，多呈高阻动脉血流，部分患者在同侧内乳动脉旁及同侧腋窝扫查到均匀低回声、圆形的转移性淋巴结肿大。

（三）乳腺的超声造影

超声造影诊断乳腺疾病的原理和应用与其他脏器一样，经周围静脉注射能安全通过肺循环的微泡造影剂，微泡中的气体与周围组织间的声阻抗差存在明显差异。在超声波的作用下使血管回声明显增强。由于乳腺组织界面回声较复杂，对灰阶超声所显示的异常回声难以判断是否为肿瘤时，常需结合该区域血流情况，而常规彩色多普勒乃至能量多普勒对＜1cm病灶内的血管检测效果不佳，因此想借助血管超声造影技术来弥补这一缺陷，这也成了近年来乳腺影像研究的热点之一。

超声增强造影最初应用于乳腺影像采用的造影剂是以 Levovist 为代表的第一代造影剂，但由于缺乏相应的声学造影技术软件，因此造影的目的只限于提高彩色多普勒对乳腺血管显示的敏感性和特异性，其效果是增强小血管的显现力，并非灌注造影。近两年以 SonoVue 为代表的新一代造影以及各种造影软件的应用，进一步提高了检测微小血管（甚至毛细血管级）的敏感性和信噪比，获得实时超声灌注成像的效果。

1. 乳腺疾病超声造影的应用

鉴别某些异常回声的性质（肿瘤还是非肿瘤组织）；初步判断肿瘤的良恶性；明确恶性肿瘤的范围；术后瘢痕和肿瘤的鉴别；乳腺癌非手术治疗的疗效评估；超声引导下乳腺穿刺活检时穿刺点的选择。

2. 乳腺疾病造影增强特征

（1）乳腺病、乳腺纤维化和瘢痕一般表现为无增强，但硬化性乳腺病、乳腺病伴导管上皮增生或不典型增生、乳腺病伴导管周围炎时也有增强，包括均匀性增强和不均匀增强。

（2）乳腺纤维腺瘤为肿瘤周边环状增强或均匀增强，后者在增强时相上为慢进慢出或快进慢出。

（3）乳腺癌增强方式有均匀增强和不均匀增强，前者常见于瘤体较小（最大径＜1.5cm）或导管内癌；后者多为较大的恶性肿瘤和乳头状癌，两种增强方式在时相上多呈快进快出。

（4）导管内乳头状瘤一般表现为均匀明显增强，并多呈快进快出，因而难以与乳腺癌相鉴别。

3. 乳腺超声造影存在缺陷

（1）对于灰阶超声和彩色多普勒超声检出的病灶超声造影亦难以检测，这是由于超声造影剂对乳腺增强持续时间太短，而超声探测需不断移动探头来检测整个乳腺。

（2）在乳腺肿瘤良恶性鉴别上仍存在一定的困难，这除了与肿瘤血管本身有关，还与造影剂注射的方法、仪器的调节设置、造影伪差及患者的年龄、病灶的部位等有关。

（四）弹性成像及三维超声

弹性成像技术是依据不同组织不同的弹性系数，收集检测到的信号综合分析其弹性系数后，与二维超声进行叠加显示或与二维超声图像进行对比显示的过程。这种方法是根据不同组织弹性系数来诊断肿瘤的性质，还可以检测出超声弹性应变率比值，为弹性成像中肿瘤性质的鉴别提供更加客观的诊断标准。

三维超声成像对图像进行重建，获取立体直观图像。这个技术实现了多平面重建成像、表面成像、透明成像及血管的三维成像，对肿瘤的观察更加客观与全面。特别是超声容积成像，它分为静态容积对比成像、四维容积对比成像、容积计算等。这种成像方式可以多角度、多切面对图像进行观察，而且还能够进行一定的容积测量，用更加直观的数据来判断肿瘤的情况。三维超声可以进行乳腺的三维冠状面成像，并在成像面上观察到"汇聚征"，来帮助诊断乳腺肿瘤。三维超声对乳腺的三维血管成像可以观察到乳腺肿瘤附近血管的分布形态，从而判断乳腺肿瘤的性质。三维超声造影成像能够对微小血管进行三维重建，更有利于肿瘤性质的判断。现在已有试验表明，与二维超声相比三维超声能更加清晰地显示乳腺癌周边肿块的浸润层次及血流分布等情况，并且有研究表明三维超声的血管容积指数与病理微血管密度有很大相关性，鉴别乳腺肿瘤良恶性时，该指数差异显著。同时，高质量的图像、乳房的容积测量、弹性成像与分析技术为乳腺的检查准确度提供了更好的保证。

（五）萤火虫成像技术

微钙化尤其是呈簇状的微钙化是乳腺癌的重要特征，乳腺结节内钙化患者发生癌变的可能性比不伴钙化者高 4.5 倍，常规超声对微钙化的显示率低，萤火虫成像技术极大地提高了乳腺肿瘤内微钙化的显示率。

萤火虫成像技术原理是将原始采集的信号进行特殊处理，生成所谓完全黑化的背景，使微小钙化的滤波后图像得以凸显，然后将此滤波后图像与原始图像复合在一起，利用眼睛对颜色的敏感度将复合图蓝化，呈现出微小钙化凸显醒目的图像。萤火虫成像技术能显示的最小钙化可达到＜ 0.5mm，对微钙化的检出率超过 70%。

（六）超声光散射乳腺成像

超声光散射成像系统是超声与光子漫散射相结合的一种成像技术，在准确的超声定位下，通过发射两种不同波长的近红外光，测定肿块局部所含血氧饱和度及血红蛋白总量等光学参数，可反映肿块内的氧合状态和血管分布。该方法能提供较为清晰且准确的声学与光学图像，为乳腺癌的早期诊断和乳腺良恶性肿瘤鉴别诊断提供依据。

（七）乳腺介入超声

1. 乳腺介入超声开展的必要性

（1）大量微小病变，手术准确切除定位困难，需要准确定位。

（2）乳腺病变或淋巴结定性困难，需乳腺介入超声进行穿刺活检。

（3）乳腺癌新辅助化疗前，需乳腺介入超声穿刺，获得病理＋免疫组化结果。

（4）乳腺微创外科发展的需要：微创包块切除、HIFU、射频、保乳手术等需要乳腺介入超声引导。

2. 乳腺介入超声的常见应用

（1）细针穿刺活检：可研究细胞的形态、结构和功能。细针穿刺主要用于淋巴结的活检，也可用于囊性病变抽吸。

（2）粗针穿刺活检：超声引导下对包块进行粗针穿刺活检是确诊乳腺癌最重要的手段，推荐对所有的可疑患者进行此项检查。对于局部晚期的乳腺癌患者，乳腺介入超声穿刺可以获得病理＋免疫组化结果，为下一步进行乳腺癌新辅助化疗提供更好的依据。

（3）超声引导下的导丝置入定位：主要用于临床不能扪及的乳腺微小包块的术前定位。乳腺定位导丝有 3 个特性：①针鞘有深度标记；②容易置入定位；③多种规格，包括双 J 形、Dualok、单钩形等。操作过程：体表定位，常规消毒、铺巾，局部麻醉。将针芯导丝拖入针芯里边，用针鞘置入肿块，当针尖达到肿块深面时固定针芯，退出针鞘。尾端打一个圈，避免导丝滑进体内。手术时，医师可以沿导丝做微小切口，准确找到病变。

（八）乳腺超声的 BI-RADS 分级

ACR 制定的 BI-RADS 已经出版第 4 版，前 3 版针对的都是乳腺 X 线检查，在第 4 版中则新增了超声检查的 BI-RADS，解决由于超声检查对操作者的依赖性而限制超声应用的问题，提升乳腺超声的临床功效。与钼靶 X 线检查类似，乳腺的超声影像评估同样分为以下 6 级：

0 级：指采用超声检查不能全面评价病变，需要其他影像学检查进一步诊断。包括：①有乳头溢液、不对称性增厚、皮肤及乳头改变等的临床表现，超声无征象者；②临床扪及肿块，年龄＞20 岁，首选超声检查有可疑征象或无特征，需行乳腺 X 线检查；③超声检查及 X 线检查均无特征，需鉴别乳腺癌保乳术后形成的瘢痕与复发病灶时，推荐 MRI 检查；④确定治疗前需最后评估者。

1 级：阴性，超声尚无异常发现。

2 级：良性发现，单侧囊肿、乳腺内淋巴结、乳腺置入物、稳定的外科手术后改变和连续超声检查未发现改变的纤维腺瘤等属于 2 级。

3 级：可能良性发现，建议短期随访，如边缘光整、椭圆形且呈水平方位生长的实质性肿块最有可能的是纤维腺瘤，其恶性的危险性＜2%，不能扪及的复杂囊肿和簇状小囊肿也可纳入该级。

4级：可疑恶性，应考虑活检，此级病灶癌的可能性为3%～94%。应对这些病灶进行分级，即低度、中度或较大可能恶性。一般而言，4级的病灶要求对组织进行取样活检。不具备纤维腺瘤和其他良性病灶所有超声特征的实质性肿块都包括在这一级。

5级：高度提示恶性，应采取适当的措施，超声发现归入该级的异常有95%或更高的恶性危险，因而在开始时就应考虑明确的治疗。

6级：活检证实的恶性。

三、乳腺 MRI 检查

尽管超声和钼靶都是最常用的乳腺癌筛查手段，但对一些早期浸润性乳腺癌、乳腺原位癌等的诊断有一定的漏诊率，而且在发现乳腺小病灶、多灶性、多中心性、位于乳腺深部病灶，以及评估肿瘤对周围组织的侵犯方面存在很大的局限性。乳腺磁共振成像具有良好的软组织分辨率及空间分辨率，而且无放射线损伤，对发现乳腺癌具有很高的敏感性，大大提高了乳腺癌的早期检出率和诊断符合率。

乳腺磁共振成像包括常规成像、动态增强成像、扩散加权成像。

（一）基本原理

磁共振质子波谱分析是一种无创的研究活体细胞的生化成分的方法，通过一个外加磁场激发一个体素组织内的原子核，并使原子核之间的弛豫特征发生微小变化，即出现化学位移，利用这种不同化合物的原子核间相互作用，以及原子核周围电子间相互作用，产生的磁场所引起的化学位移的不同，产生不同信号强度峰，每个信号峰有共振频率、峰高及半高峰宽、峰型、共振峰峰域（波峰积分面积）等。乳腺由正常细胞向不典型增生、肿瘤细胞转变的过程中，胆碱复合物的含量逐渐增加，乳腺癌的病灶生长旺盛，胆碱代谢明显增加，因此在乳腺癌的磁共振波谱分析中，胆碱复合物的水平明显升高，可以利用此特点对乳腺癌进行诊断。

（二）乳腺 MRI 的临床应用

1. 乳腺 MRI 诊断的敏感性及特异性

MRI 以其特有的成像方式对乳腺进行各方向的断层扫描，展示病灶形态学的细微结构，而增强 MRI 可展现病灶的血流灌注、扩散及血管渗透的情况，为乳腺疾病诊断提供重要的、有价值的影像信息，这些是传统影像诊断方法所不及的。乳腺 MRI 对乳腺癌诊断的敏感性高达94%～100%。

2. 乳腺 MRI 检查的适应证

（1）乳腺钼靶或超声检查对病变检出或确诊困难的患者：对致密型乳腺以及乳腺钼靶和超声检查不能明确诊断的病变，MRI 可为检出病变和定性诊断提供有价值的依据。

（2）乳腺癌术前分期：适用于检出多中心、多灶的乳腺癌患者，而位于不同象限的多中心、多灶乳腺癌是保乳手术禁忌证。

（3）肿瘤的分期及治疗效果的评估：多项研究认为乳腺 MRI 在评价肿瘤范围、胸壁侵犯程度及腋下淋巴结转移方面比传统的钼靶准确。增强 MRI 能发现触诊及钼靶均为阴性的隐性癌灶。对于局部晚期乳腺癌，常常采用新辅助化疗，MRI 能准确地评价肿瘤对术前化疗早期的反应以及残存肿瘤的范围，以利及时调整治疗方案。肿瘤对化疗的反应，主要表现为病灶强化强度的削弱，这种反应发生在肿瘤大小改变之前，并且与病理结果有较好的相关性。

（4）适用于乳腺术后或放疗后患者：MRI 检查可以很好地显示手术及放疗后形成的瘢痕组织及组织纤维化。乳腺癌行乳腺保留手术后，传统的钼靶 X 线检查容易受瘢痕组织、手术或放疗后结构及密度改变的影响，有时难以对临床可疑肿瘤复发的患者做出正确的解释，MRI 则能较敏感及准确地诊断肿瘤复发，并能准确显示肿瘤复发的范围。

（5）适用于乳腺癌高危人群普查：MRI 检查已被公认为对于乳腺癌检出具有很高的敏感性，因此可作为乳腺癌高危人群的筛查方法。在乳腺癌高危人群筛查的早期研究中发现，MRI 检测出的癌灶数比传统钼靶多 2% 左右。由于 MRI 检查费用高昂，其能否作为常规筛查项目仍存在争议，需要进一步的临床试验数据。

（三）乳腺癌的 MRI 影像学特征

1. 形态学表现

通常将异常强化表现描述为局灶性、肿块和非肿块样病变。

（1）局灶性病变：可为多发斑点状强化灶，散布于乳腺正常腺体或脂肪内。

（2）肿块：包括形态、边缘、内部强化特征。①形态：圆形、卵圆形、分叶形或不规则形；②边缘：光滑、不规则或毛刺，一般而言，边缘毛刺或不规则形肿块提示恶性，边缘光滑提示良性；③强化特征：强化病变的内部强化特征分为均匀、不均匀、斑点状、簇状、网状强化。均匀强化常提示良性，不均匀强化提示恶性，无强化或内部低信号分隔提示纤维腺瘤。动态观察，恶性病变强化方式多由边缘环状强化向中心渗透呈向心样强化，反之则为良性病变。

（3）非肿块样病变：需描述其分布、内部强化特征和两侧是否对称，依据其分布不同可分为局限性、线样、导管、段性、区域性、多发区域性强化和弥散性强化等，导管样或段样强化常提示恶性病变，特别是导管内原位癌。非肿块多发的斑点状强化常提示为正常乳腺实质或纤维囊性改变。对于非肿块样强化病变应描述两侧乳腺强化是否对称，对称性强化多提示良性。

2. 动态增强血流动力学表现

动态增强曲线描述的是注入造影剂后病变信号强度随时间变化的特征。对于异常强化病变信号时间曲线的描述包括两个阶段：第一阶段为初期时相，即注药后 2min 内或曲线开始变化时，其信号强度分为缓慢、中等或快速增加；第二阶段为延迟时相，即注药 2min 后或动态曲线开始变化后，其变化决定曲线形态。通常动态增强曲线分为三型。

（1）渐增型：信号强度随时间延长逐渐增加多提示良性病变，迅速增加多提升恶性病变。

（2）平台型：注药 2 ～ 3min 信号强度达到最高峰，在延迟期信号强度无明显变化，可见于良性、恶性病变。

（3）流出型：信号强度达到最高峰后快速减低常提示恶性病变。

（四）乳腺 MRI 的局限性

有研究认为，乳腺 MRI 发现了更多的多灶或多中心病灶，导致更多的患者因此而放弃保乳治疗，但临床试验似乎表明，这部分患者即使采取保乳手术也未导致更高的局部复发率。因此，对于 MRI 在乳腺癌的应用也存在争议，有待进一步研究。

四、纤维乳管镜

传统的乳腺乳管内疾病诊断方法为乳头溢液涂片细胞学检查、乳腺导管 X 线碘油造影、超声检查等，诊断率低，不能直观反映病变情况，因而容易误诊或漏诊。20 世纪 90 年代出现的纤维乳管镜系统，由于可以直接观察乳管病变，大大提高了诊断准确率。

（一）纤维乳管镜技术的发展历程

1988 年，Teboul 首次报道应用硬性乳管镜观察乳管内病变，使人类首次直观地观察到乳管内的情况。早期的乳管镜由于照明光源的限制、过粗的管径以及缺乏进行乳管内操作的辅助通道等原因使乳管镜检查仅能获得质量欠佳的图像，不能成为临床诊断的依据。此后一系列的技术进步使乳管镜设备不断升级，逐渐克服了早期乳管镜的缺点，推广了乳管镜的临床应用。目前，微型乳管镜包括各种口径，分辨率很高，所能识别的最小病变是钼靶成像或 MRI 的 1/100，所附带的辅助通道也使镜下活检和冲洗成为可能。

（二）纤维乳管镜技术的临床应用

1. 诊断乳管内微小病变

目前，纤维乳管镜在临床上最主要应用于病理性乳头溢液（PND）的检查。PND 是女性乳腺导管疾病常见的临床症状，临床上检查及诊断较为困难，常规乳腺检查时发现约 10% 的女性存在乳头溢液。由于乳管内微小病变的隐匿性，使乳头溢液也成为乳腺导管内微小病变最主要的症状。超声结合纤维乳管镜能为手术提供准确的诊断，乳管镜对乳管内占位的检出远高于传统的乳管 X 线造影、溢液涂片细胞学检查，对乳管内隆起性病变引起的乳头溢液的诊断符合率在 90% 以上。

2. 乳管内病变的定位

对于乳腺导管内的微小病变多数需要进行手术处理，良好的术前定位可以保证完整切除病变的同时减少对正常组织的切除而获得良好的治疗效果。既往采用向溢液乳管注入亚甲蓝等染料，根据组织染色行选择性区段切除，由于染色易扩散至邻近的乳管和腺体而污染手术野，致使术中分不清病变，导致检出率降低和切除范围过大。纤维乳管镜定位技术是通过纤维乳管镜将乳腺定位针固定于病变组织，留置带钩的导丝针于病变乳腺组织，手术时沿定位导丝解剖乳管，更加直观地指导手术的切除部位，避免盲切引起的病灶存留和手术范围过大。

3. 乳管镜微创治疗

随着纤维乳管镜设备的不断升级，通过乳管镜进行微创手术成为可能。由于乳管镜在诊断和活检方面的优势，使很多乳头溢液的患者避免手术解剖切除乳管，也使很多患者外科切除范围达到精准和最小化。乳管镜下切除乳管内乳头状瘤手术时间短、创伤小、恢复快，不影响哺乳功能。但是，乳管镜微创手术仍存在一些争议，如病灶是否完全切除需要进一步观察，病灶较大的患者不适合此种治疗，对于病理有不典型增生的乳管内乳头状瘤需要常规手术或密切随访更为可靠。

第五节 乳腺癌临床分期与预后

一、乳腺癌的临床分期

目前，应用较广的乳腺癌临床分期是美国癌症联合委员会（AJCC）和国际抗癌联盟制定的 TNM 国际分期法。第 7 版 AJCC 乳腺癌的 TNM 分期于 2010 年出版。

二、乳腺癌的预后指标

与乳腺癌预后因素相关的因素很多，其中主要包括传统意义上的肿瘤侵犯范围、病理生物学特性、临床分期及激素受体，以及新近研究较多的乳腺癌分子分型、21 基因检测和 70 基因检测等。

传统的肿瘤解剖病理分期（如 TNM 分期，包括肿瘤大小、淋巴结转移数目、远处转移情况）对于预测肿瘤的复发转移价值不可低估，是临床上较成熟的风险评估指标。但由于乳腺癌是一种异质性肿瘤，其在组织形态、免疫表型、生物学行为及治疗反应上存在着极大的差异，传统病理 TNM 分期相同的患者对临床治疗的反应及预后可能会有很大差别。近年来，基于 DNA 微阵列技术和多基因 *RT-PCR* 定量检测的方法对乳腺癌进行的分子分型来预测乳腺癌的复发转移风险及其对治疗的反应，目前常将基因芯片技术的分子亚型和免疫组织化学结合起来，临床上通常应用 ER、PR、HER2 及 Ki-67 将乳腺癌划分为 4 类分子亚型。由于不同分子亚型乳腺癌的临床治疗反应和生存截然不同，研究乳腺癌分子标志及分子分型对于指导临床治疗与判断预后有重要意义。比如临床上处理起来比较棘手的"三阴性乳腺癌"，相当于分子分型的 Basal-like 型分子表达（特征为基底上皮分子标志物 CK5/6 或 17，EGFR 高表达，以及 ER 或 ER 相关基因及 HER-2 或 I-IER-2 相关基因低表达），占全部乳腺癌的 10% ～ 15%。三阴性乳腺癌 5 年生存率不到 15%，临床上往往作为一种预后差的乳腺癌类型代表。三阴性乳腺癌多见于绝经前年轻患者，内脏转移、脑转移概率较高，病理组织学分级较差，多为 3 级，细胞增殖比例较高，且多伴 p53 突变，p53、EGFR 表达多为阳性，基底细胞标志物 CK5/6、CK17 也多为阳性。三阴性乳腺癌预后与肿瘤大小和淋巴结状况关系不大，复发迅速，1 ～ 3 年是复发高峰，5 年内是死亡高峰，脑转移发生率高，可迅速出现远处转移而导致死亡。

自 2000 年人类基因组研究成果公布以来，人类已经完成对生命起源进行的深入探索。同年，Perou 等首次针对乳腺癌基因分型进行分析，预示肿瘤本质研究的开始。2003 年 StGallen 专家共识即推荐基因分析用于遗传性乳腺癌，并针对乳腺癌易感基因（BRCA1 和 BRCA2）阳性表达具有高危险因素患者选择预防性对侧乳腺切除以降低乳癌风险。2007 年，乳腺癌领域全球网络调查显示，筛选化疗获益适应证人群是乳腺癌专家最关注的热点问题。在乳腺癌相关基因检测中，多基因分子分析技术，包括 21 基因检测和 70 基因检测已经被确认可以提供准确和可重复的预后信息，并在某些情况下，还可以预测对化疗的反应。当前，在许多情况下，由于其昂贵的成本与技术层面的限制阻碍了这些技术的推广运用。21 基因检测和 70 基因检测从基因水平对乳腺癌进行危险分层，分子分型从病理学角度对乳腺癌进行预后评估。尽管检测方法不同，两者对预后预测都表现出较好的相关性。

（一）肿瘤侵犯范围

1. 肿瘤大小

在没有区域淋巴结转移及远处转移的情况下，原发灶越大和局部浸润越严重，预后越差。

2. 腋淋巴结转移

腋淋巴结无转移时预后好，有转移时预后差。且转移数目越多预后越差。

3. 远处转移

患者多于 1 年左右死亡。

（二）肿瘤的病理类型相分化程度

肿瘤的病理类型、分化程度，肿瘤的侵袭性及宿主对肿瘤的免疫能力是影响预后的重要因素。特殊型乳腺癌的预后较非特殊型好，非特殊型癌中非浸润性癌比浸润性癌预后好，分化好的肿瘤预后比分化差的好。有些肿瘤恶性程度高，在生长迅速时可出现坏死，肿瘤坏死严重说明肿瘤的侵袭性强，预后较差。

（三）临床分期

TNM 分期为临床医师所熟悉，期别高，预后差。但需认识两点，其一，从分期来讲同属一个期别的病例，腋淋巴结有无转移较肿瘤大小更为重要；其二，临床腋淋巴结检查有无转移常有误差。

癌症的治疗在不断地进步，患者的预后也在不断地改善，由于很多新的治疗尚无对患者长期生存期影响的具体数据，以下给出的结果是根据现有的统计资料，以供参考。网站www.adjuvantonline.com 可根据早期乳腺癌患者的实际情况，准确预测预后。

Ⅰ期：5 年平均生存率为 95% 左右，绝大多数患者都会被治愈。

Ⅱ A 期：5 年平均生存率为 90% 左右，绝大多数患者都会被治愈。

Ⅱ B 期：5 年平均生存率为 80% 左右，大多数患者都会被治愈。

Ⅲ A 期：5 年平均生存率为 50% ～ 70%，很多患者都有可能被治愈。

Ⅲ B 期和Ⅲ C 期：5 年平均生存率为 40% ～ 50%，有些患者有可能被治愈。

Ⅳ期：平均生存期为 2 年，极少数患者有可能被治愈。

（四）激素受体与预后

激素受体测定不仅可作为选择激素治疗的参考，也可作为估计预后的一个指标，受体阳性患者的预后较阴性者好，两者的预后相差约 10%，尤其在淋巴结转移阳性的患者中更明显。在雌激素受体和黄体酮受体中，黄体酮受体更为重要。两项都是阳性者的预后较单一项阳性或两项都是阴性者预后好。

（五）乳腺癌分子分型

1. LuminalA 型

此型是乳腺癌最常见的分子亚型，预后最好。内分泌治疗效果最佳。常采用内分泌治疗 ± 化疗。绝经前常选择三苯氧胺，药物性去势药物诺雷德，绝经后常选择芳香化酶抑制药如阿那曲唑、来曲唑等。

2. LuminalB 型

此型内分泌治疗仍有效，预后较好。部分 LuminalB 型乳腺癌由于 HER2 表达阳性，对他莫昔芬的反应性低于 LuminalA 型，但改用其他作用机制的内分泌治疗仍有效。治疗常采用化疗 + 内分泌治疗 + 靶向治疗。

3. HER2 过表达型

此型内分泌治疗无效，化疗效果较好，并且是 HER2 靶向治疗药赫赛汀治疗的适应分型，HER2（+）型乳腺癌对于环磷酰胺联合蒽环类（AC）化疗方案的疗效明显优于 Lumina A 型，前者的临床缓解率可达 70%，而后者为 47%。该型虽然对化疗较为敏感，临床预后较差。常采用化疗 + 靶向治疗，使用 1 年赫赛汀治疗能使复发相对风险降低 52%，3 年无病生存增加 12%。

4. Basal-like 型

此型内分泌无效，化疗效果好，预后最差。三阴性乳腺癌患者无论淋巴结状态如何，均更易出现早期复发，三阴性乳腺癌的复发高峰出现于最初 3 年，并且尽管三阴性乳腺癌组有更多患者接受了化疗，无论是入组至随访阶段，还是随访的最初 5 年内，其远处转移、死亡、乳腺癌特异死亡风险都显著高于非三阴性乳腺癌患者，但在 5 年后差异不明显。其转移多发生于内脏及中枢神经系统。基底样乳腺癌（三阴性居多）相对于其他亚型，对含蒽环类的 AC 方案的近期疗效较好，但并没有转化为总生存期获益，在乳腺癌的分子分型中，其预后仍最差。

（六）乳腺癌 21 基因检测

2004 年，Paik 等首先提出乳腺癌 21 基因检测概念，以美国乳腺与肠道外科辅助治疗研究组（NSABP）B-14 研究人组的乳腺癌标本为对象，经福尔马林固定和石蜡包埋处理后，进行逆转录聚合酶链反应（RT-PCR），选择与肿瘤复发相关的 21 个基因，研究基因表达与预后和治疗获益的价值。21 个基因中包括增殖相关基因、侵袭相关基因、HER2相关基因、激素相关基因等。根据肿瘤 21 个基因表达程度进行复发风险评分（RS），分值为 0 ~ 100。分析 RS 得分与 10 年复发风险之间关系，将乳腺癌分为低度复发风险组（RSC < 18）、中度复发风险组（RS = 18 ~ 31），高度复发风险组（RS ≥ 31）。

（七）乳腺癌 70 基因检测

2002 年，VanVeer 等提出 70 基因检测，运用 cDNA 微阵列技术，检测 78 例 T1 ~ 2N0 期乳腺癌新鲜冰冻组织的核糖核酸（RNA），随访至少 5 年，筛选与预后最相关的 70 个基因组成的检测系统，包括肿瘤浸润、转移、间质侵犯、血管生成相关基因等。根据基因表达情况，在 10% 允许分组误差内将乳腺癌患者分为预后良好组（5 年内无复发转移）和预后不良组（5 年内出现复发转移）。70 基因检测技术是第一个通过美国 FDA批准，用于预测 61 岁以下 ER 阳性或阴性、腋窝淋巴结阳性乳腺癌患者预后的基因检测技术。

1. 乳腺癌 70 基因检测预测淋巴结阴性患者预后的价值

VanVeer 等对 78 例淋巴结阴性乳腺癌患者进行 70 基因检测，根据基因表达情况分为预后良好组和预后不良组，观察 5 年远处转移发生率。结果发现，预后不良组 5 年远处转移率明显高于预后良好组，OR 值为后者的 15 倍（$P < 0.01$）。同时，预后不良组对化疗获益，辅助化疗显著降低远处转移率（HR0.375，$P < 0.01$）。与组织学分级高、T > 2cm、脉管侵犯、ER 阴性等预后不良因素相比，70 基因检测是预测疾病进展的重要因素。因此，推荐淋巴结阴性患者选择 70 基因检测，若提示预后不良，有必要接受细胞毒辅助化疗。RASTER 试验是针对 70 基因检测进行的首个前瞻性Ⅲ期临床试验，并与 AOL评分比较预测价值。共 427 例 cT1 ~ 4N0M0 乳腺癌患者入组，应用 70 基因检测和 AOL评分，观察不同危险度患者 5 年无复发转移率。中位随访 61.6 个月的结果发现，70 基因检测预后良好、AOL 评分高危的 124 例 5 年无远处转移者占 98.4%，94 例未接受辅助化疗患者，5 年无远处复发转移率为 98.9%。说明 70 基因检测提示预后良好者无论 AOL 评价危险程度如何，5 年远处转移发生率的差异无统计学意义。与 AOL 相比，70 基因检测对低危患者预测能力更有价值。

2. 乳腺癌 70 基因检测预测淋巴结阳性患者预后的价值

Mook 等对 241 例 T1 ~ 3N1M0 乳腺癌患者进行 70 基因检测，预测预后良好组 99 例

（41%），预后不良组 142 例（59%），分别接受手术和全身辅助治疗，中位随访 7～8 年。结果发现，预后良好组 5 年、10 年存活率明显高于预后不良组。提示 70 基因检测预测乳腺癌淋巴结阳性患者预后具有良好价值，多因素分析结论提示 70 基因检测对乳腺癌患者存活率的预测价值优于淋巴结转移个数、组织学分级、雌激素受体状态等因素。

3. 乳腺癌 70 基因检测预测远期进展情况的价值

70 基因检测对乳腺癌远期疾病进展情况（＞5 年）具有良好预测价值。Vi-jver 等对 295 例新发乳腺癌患者进行 70 基因检测，其中预后不良组 180 例、预后良好组 115 例。经过 10 年随访，预后不良组和预后良好组 10 年平均存活率为 54.6% 和 94.5%，10 年无病存活率为 50.6% 和 85.2%，远处转移 HR 值为 5.1（$P < 0.01$）。预后良好组即使不接受辅助化疗，仍有 90% 的患者在 10 年随访过程中未发生远处转移，证实 70 基因检测危险度评价（远期预测）的准确性。

第三章　胃肠解剖学

第一节　胃的外科解剖

一、胃的形态与位置

胃是消化管各部中最膨大的部分，成年人平均容量约为1500mL，胃除具有收纳食物、分泌胃液的作用外，还具有内分泌功能。胃上连食管，下续十二指肠。胃的形态和位置受充盈程度、体位变化、年龄、性别和体型等多种因素的影响，胃在中等充盈时，呈扁平囊状，分为前、后两壁，上（小弯）、下（大弯）两缘和出、入两口。胃前壁朝向前上方，胃后壁朝向后下方。胃小弯即上缘，呈凹向右上方的弧形弯曲，较短，其最低点弯曲度明显，称为角切迹；胃大弯即下缘，呈凸向左下方的弯曲，较长。胃的入口称为贲门，接食管腹部；出口称为幽门，续十二指肠上部。幽门与十二指肠相接处表面有一环形浅沟，有幽门前静脉通过，是在手术时鉴别胃与十二指肠分界的标志。

通常将胃分为四部分，贲门附近的部分称为贲门部；贲门平面以上向左上方的膨出部分称为胃底或胃穹隆；胃底以下至角切迹以上的部分称为胃体；胃体下界与幽门之间的部分称为幽门部，角切迹是胃体与幽门部的分界标志。幽门部在大弯侧有一不明显的浅沟，称为中间沟，以此沟为界，幽门部又分为左、右两部，左部称为幽门窦，右部称为幽门管，幽门管长2～3cm。从功能上胃可分为消化部分和排空部分。消化部分包括贲门部、胃底、胃体及幽门窦的近侧部分；排空部分包括幽门窦的远侧部分、幽门管及幽门。一般排空部分的胃壁肌层较厚。

胃在中等充盈时，大部分（约3/4）位于左季肋区，小部分（约1/4）位于腹上区。胃的贲门位于第1胸椎左侧，活体胃的位置常因体位、呼吸及胃内容物的多少而改变。

胃前壁的右侧部分邻接左半肝，左侧部分上部紧邻膈，下部接近腹前壁，此部移动性大，通常称为胃前壁的游离区。胃后壁隔网膜囊与胰、左肾、左肾上腺、脾、横结肠及其系膜相毗邻，这些器官在胃的后方构成胃床。胃后壁溃疡时，易与胰粘连，穿孔时胃内容物可流入网膜囊。

二、网膜系韧带

（一）小网膜

小网膜是连于肝门与胃小弯和十二指肠上部之间的双层腹膜，由肝十二指肠韧带和肝胃韧带构成。小网膜构成了网膜囊前壁的一部分，其两层之间行有胃左右动脉和伴行的静脉、迷走神经前干的肝支，并有淋巴结和淋巴管。两层向下移行为覆盖胃前后壁的腹膜。肝十二指肠韧带构成小网膜的右部和游离缘，较强厚，位于网膜孔的前方，其内行有胆总管、肝门静脉和肝固有动脉。

（二）大网膜

大网膜连于胃大弯与横结肠之间，呈围裙状下垂覆盖在空肠、回肠和横结肠的前方，其长度因人而异。大网膜由四层腹膜组成，前两层由胃前后壁的腹膜在胃大弯的下方汇合而成，向下跨横结肠前方，下垂至脐平面或稍下方，转折向上形成大网膜的后两层，附着于横结肠，而后续于横结肠系膜。成年人大网膜上部前两层常与横结肠附着，故胃与横结肠之间的大网膜又称为胃结肠韧带。胃大弯下方一横指处的大网膜内，行有胃网膜左、右动脉及其分支，并伴行有静脉、淋巴管和神经。

大网膜面积大，血液供应丰富，吸收力强，具有较强的抗感染和再生能力，是人体良好的修复材料，随着显微外科的进展，常使用带血管的大网膜进行移植，用以修复某些器官的缺损（如肿瘤切除后）并重建血液循环。大网膜能随肠蠕动而移动，并能包裹病灶，以局限病灶和防止炎症的扩散。小儿的大网膜较成年人短，在阑尾炎穿孔或下腹部炎症时，难以受到大网膜的包裹和局限，故而可酿成弥散性腹膜炎。

（三）胃脾韧带

胃脾韧带由胃大弯的左侧部连于脾门，为双层腹膜结构，其上份内有胃短血管，下份内有胃网膜左动静脉。

（四）胃胰韧带

胃胰韧带是由胃幽门窦后壁至胰头、颈或颈与体的移行部的腹膜皱襞。施行胃切除术时，需将此韧带切开并钝性剥离，才能游离出幽门与十二指肠上部的近侧部分。

（五）胃膈韧带

胃膈韧带由胃底后面连至膈下。全胃切除术时，先切断此韧带方可游离胃贲门部和食管。

三、胃的血管、淋巴和神经

（一）血管

1.动脉

胃的动脉来自腹腔干的直接或间接分支，沿胃小弯分布的有胃左、右动脉，沿胃大弯分布的有胃网膜左、右动脉，它们先沿胃大、小弯形成两个动脉弓，再由动脉弓发出许多小支分布至胃前、后壁，并互相吻合。分布于胃底的有胃短动脉、胃后动脉。胃的血液供应和吻合非常丰富，胃切除术结扎血管时，一般不影响残余胃的血液供应。

（1）胃左动脉是腹腔干的最小分支，有时为并行的两支，发出后于胃胰皱襞处行向左上方，至贲门处发出食管支，与食管动脉吻合，支干急转向右，在小网膜两层之间沿胃小弯向右行，沿途发出5～6条胃支，分布至胃小弯附近的胃前、后壁。胃左动脉在胃小弯中部与胃右动脉吻合。

（2）胃右动脉自肝固有动脉发出后，下行至幽门部上缘，在小网膜两层之间沿胃小弯向左行，与胃左动脉吻合。胃右动脉沿途发出胃支至胃前、后壁，还有小支至十二指肠上部。

（3）胃网膜右动脉自胃十二指肠动脉发出后，在大网膜第一、第二层间，沿胃大弯向左行走。与胃网膜左动脉吻合，形成胃网膜动脉弓，在其起始处发出幽门支至幽门，沿途发出胃支和网膜支。

（4）胃网膜左动脉在脾门附近发自脾动脉或脾支，经胃脾韧带向右下行进入大网膜第一、第二层之间，继沿胃大弯右行，与胃网膜右动脉吻合，形成胃大弯侧动脉弓。沿途发出多条胃支和网膜支，前者分布于胃大弯附近的胃前、后壁，后者分布于大网膜。胃网膜左、右动脉的每条胃支之间的距离为1～1.5cm，但在两动脉吻合处，胃支细小而稀疏，在行胃大部切除时，可作为胃适量切除的依据。

（5）胃短动脉自脾动脉末端或脾支发出，一般为3～4支，经胃脾韧带向右上行，分布至胃底前、后壁。

（6）胃后动脉大多为1～2支，起于脾动脉或脾支，上行于网膜囊后壁的腹膜后方，经胃膈韧带至胃底后壁。

2. 静脉

胃壁各层的小静脉汇成胃左静脉、胃右静脉、胃网膜左静脉、胃网膜右静脉和胃短静脉，与动脉伴行，直接或间接注入肝门静脉。胃左静脉可通过食管静脉丛与食管黏膜下静脉交通，是门静脉、腔静脉交通的重要侧支。

胃黏膜的静脉汇集成星状静脉。星状静脉较粗大，靠近黏膜表面，当黏膜破裂时，可引起较大出血。

（二）淋巴

胃的淋巴管丰富，各层的毛细淋巴管网直接或互相吻合后汇入沿胃大、小弯排列的淋巴结群，最后汇入腹腔淋巴结。胃各部淋巴回流虽有一定方向，但因胃壁内淋巴管有广泛吻合，故几乎任何一处的胃癌，皆可侵及各局部淋巴结。胃的淋巴管与邻近器官也存在着广泛的联系，如胃与食管、十二指肠、肝和横结肠等器官有联系，胃癌易向这些器官转移。此外，还可通过胸导管或沿食管的淋巴管转移到左锁骨上淋巴结。

胃的局部淋巴结主要有以下五组。

1. 胃左、右淋巴结

即在小网膜两层腹膜间，沿胃小弯排列在胃左、右动脉和贲门周围的淋巴结，收集胃小弯侧胃壁的淋巴，其输出管注入腹腔淋巴结。

2. 胃网膜左、右淋巴结

即在大网膜第一、第二层间，沿胃大弯排列在胃网膜左、右动脉周围的淋巴结，收集胃大弯侧胃壁的淋巴，胃网膜左淋巴结输出管注入脾淋巴结，胃网膜右淋巴结输出管回流至幽门下淋巴结。胃网膜左、右淋巴结有时缺如。

3. 幽门淋巴结

即位于幽门上、下方的淋巴结，按其位置分为幽门上、下和后淋巴结。收集胃幽门部的淋巴、胃网膜右淋巴结的淋巴、十二指肠上部的淋巴及胰头的淋巴，其输出管注入腹腔淋巴结。

4. 贲门淋巴结

即位于贲门周围的淋巴结，收集贲门附近的淋巴，输出管注入腹腔淋巴结。

5. 脾淋巴结

在脾门附近的淋巴结，收集胃底部和胃网膜左淋巴结的淋巴，通过沿胰上缘脾动脉分布的胰上淋巴结汇入腹腔淋巴结。

（三）神经

支配胃的神经有交感神经、副交感神经及内脏传入神经。

1. 交感神经

胃的交感神经节前纤维起于脊髓第 6～10 胸节，经交感干、内脏神经至腹腔神经节，在节内交换神经元后发出节后纤维，伴随腹腔干的分支行至胃壁。交感神经抑制胃液的分泌和蠕动，增强幽门括约肌的张力，并使胃的血管收缩。

2. 副交感神经

胃的副交感神经节前纤维来自迷走神经。迷走神经前干在胃贲门处分为肝支与胃前支，胃前支又包括贲门支、前胃大神经、胃体支和幽门支。贲门支是前干最高的分支，分布至贲门部。前胃大神经似是前干的延续，伴胃左动脉在小网膜内距胃小弯约 1cm 处右行，沿途分出 4～6 条胃体支与胃左动脉的胃壁分支相伴行并分布至胃前壁，幽门支（终末支）于胃角切迹附近以"鸦爪"形分支分布于幽门窦及幽门管前壁。迷走神经后干贴食管腹段右后方下行，至胃贲门处分为腹腔支和胃后支，其中，腹腔支循胃左动脉始段入腹腔丛。胃后大神经沿胃小弯深面右行，沿途分出胃体支伴随胃左动脉的胃壁分支至胃后壁，最后也以"鸦爪"形分支分布于幽门窦及幽门管后壁。迷走神经各胃支在胃壁神经丛内交换神经元后发出节后纤维，支配胃腺与肌层，通常可促进胃酸和胃蛋白酶的分泌，并增强胃的动力。

高选择性迷走神经切断术是保留肝支、腹腔支和"鸦爪"形分支而切断其他分支的手术。此法既可减少胃酸分泌以达到治疗溃疡的目的，又可保留胃的排空功能及避免肝、胆、胰、肠的功能障碍。临床上贲门支的漏切可导致溃疡不愈或复发。

3. 内脏传入纤维

胃的感觉神经纤维分别随交感神经、副交感神经进入脊髓和延髓。胃的痛觉冲动主要随交感神经通过腹腔丛、交感干传入脊髓第 6～10 胸节段；胃手术时，封闭腹腔丛可阻滞痛觉的传入。胃的牵拉感和饥饿感冲动则经由迷走神经传入延髓；胃手术时过度牵拉，强烈刺激迷走神经，偶可引起心搏骤停，虽属罕见，但后果严重，值得重视。

第二节　十二指肠的外科解剖

十二指肠是小肠上段的一部分，其上端始于胃幽门，下端至十二指肠空肠曲接续空肠。全长 25～30cm，相当于并列十二指的距离而得名。整体呈"C"形，位于腹后壁上部，紧贴第 1～3 腰椎右前方，并包绕胰头周围，除始、末两端外，均在腹膜后隙。

十二指肠可分为四部。

（1）十二指肠上部：该部甚短，长 4～5cm。自幽门向右并稍向后上方，至肝门下方急转向下，移行为降部。移行处形成的弯曲称为十二指肠上曲。上部通常平对第 1 腰椎。上部前上方与肝的方叶、胆囊颈相邻；下方紧贴胰头和胰颈；前方为胆囊；后方有胆总管、肝门静脉、胃十二指肠动脉和下腔静脉经过。十二指肠上部几乎全部覆以腹膜，为腹膜内位器官，但其末端后面无腹膜。与下腔静脉仅隔薄层结缔组织。

十二指肠上部近侧与幽门相连接处的一段肠管其管壁薄，管径大，黏膜无环状襞，光滑平坦，临床上常称此段为十二指肠球部，是十二指肠溃疡及穿孔的好发部位。当球部后壁溃疡时，常可侵及其后方的胃十二指肠动脉而发生大出血。

（2）十二指肠降部：长 7～8cm，自十二指肠上曲起始，在第 1～3 腰椎体右侧垂直向下，至第 3 腰椎下缘转折向左，形成十二指肠下曲，续于水平部。十二指肠降部的前方邻肝，有横结肠及其系膜跨过；后方与右肾门、右肾血管及右输尿管相邻；内侧与胰头及胆总管邻接，胆总管与胰管汇合后开口于其内后侧壁，开口处为十二指肠大乳头；外侧有结肠右曲。

十二指肠降部黏膜多为环状皱襞，其后内侧壁上有十二指肠纵襞，纵襞上端约降部中、下 1/3 交界处可见十二指肠大乳头，是肝胰壶腹的开口。在其左上方约 1cm 处，常可见十二指肠小乳头，为副胰管的开口。十二指肠降部的外侧面和前面覆有腹膜，为腹膜外位器官。

（3）十二指肠水平部：自十二指肠下曲起始，向左横过第 3 腰椎体和下腔静脉的前方，至腹主动脉前面续于升部。十二指肠水平部前面覆有腹膜。十二指肠水平部上方为胰头；下方邻空肠；后面有下腔静脉和腹主动脉经过；前面有肠系膜根、肠系膜上动脉和静脉跨越，有时此动脉与腹主动脉所夹的角过小，可能挤压十二指肠水平部而引起高位肠梗死，此时改变体位，可能缓解。

（4）十二指肠升部：自腹主动脉前方起始，行向左上方，至第 2 腰椎左侧再转向前下方，形成十二指肠空肠曲接空肠。十二指肠空肠曲借十二指肠悬肌固定于腹后壁。

十二指肠悬肌与包绕其表面的腹膜皱襞共同构成十二指肠悬韧带，又称为Treitz韧带。上端起于膈右脚，下端附着在十二指肠空肠曲上部后面。十二指肠升部前面与空肠袢相邻，并借横结肠及其系膜与胃和网膜囊分隔；十二指肠升部后方有左腰交感神经干、左侧腰大肌、左侧肾血管和左侧睾丸（卵巢）血管及肠系膜下静脉；右侧邻肠系膜上动、静脉，腹主动脉与胰头；左侧有左肾及左输尿管；上方靠近胰体。

十二指肠的血液供应来自胃十二指肠动脉发出的胰十二指肠上前、后动脉和肠系膜上动脉发出的胰十二指肠下动脉。静脉多与相应动脉伴行，除胰十二指肠上后静脉直接注入肝门静脉外，其余均汇入肠系膜上静脉。

第三节　空肠与回肠的外科解剖

一、空肠与回肠的形态与位置

空肠、回肠合称为系膜小肠，上端起于十二指肠空肠曲，下端与盲肠相接，盘曲迂回形成肠袢。其上段为空肠，约占全长的2/5，下段为回肠，约占全长的3/5。系膜小肠为腹膜内位器官，借小肠系膜连于腹后壁，活动性较大，空肠的起端和回肠的末端比较固定，而中部活动性最大。空肠、回肠的位置与体位、呼吸运动及邻近器官的位置、大小有密切关系。空肠位于结肠下区的左上部，回肠位于结肠下区的右下部。空肠、回肠与肠系膜相连的边缘，称为系膜缘，血管、神经等自此进出肠壁，该处肠壁无腹膜覆盖，与两层系膜间有一三角形空隙，称为系膜三角，在小肠切除吻合术中，应注意此处的缝合，以免发生肠瘘。空肠管径大、壁较厚、血管较丰富，活体观察色较红，而回肠管径小、壁薄、血管少、色较淡。

在回肠末段距回盲接合部0.3～1m处，有时可见一囊状突起，称为Meckel憩室，长2～3cm，口径比回肠略细，这是胚胎时期残留下来的退化的卵黄管。当憩室发炎时，因其位置靠近阑尾，症状相似，常易误诊。

回肠末段向右开口于盲肠，二者相交的夹角约为90°，易形成肠套叠，故临床上以回结肠型肠套叠多见。

空肠、回肠的肠腔面有许多环形、半环形或螺旋状的隆起，为环状襞，它由黏膜和黏膜下组织突向肠腔折叠而成。环状襞上又有许多绒毛样的小突起，称为小肠绒毛。环状襞和小肠绒毛可增加小肠的吸收面积，有利于吸收营养物质。小肠各段环状襞的密度和高低不完全相同，空肠上1/3段最高最密，从空肠中1/3段开始，向下逐渐稀少和变低，至回肠末段几乎完全消失，有时在逐渐减少的过程中，可能又出现较高密的环状襞，此乃因该处纵行肌收缩所致。

二、空肠与回肠的血管、淋巴和神经

空肠、回肠的动脉来自肠系膜上动脉，于肠系膜内呈放射状走行至肠壁，途中发出分支相互吻合，形成动脉弓。小肠近侧段一般为 1～2 级动脉弓，远侧段弓数增多达 3～4 级，至回肠末段弓数又减少。由末级血管弓发出直动脉分布于肠壁，直动脉间缺少吻合。肠切除吻合术时，肠系膜应做扇形切除，以保证吻合口对系膜缘侧有充分血液供应。

空肠、回肠的静脉与同名动脉伴行，最终汇入肠系膜上静脉。

空肠、回肠黏膜内有许多淋巴小结，小结凸向黏膜表面，数个淋巴小结集聚形成孤立淋巴滤泡。孤立淋巴滤泡为芝麻粒大小，分布于全部小肠。由于它们较小，肉眼不易观察。20～30 个淋巴小结聚集形成集合淋巴滤泡。集合淋巴滤泡呈椭圆形，大小不等，长 2～10cm，宽 0.8～1.2cm，清晰可见，其长轴与肠的纵轴一致。集合淋巴滤泡排列在系膜缘的相对侧，是伤寒肠穿孔的常见部位，这种滤泡只见于回肠，以下段较多，越向上越少且越小，至空肠则缺如。空肠、回肠的淋巴管起于小肠绒毛的乳糜管及其他毛细淋巴管，与血管并行，注入肠系膜淋巴结。肠系膜淋巴结沿肠血管分布，为 100～200 个，并排成三列，第一列在肠动脉终末分支之间，沿系膜缘排列；第二列沿肠系膜上动脉干排列；第三列在前二者之间，即肠动脉分支形成的血管弓处。肠系膜淋巴结收集空肠和大部分回肠的淋巴管，其输出管注入位于肠系膜上动脉周围的肠系膜上淋巴结。此外，收集回肠末段的淋巴管注入回结肠淋巴结（后述）。

支配空肠、回肠的神经有交感神经、副交感神经及内脏传入神经。交感神经的节前纤维起于脊髓第 9～12 胸节，经交感干，内脏大、小神经进入腹腔丛、肠系膜上丛，在其内的神经节换元后发出节后纤维，分布至肠壁，抑制肠蠕动和腺体分泌，使肠壁内血管壁的平滑肌收缩。副交感神经纤维经迷走神经而来，至肠壁内神经丛（黏膜下丛和肠肌丛）换元后发出节后纤维，支配肠壁肌和腺体。副交感神经兴奋能促进肠蠕动及腺体分泌。内脏感觉神经纤维伴随交感、副交感神经纤维行走分布至肠壁，感受并传导机械、化学和伤害性刺激传入脊髓第 9～12 胸节与延髓。

第四节　盲肠、阑尾与结肠的外科解剖

一、盲肠、阑尾与结肠的形态与位置

（一）盲肠

盲肠位于右髂窝内，以回肠开口平面与升结肠分界，长 6～7cm。盲肠为腹膜内位器官，有时可有盲肠系膜，有一定的活动性。当盲肠和升结肠同时都有系膜时，称为移动性盲肠，活动性大，可发生扭转。约有 5% 的人盲肠后壁无腹膜覆盖，直接贴附于腹后壁的结缔组织而失去其活动性。盲肠的三条结肠带向下会聚于阑尾根部，并延续为阑尾的纵层肌，是临床手术中寻找阑尾的依据。回肠末端与盲肠相连通，其开口称为回盲口，开口处黏膜形成上、下两片半月形皱襞，称为回盲瓣，有防止小肠内容物过快流入大肠的作用，并可防止盲肠内容物逆流回小肠。在回盲口下方约 2cm 处，有阑尾的开口。

（二）阑尾

阑尾为附于盲肠内后壁的细长管状突起，平均长 6～8cm，直径约为 0.5cm，多有弯曲。成年人阑尾壁较厚，小儿较薄。阑尾为腹膜内位器官，以三角形的阑尾系膜与小肠系膜相连。阑尾系膜附于阑尾全长，但有时阑尾远端 1/3 无系膜附着。在系膜游离缘内含有阑尾血管、淋巴管、淋巴结和神经。

阑尾除根部比较固定外，其位置变化较大，常见的有以下 6 种。

（1）回肠前位，约占 28%，阑尾在回肠末段前方，尖端指向左上方，位置表浅，故阑尾炎时，右下腹压痛明显。

（2）盆位，约占 26%，阑尾越过小骨盆上口进入骨盆腔内，可贴于闭孔内肌表面或靠近盆腔脏器。因此，根据阑尾在盆腔的位置不同，阑尾炎时可出现相应的不同症状。阑尾如贴于闭孔内肌，当大腿屈曲内旋牵引闭孔内肌时，可引起疼痛。女性盆位阑尾因邻近右侧子宫附件，在阑尾炎时需与附件炎相鉴别。

（3）盲肠后位或结肠后位，约占 24%，阑尾在盲肠或升结肠后面，尖端指向上方，可邻接腰大肌，阑尾炎并过度后伸大腿时，可引起疼痛。此种阑尾中有一部分为盲后位腹膜外阑尾，阑尾无腹膜覆盖，也无阑尾系膜。

（4）回肠后位，约占 8%，阑尾在回肠末端后方，尖端指向左上方，阑尾炎时腹壁体征出现较晚，易引起弥漫性腹膜炎。

（5）盲肠下位，约占 6%，阑尾在盲肠后下方，尖端指向右下方。

（6）高位阑尾，较少见，是指阑尾在髂嵴水平以上，甚或达肝下面，这是由高位盲肠所决定的。

阑尾根部的体表投影位于脐与右侧髂前上棘连线的中、外 1/3 交界处，即麦克伯尼（McBurney）点，阑尾炎时该处压痛明显。由于阑尾位置变化较大，故压痛点也可在 Lanz 点。Lanz 点为两侧髂前上棘连线的中、右 1/3 交界处。

（三）结肠

结肠围绕在空肠、回肠的周围，介于盲肠和直肠之间。其分为升结肠、横结肠、降结肠和乙状结肠。

1. 升结肠

升结肠是盲肠向上的延续，向上至肝右叶下方，移行为横结肠，转向左前下行，所形成的弯曲称为结肠右曲（又称为肝曲）。升结肠后方与腰方肌和右肾相邻，前方为小肠所覆盖，内后方有腰大肌，内侧为右肠系膜窦及回肠袢，外侧为升结肠旁沟。升结肠为腹膜间位器官，后面无腹膜覆盖，借结缔组织贴于腹后壁，活动性较小。有时升结肠病变可引起腹膜后感染。结肠右曲内侧稍上方与十二指肠降部相邻，故右半结肠切除时，应注意保护十二指肠。

2. 横结肠

横结肠从结肠右曲起始，向左并呈下垂的弓形弯曲，至左季肋区，在脾的前端转折向下，形成结肠左曲（又称为脾曲），续于降结肠。横结肠为腹膜内位器官，借横结肠系膜附于十二指肠降部、胰与左肾前面，是结肠中活动性最大的部分。横结肠的两端，即结肠左、右曲较为固定，中部下垂。胃充盈或直立时，中部大多降至脐下甚至垂入骨盆腔。横结肠及其系膜将腹腔分隔为结肠上区和结肠下区，腹腔感染时横结肠及其系膜是防止感染扩散的自然屏障。横结肠系膜内有中结肠动脉，在胃、十二指肠或胰手术时，应注意保护。

横结肠上方与肝右叶、胆囊、胃大弯和脾相邻，下方与空肠、回肠相邻，前方遮以大网膜。结肠左曲借膈结肠韧带与膈相连，其位置较结肠右曲深而高，前方被胃大弯和肋骨所遮盖。

3. 降结肠

降结肠在脾前端下方续于结肠左曲，经腹腔左外侧贴腹后壁向下，至左髂嵴处移行为乙状结肠，其内侧为左肠系膜窦及空肠袢，外侧为左结肠旁沟。降结肠为腹膜间位器官，前面及两侧壁覆以腹膜，后面借结缔组织贴于腹后壁。降结肠切除时应注意保护后方的左肾和左输尿管。

4. 乙状结肠

乙状结肠呈"乙"状弯曲，于左髂嵴处续于降结肠，至第3骶椎高度延为直肠。乙状结肠为腹膜内位器官，有较长的系膜连于骨盆侧壁，活动性较大，有时突向右侧达回盲部前方，有时下降入骨盆腔，有时至肝下方，乙状结肠突向右侧达回盲部前方者在阑尾手术时需注意与盲肠相鉴别。当系膜过长时易发生扭转。

二、盲肠、阑尾和结肠的血管、淋巴和神经

（一）血管

动脉来自肠系膜上、下动脉。肠系膜上动脉发出回结肠动脉、右结肠动脉和中结肠动脉，分布至结肠左曲以上的大肠，由回结肠动脉发出阑尾动脉分布至阑尾；肠系膜下动脉发出左结肠动脉和数条乙状结肠动脉，分布至降结肠和乙状结肠。收集盲肠、阑尾、升结肠和横结肠血液的静脉，注入肠系膜上静脉；收集降结肠和乙状结肠血液的静脉，注入肠系膜下静脉，两静脉最终汇入肝门静脉。

（二）淋巴

盲肠和阑尾根部的淋巴管注入盲肠前、后淋巴结。此两群淋巴结分别位于回盲交角处的前、后方，其输出管注入回结肠淋巴结。沿回结肠动脉排列，收集回肠末段、盲肠、

阑尾和升结肠下部的淋巴管，其输出管注入肠系膜上淋巴结。阑尾远侧部的淋巴管直接或经阑尾系膜内的阑尾淋巴结注入回结肠淋巴结。

结肠的淋巴管最终注入肠系膜上、下淋巴结，经过的中间淋巴结群包括结肠壁上的结肠上淋巴结，排列在边缘动脉周围的结肠旁淋巴结，沿右结肠动脉、中结肠动脉、左结肠动脉和乙状结肠动脉排列的右结肠淋巴结、中结肠淋巴结、左结肠淋巴结和乙状结肠淋巴结。结肠的淋巴回流时可注入各级中间淋巴结或直接注入肠系膜上、下淋巴结。其中，升结肠、横结肠的淋巴最终注入肠系膜上淋巴结，降结肠、乙状结肠的淋巴注入肠系膜下淋巴结。

（三）神经

盲肠、阑尾、升结肠和横结肠的神经来自肠系膜上丛，伴随回结肠动脉、右结肠动脉和中结肠动脉分布至上述器官；降结肠、乙状结肠和直肠上部的神经来自肠系膜下丛。交感神经抑制肠蠕动，减少腺体分泌；副交感神经促进肠蠕动，增加腺体分泌。结肠左曲以上的大肠和阑尾的副交感神经纤维经迷走神经而来；结肠左曲以下者来自骶部副交感神经，如盆内脏神经、下腹下丛、上腹下丛和肠系膜下丛。来自肠壁的内脏感觉纤维伴随交感神经和副交感神经把冲动传入脑和脊髓（$T_{10} \sim L_1$，$S_{2 \sim 4}$）。

第五节 直肠的外科解剖

一、直肠的形态与位置

直肠位于盆腔后部，平第 3 骶椎，上接乙状结肠，沿骶骨、尾骨前面下行，穿盆膈延续为肛管。直肠长约 12cm，管腔上部较窄，下部膨大成为直肠壶腹。直肠上 1/3 段前面和两侧有腹膜覆盖为腹膜间位器官，中 1/3 段仅前面有腹膜覆盖为腹膜外位器官，下 1/3 段则位于腹膜反折线平面以下。

直肠不直，直肠与肛管在矢状面上有两个弯曲。上方的弯曲凹向前，与骶骨弯曲一致，称为骶曲；下方的弯曲凹向后，绕尾骨尖称为会阴曲。在冠状面上有三个弯曲，上下两个弯曲略凸向右侧，中间一个弯曲明显，凸向左侧。在进行直肠或乙状结肠镜检查时，应循此弯曲缓慢推进操作，以免损伤肠壁。

直肠后面借结缔组织与骶骨、尾骨、梨状肌、尾骨肌、肛提肌及肛尾韧带相邻。其间是直肠后隙，有骶正中血管、直肠上血管、骶外侧血管、骶神经前支、尾神经前支、骶交感干及其神经节等。直肠前壁毗邻的器官男女不同。男性在直肠前壁腹膜反折线以上，隔着直肠膀胱陷凹与膀胱底上部、精囊相邻；腹膜反折线以下，则与膀胱、精囊、输精管壶腹、输尿管末端、前列腺等相邻。因此，做直肠指检时可隔着直肠前壁扪及上述器官。

女性在直肠前壁腹膜反折线以上，隔着直肠子宫陷凹与子宫颈、阴道穹隆相邻；腹膜反折线以下则与阴道后壁相邻。

直肠两侧上部为腹膜形成的直肠旁窝，两侧下部与盆丛，直肠上动、静脉的分（属）支，直肠侧韧带，肛提肌等相邻。

直肠腔内有由黏膜和环行平滑肌形成的半月形横向皱襞，称为直肠横襞。直肠横襞数目不一，有 3 条较为明显。上直肠横襞靠近直肠起始部的左侧或右侧，偶尔环绕直肠；中直肠横襞最大，位置恒定，在直肠壶腹上方的右侧肠壁，距肛门约 7.5cm，恰对直肠前壁腹膜转折处，是直肠镜检时作为腹膜腔下最低点的标志；下直肠横襞多位于左侧壁，距中直肠横襞下方 2.5cm 处。在进行直肠腔内器械检查时，应注意这些横襞的位置，以免操作损伤。

二、直肠的血管、淋巴和神经

直肠由直肠上动脉、直肠下动脉及低正中动脉分布，彼此间互相吻合。各动脉皆有同名静脉伴行，静脉在直肠肌层外和黏膜下层吻合成丰富的静脉丛。

直肠的淋巴回流与静脉回流相似，直肠上部淋巴向上注入肠系膜下淋巴结，直肠下部淋巴注入髂内淋巴结，部分淋巴回流至骶淋巴结。直肠与肛管淋巴管相互吻合，彼此相通。淋巴道转移是直肠癌的主要扩散途径，故手术要求彻底清除有关淋巴结。

直肠的神经为内脏神经支配，交感神经来自肠系膜下神经节和骶交感干神经节发出的节后纤维，副交感神经来自盆内脏神经，经盆丛、直肠下丛沿直肠侧韧带分布至直肠。与排便反射有关的传入纤维也经盆内脏神经传入。

第四章 肝脏疾病

第一节 原发性肝癌

原发性肝癌是临床常见的恶性肿瘤之一，其发病率逐年上升。国际癌症研究中心（IARC）估计 2000 年全球肝癌发病例数为 56.4 万，肝癌死亡 54.9 万；2002 年新发病例数为 62.6 万，居恶性肿瘤的第 5 位；死亡接近 60 万 / 年，位居肿瘤相关死亡的第 3 位。我国是原发性肝癌的高发区，2000 年中国肝癌发病例数为 30.6 万，死亡 30.0 万。发病患者数约占全球的 55%；在肿瘤相关死亡中仅次于肺癌，位居第二。可见肝癌仍然是危害我国人民生命健康的主要疾病，围绕肝癌的主要病因开展预防，应用一切有效方法进行早期诊断，综合治疗仍然是一个重要的课题。

从原发性肝癌的病理起源来讲，分为来源于肝细胞的肝细胞癌，来源于肝内胆管上皮的肝内胆管细胞癌，以及由这两种细胞组成的混合型肝癌，其中以肝细胞癌最为常见，占原发性肝癌的 90% 以上。下面我们将分别讨论肝细胞癌和肝内胆管细胞癌。

一、肝细胞癌（HCC）

（一）肝癌的病因研究

原发性肝癌具体的病因并不是十分明确，和其他癌症相似，其发病可能是多种致病因素之间复杂的相互作用，以及经多步骤机制渐变的结果。其发病的主要危险因素包括以下几个方面。

1. 肝炎病毒

大量的研究已证明乙型肝炎病毒（HBV）及丙型肝炎病毒（HCV）与肝癌的发生有关。

在我国约有 10% 的人群为 HBsAg 阳性，而我国的肝癌发病率和病死率都居于世界前列。而在肝癌发病率低的地区，HBV 感染率也低，二者之间表现出明显的平行性。启东报道了对乙型肝炎表面（HBsAg）携带者进行的长期前瞻性研究，其结果显示 HBsAg 阳性者发生肝癌的相对危险性（RR）为非携带者的 13.69 倍，其中男性的 RR 为 11.98，女性的 RR 为 17.06，可见，HBV 与肝癌有很强的因果关系。江苏海门的 8 年前瞻性队列研究发现，26 ～ 64 岁的男性和女性的 HBV 携带率分别为 15.0% 和 10.7%。

采用 Cox 比例危险模型分析了与肝癌病死率可能有关的危险因素，结果显示，男女肝癌病死率与 HBV 感染和急性肝炎史均有显著的关系。

HCV 与肝癌的关系密切，从 HCV 感染至诊断为肝硬化或发生肝癌的间隔为 20 ～ 40

年。在日本，有报道其肝癌患者 HBsAg 的阳性率仅为 26.9%，而 HCV-Ab 的阳性率为 69.1%。意大利学者则认为，0.4% ～ 2.5% 的 HCV 感染者会发展成为肝癌。在我国，HCV 的感染率较低，报道为 2.5% ～ 42.9%，而且有部分患者是 HBV 和 HCV 双重感染，相对于 HBV、HCV 和肝癌的发病关系不如国外一些国家明显，但其中 HCV 感染率有上升趋势，需予以关注。

目前，病毒致肝癌作用的分子机制尚不十分清楚。但 Koike 等根据转基因鼠模型研究，显示 *HBV-X* 基因（HBVx 蛋白）及 HCV 核蛋白具有可能的致瘤性。一系列遗传畸变的积累也许对于肝癌的多阶段发生是必须的，不过，HBVx 蛋白和 HCV 核蛋白在致肝癌作用的多阶段中也许跳过了一些过程。因此，他们认为，HBV 或 HCV 感染也许不需要完全的遗传畸变就能诱发肝癌。

2. 黄曲霉毒素

黄曲霉毒素是一组毒素，由黄曲真菌产生，1961 年首次被分离出来。其中以黄曲霉毒素 B1（AFB1）毒性最强，现已证明它在多种动物中可诱发肝癌。虽然目前没有直接证据表明它在人群中可致肝癌，但流行病学调查显示：世界上许多黄曲霉毒素高污染地区，都是肝癌的高发区。例如，我国 AFB1 污染的分布区和肝癌高发区地理位置几乎一致，AFB1 水平和肝癌病死率呈正相关。在苏丹肝癌高发区对肝癌病例的研究表明，黄曲霉毒素主要来源于当地花生酱的摄入，花生酱摄入量及潮湿的储存系统与肝癌的发生有正向联系。有资料表明黄曲霉毒素和 HBV 具有协同致癌作用。

3. 遗传因素

肝癌不是遗传性疾病，但在近亲有患肝癌的人群中肝癌的发病率明显升高。20 世纪 70—80 年代在启东的研究发现，约 42% 的肝癌患者有家族史；肝癌患者一级和二级亲族的肝癌曾患率显著高于对照组的肝癌曾患率，说明肝癌有家族聚集性；并估计肝癌的分离比为 0.13 ～ 0.16；一级和二级亲族的遗传度分别为 53.08% 和 43.68%；联合估算的遗传度为 51.85%±21.76%。

也已证明，肝癌的发生是遗传和环境共同作用的结果，肝癌的发生在多基因基础上有主基因作用。我国台湾地区有学者进行的一项病例对照研究发现，HBV 阳性肝癌患者的一级亲属似有肝癌增加的危险。患肝癌的调整率比（*OR*）为 2.4，若家中有 > 2 例的肝癌患者，则 OR 增加到 5.5。

4. 环境因素

（1）饮水污染：可能是肝癌发生的一个独立危险因素。在我国肝癌高发区的流行病学调查显示：饮用塘水、宅沟水的人群肝癌的发病率高于饮用河水和深井水的人群。这和塘水、宅沟水中的污染和致癌物质成分高有关，如有机氯农药、腐蚀酸、微囊藻毒素等。

（2）水土成分：高发区水土中硝酸盐和亚硝酸盐的成分偏高，土壤和农作物中硒含量较少，这些可能都与肝癌的高发有相关性。

（二）病理学改变

1. 大体病理学

（1）1901年，Eggel根据肝癌的大小和分布将其分为：巨块型、结节型和弥散型。这是最经典的分类方法并沿用至今，但它主要反映的是晚期肝细胞癌的类型。随着血清学检测AFP的应用和影像学技术的发展，早期肝癌和中期肝癌被发现得越来越多，所以它已经不能满足现今需要。

（2）日本学者Nakashima将肝癌分为8种类型：①弥散型；②细结节弥散型；③多结节型；④少结节硬化型（早期肝癌）；⑤被包型；⑥结节块状型；⑦单块型；⑧融合块状型。这一分型的特点是注意癌组织切面的性状及其与周围肝组织的关系和有无扩散等，并将有包膜者单独列为被包型。这种分型对判断预后有一定的意义。

（3）1979年，我国肝癌病理协作组在Eggel和Nakashima等分类基础上，结合我国的情况和经验，制定了肝癌的病理分型和诊断标准。共有以下四大型6个亚型。

1）块状型：常见，癌块直径＞5cm以上，若直径≥10cm者为巨块型。此型又分为三个亚型：①单块状型；②融合块状型；③多块状型。此型常有假包膜，临床上切除率高。

2）弥散型：较少见，指癌组织或癌小结节弥散分布于左右肝叶，多见于重型肝硬化后期，和肝硬化结节难以鉴别，不能手术切除。

3）结节型：癌结节最大直径＜5cm，此型又分为三个亚型：①单结节型；②融合结节型；③多结节型。

4）小肝癌：单个癌结节最大直径不超过3cm，或癌结节不超过2个，相邻两个癌结节直径之和在3cm以下。患者无临床症状。

2. 组织病理学

肝细胞癌从组织结构可分为以下几种。

（1）梁索型：是肝细胞癌分化较好的组织形态表现。癌小梁之间为血窦性间质，衬有扁平内皮细胞，但缺乏Kupffer细胞。根据癌小梁细胞数的多少又可分为细梁型（癌小梁有1～3层细胞）和粗梁型（癌小梁由十几层细胞组成）。

（2）腺泡型（假腺管型）：癌细胞围绕扩张的毛细胆管排列成腺泡样结构，扩张的腺样管腔内可含有胆汁。

（3）团片型（致密型）：癌细胞呈弥散密集分布，排列致密，压迫血窦，梁索结构不明显。

（4）硬化型：在癌间质内出现明显增多的胶原纤维组织，围绕癌巢分布，但胶原纤维组织致密不分层。

（5）纤维板层癌：为肝癌的一种特殊类型，我国少见，多无肝硬化背景。肿瘤以癌细胞索被平行的板层状排列的致密纤维组织分隔为重要特征。临床上患者以年轻人居多，血清AFP阳性率低。预后好于其他类型的肝细胞癌。

混合细胞性肝癌非常少见，国内外的统计为1%～4%。组织学上有以下3种生长方式。

1）分离型：两种癌细胞成分相互分离。

2）碰撞型：两种癌细胞成分紧密相连。

3）混杂型：两种癌细胞成分混杂存在，互相可有移行。在临床上多表现为肝细胞癌的特点。

（三）肝癌的筛查

目前临床上常见的严峻问题是，对很多有临床症状的患者即使发现了肝癌，但已属中晚期，缺乏有效的治疗手段，导致预后很差。所以定期对肝癌的高危人群进行筛查，对于发现早期的肝癌并提供合理的治疗是非常重要的。这需要建立一个合理的筛查体系。为达到这一目的，要明确以下问题。

1. 如何确认高危人群

（1）在哪些人群中需进行定期筛查，目前没有明确的最佳方案，如果人群范围定得过宽，可能浪费大量的医疗资源而检出率很低；如果标准定得过严，则可能有部分患者被排除在筛查范围之外，导致疾病诊断的延误。在我国，HBV 感染率非常高，而且从临床过程来看，在 HBsAg 阳性并患肝癌的不一定要经过肝硬化的过程，所以对这部分人群，也应纳入筛查的范围，同时需考虑年龄和性别对发病率的影响。丙型肝炎在我国发病率较少，但也有上升趋势，并且和肝癌的发病也明显相关，目前对其筛查的资料很少，需进一步总结。

（2）建议的筛查人群。

1）各种原因引起的肝硬化患者。

2）HBsAg 阳性者：男性年龄超过 40 岁，女性年龄超过 50 岁。

3）丙型肝炎患者建议比照乙肝患者进行。

对上述人群中有 2 类患者不建议筛查。

1）伴有其他严重疾病，即使发现肝癌也不能采取有效治疗。

2）终末期肝病等待肝移植的患者。

2. 筛查的方法

因为筛查涉及的人群数目比较大，筛查的频率比较高，而从中发现肝癌的比例是很少的一部分，所以对筛查的方法有两个要求：一是有效；二是经济。目前应用的筛选方法分为两个类别：影像学检查和血清学检查。

（1）现在被广泛应用的影像学检查方法是超声检查，因为它具有方便、无创、经济、可重复检查等特点。而且其作为筛查方法，敏感性可达 65% ～ 80%，特异性可达 90%，这也是可以接受的。超声检查的主要缺陷是过于依赖检查者的水平，对于肥胖患者效果差。超声检查是一种初筛方法，如果发现肝脏上有可疑病症，根据病灶的大小，需进一步行一种或两种影像学检查，包括增强 CT 扫描、增强 MRI 扫描、超声造影和血管造影等。必要时还需进行肝穿刺活检。

（2）血清学检查最常用的手段是甲胎蛋白（AFP）的检测，在我国也一直被作为常规的筛查方法。复旦大学肝癌研究所的随机对照研究（RCT）表明，对高危人群每 6 个月监测 AFP 和 B 超，有助于发现早期肝癌，提高患者生存率，筛查组 HCC 相关的病死率下降 37%。但 AFP 在肝癌筛查中的价值，也受到质疑。目前认为：AFP 等于 20ng/mL 是肝细胞癌诊断的敏感性和特异性的最佳平衡点。以此为诊断阳性值，其敏感性为 60%，作为区分肝细胞癌患者和 HCV 感染患者的临界值时，其敏感性仅为 41% ～ 65%，而相应的特异性为 80% ～ 94%。因此，目前 AASLD（美国肝病研究协会）指南里认为 AFP 并不适合肝癌的早期筛查。但这并不妨碍 AFP 在肝癌诊断中的巨大价值。有研究认为联合其他的血清学指标，如甲胎蛋白异质体、脱 -γ- 羧基凝血酶原（DCP）、α-L- 岩藻糖苷酶（AFU）、醛缩酶同工酶 A（ALD-A）等，可以提高肝癌的检出率，但是这需要增加筛查的成本，而对阳性率提高的幅度也尚无定论，因此不建议将这些血清学检查指标作为筛查的常规方法。

（3）目前我国的主流研究认为：联合 AFP 检测和超声检查仍然是最佳的筛查方案。复旦大学肝癌研究所对筛查进行随机对照研究，结果显示若单独应用 AFP，筛查的敏感性为 69%，特异性为 95%，阳性预测值为 3.3%；若单独应用超声显像，筛查的敏感性为 84%，特异性为 97.1%，阳性预测值为 6.6%；若联合 AFP 和超声显像，则筛查的敏感性提高到 92%，特异性为 92.5%，阳性预测值为 3%。

3. 筛查的时间间隔

目前还没有国际公认的筛查间期，比较被认可的时间间隔为 6 个月。每 6 个月一次的筛查，所发现的肝癌 3/4 以上为亚临床肝癌。

（四）临床表现

肝癌的起病隐匿，在体检或筛查中发现的肝癌，患者既无症状，体格检查亦缺乏肿瘤本身的体征，此期称之为亚临床肝癌。一旦出现临床症状其病程大多已进入中晚期。不同阶段的肝癌，其临床表现有明显差异。

1. 肝区疼痛

肝区疼痛最常见，疼痛初期为间歇性隐痛，逐渐可发展为持续性钝痛或胀痛，是由于癌迅速生长使肝包膜绷紧所致。疼痛的性质与程度和肿瘤所在位置有关，有时疼痛可放射至右肩或右背，临床上误诊为"肩周炎"。突然发作的剧烈腹痛和腹膜刺激征提示癌结节包膜下出血或向腹腔破溃。

2. 消化道症状

食欲减退、腹胀、恶心、呕吐和腹泻等症状。表现不特异，易与其他消化道疾病相混淆。

3. 发热

表现为不明原因的间断性发热，一般为低热。可能是由肿瘤组织坏死所致，但真正的原因尚不清楚。有一种特殊类型的肝癌，临床上称之为"炎性肝癌"，其表现为高热、寒战，可达 39～40℃，类似于细菌性肝脓肿的症状，需注意鉴别。

4. 黄疸

黄疸并不常见，引起黄疸的原因有两种：一是肝细胞性黄疸，由于肝细胞癌患者往往有肝硬化基础，加之肿瘤对正常肝组织的侵袭，导致肝功能失代偿引起黄疸表现；二是梗阻性黄疸，梗阻的原因有以下三种。

（1）肿瘤侵犯肝内胆管并蔓延至肝总管，引起梗阻。

（2）肿瘤侵犯胆管并在其内形成癌栓，或癌肿出血在胆管内形成血栓，阻塞胆管引起黄疸。

（3）肝门淋巴结肿大压迫肝总管或胆总管导致梗阻。

5. 伴癌综合征

癌肿本身代谢异常或癌组织对机体产生各种影响引起的内分泌或代谢方面的综合征。常见的表现如下。

（1）自发性低血糖症：10%～30% 患者可出现，系因肝细胞能异位分泌胰岛素或胰岛素样物质；或肿瘤抑制胰岛素酶或分泌一种胰岛 β 细胞刺激因子或糖原储存过多；亦可因肝癌组织过多消耗葡萄糖所致。此症严重者可致昏迷、休克，甚至导致死亡，正确判断和及时对症处理可挽救患者避免死亡。

（2）红细胞增多症：2%～10% 患者可发生，可能由异位的促红细胞生成素增加或肝脏对促红细胞生成素灭活减少等原因引起。

（3）其他罕见的表现：高脂血症、高钙血症、类癌综合征、性早熟和促性腺激素分泌综合征、皮肤卟啉症和异常纤维蛋白原血症等，可能与肝癌组织的异常蛋白合成、异位内分泌及卟啉代谢紊乱有关。

（五）诊断

我国目前应用的肝癌诊断标准是 1999 年第四次全国肝癌学术会议制定的，具体内容如下。

1. 病理诊断

肝内或肝外病理检查证实为原发性肝癌。

2. 临床诊断

（1）AFP＞400μg/L，能排除活动性肝病、妊娠、生殖系胚胎源性肿瘤及转移性肝癌，并能触及坚硬且有肿块的肝脏或影像学检查具有肝癌特征性占位性病变者。

（2）AFP≤400μg/L，有两种影像学检查具有肝癌特征性占位性病变或有两种肝癌标志物（甲胎蛋白异质体、异常凝血酶原、γ-谷氨酰转肽酶同工酶-Ⅱ、α-L-岩藻糖苷酶等）阳性及一种影像学检查具有肝癌特征性占位性病变者。

（3）有肝癌的临床表现并有肯定的肝外转移病灶（包括肉眼所见的血性腹腔积液或

在其中发现癌细胞）并能排除转移性肝癌者。

（六）治疗

肝癌的治疗在过去 40 年中取得的进展是令人欣喜的，尤其在我国，这种被称为"癌中之王"的恶性肿瘤的治疗效果得到了很大程度的改善，这归功于更多的肿瘤被早期发现，手术技术和围手术期管理的提高，综合治疗的手段更多、更有效。但是在许多方面，许多问题还有争论，而距离肝癌的彻底治愈我们至今还没有看到曙光，这对外科医师、肿瘤科医师以及所有参与对抗肝癌斗争中的人都是巨大的挑战。现在一些国家针对肝癌的治疗有一些规范化的建议，在我国尚没有全国认可的治疗规范。2009 年，由中国抗癌协会肝癌专业委员会、中国抗癌协会临床肿瘤学协作专业委员会和中华医学会肝病学分会肝癌学组联合发布了《原发性肝癌规范化诊治的专家共识》，它虽然不是一个治疗指南，但给了我们许多指导性的意见，可供大家参考。

目前，肝癌的治疗方法具体内容如下。

1. 手术治疗

外科手术切除治疗到目前为止还是治疗肝癌最有效的方法。如果患者各方面条件允许，应作为首选的治疗方案。过去 20 年，肝癌手术切除的整体情况得到了很大的进步，包括：肝癌的切除率提高；手术病死率明显下降；术后生存率明显延长。这些成就的取得应归功于以下因素。

（1）影像学检查的进步和高危人群筛查率的提高，使亚临床肝癌的发现增加。

（2）对肝脏解剖和生理功能认知程度的提高，术前对患者手术适应证的评估更精确。

（3）手术技巧的进步和术中器械的应用，如术中超声的定位，CUSA 的应用等。

（4）围手术期的管理水平提升。

（5）术后综合治疗得更合理。

达到以上这些要素，有一点是功不可没的，那就是肝癌治疗的"中心化"趋势。所谓"中心化"就是越来越高比例的肝癌患者是在一些大型的医疗单位进行诊治的。因为肝癌不同于其他一些疾病，它的成功治疗需要一个有经验的团队从设备支持到技术完成的整体合力支撑：包括应用多种方法对术前肝功能的精确评估；术中的精细、流畅操作（包括手术医师、麻醉师和护士的默契配合及各种手术设备的支持）；术后及时有效地管理和护理；远期的综合治疗和随访。达到这些要求对普通的治疗单位是困难的，而一定区域内的大的治疗中心有能力完成这一系列的工作，因此肝癌治疗的"中心化"趋势是在所难免的，这些"中心化"的形成在早期是自发的，而其后则需要各方面的力量去巩固和建设，才能使更多的患者受益。

手术技术的进步无疑是肝外科发展中具有重要意义的一环。目前，在有经验的肝外科治疗中心，肿瘤的大小和位置已经不是手术的禁忌证，以往的手术"禁区"一再被打破。现在，在肝外科手术治疗方面比较有争议的话题是针对肝癌手术适应证的问题，因为我国是肝癌的高发地区，肝癌每年新发的患者数达到世界的半数左右，而在我国尚没有全国性的治疗规范，目前针对肝癌的治疗手段又层出不穷，按照巴塞罗那肝癌的临床分期和推荐的治疗建议，手术治疗主要针对早期肝癌的患者，它是否适合中国患者的实际情况值得商榷，因为如果按照这一标准，很多肝癌患者将被排除在手术之外，而根据我们的实际经验，许多中期肝癌的患者也可以接受手术切除，而且对术后的效果、患者的生存时间也比较满意。我们认为肝癌手术治疗的适应证如下。

（1）肝功能能够耐受。

（2）全身状态允许。

（3）肿瘤可以被根治性切除（包括幽门静脉癌栓）。

所以我们应该针对我国的实际情况制定符合我国国情的肝癌治疗规范，使肝癌患者获得最大限度的受益。

另一个没有定论的问题是对于肝脏恶性肿瘤是局部切除还是规则切除。局部切除，也就是非解剖性肝切除，是根据肿瘤所在部位，距离肿瘤一定距离（通常要求是1cm左右），将肿瘤连同周围部分肝脏组织一并切除。这种手术的优点是最大程度上保留了肝脏组织，特别是我国肝癌患者大都有肝病背景，所以这种术式应用非常广泛。但是肝癌的肝内弥散往往起源于门静脉的分支受累，容易在同一肝段内形成子灶，局部切除可能将这些小的病灶遗漏。而肝段规则切除是指建立在 Couinaud 分段基础上的解剖性肝切除，它有一些理论上的优势：因为在手术时肝段之间没有 Glisson 系统，是一个少血管的界面，所以出血相对较少；也减少了术后如出血、胆汁漏等并发症；同时将同一肝段内存在的小卫星灶切除，减少了术后复发的风险。但肝段切除需要一定的技术基础和设备，而且势必要将部分正常或相对正常的肝组织切除，对肝功能有一定影响。目前，还没有前瞻性的随机对照研究来对二者的优劣加以定论，但有几项回顾性的研究认为：解剖性肝切除患者的预后优于非解剖性肝切除。现可以掌握的原则是：如果肝功能允许，行解剖性肝段切除；如果肝功能状态处于临界状态，则行局部不规则切除。

2. 肝动脉插管化疗栓塞术（TACE）

TACE 是目前针对不可切除肝癌的主要治疗方法。是通过介入的方法向肝内肿瘤供血的动脉血管内注入化疗药物并行动脉栓塞。其实施的理论基础是正常肝组织和肝细胞癌的血液供应存在差异性。正常肝脏组织的大部分血液供应来自门静脉（约 75%），而来自肝动脉的血液仅占 25% 左右。但在肝细胞癌中，肿瘤 90% 以上的血液供应来自肝动脉，这为开展 TACE 治疗提供了有利的条件。

TACE 是由 TAC（经肝动脉化疗）和 TAE（经肝动脉栓塞）两部分组成的。TAC 是经肝动脉向肿瘤内注入化疗药物，使肿瘤组织中能够获得较高的药物浓度，从而提高对肿瘤细胞的杀伤作用，并降低化疗药物的全身不良反应。目前常用的化疗药物主要有：5-氟尿嘧啶、顺铂、多柔比星和表柔比星等。TAE 是应用栓塞剂堵塞肿瘤的供血动脉而达到控制肿瘤的目的，目前常用的栓塞剂有明胶海绵、碘化油和不锈钢圈等。

从目前已有的研究结果来看，认为 TACE 对不能手术治疗的肝癌能起到延长生存期和改善症状的作用。对于 TACE 的适应证和禁忌证问题尚有争议，而这一问题又很重要，因为如果不恰当的应用 TACE 会适得其反。

目前认为较合适的指征为：

（1）不能切除的中期肝癌。

（2）可切除但患者其他条件不能满足手术要求。

（3）肝功能可耐受（Child A ～ B 级）。

对于 TACE 的禁忌证目前也无明确的统一指标，文献报道以下情况一般不宜接受 TACE 治疗：

（1）肝脏储备功能不全，一般认为肝功能 Child C 级不适合行 TACE 治疗。

（2）未被肿瘤受累的肝脏量不足。

（3）肾功能不全。

（4）肝性脑病。

（5）严重的其他脏器合并症。

（6）妊娠。

（7）肝外肿瘤。

（8）门静脉栓塞。

（9）胆管梗阻。

（10）明显的肿瘤动静脉分流。

以上禁忌证其中一些是有争论的，如门静脉栓塞和胆管梗阻。有的禁忌证通过处理可进一步行 TACE，如动静脉分流，能够将分流处用明胶海绵栓塞后，然后可行 TACE。

如果肿瘤可以切除，术前无须行 TACE，这一点已经趋于共识。如肿瘤不能切除，TACE 有可能将不可切除肝癌降级成为可切除肝癌，这为患者提供了一种可能的有效治疗方法。肝癌切除术后是否行 TACE 治疗应根据患者的具体情况而定，如肿瘤切除不是十分彻底，怀疑有微小子灶存在者适合行 TACE；如肿瘤没有明显包膜，肿瘤切缘不足 1cm，门静脉有癌栓，或术中发现明显有肿瘤残留，则需行术后 TACE 治疗。

3. 局部消融治疗

经皮局部消融治疗是在超声或 CT 引导下，经过皮肤和肝实质进入肝脏病灶，用物理或化学的方法将病灶消灭，达到治疗目标的方法。目前应用较多的是经皮无水乙醇注射（PEI）和射频消融术（RFA）。其他的方法还有：经皮醋酸注射（PAI）；经皮热盐水注射（PSI）；经皮微波凝固治疗（PMCT）；经皮冷冻治疗（PCT）等。

（1）经皮无水乙醇注射（PEI）：是最早应用的局部消融治疗方法。无水乙醇注入肿瘤后可以在细胞内扩散，导致蛋白质脱水变性，使肿瘤发生凝固性坏死；还可以进入肿瘤内及其周围小血管，引起血管内皮细胞坏死和血小板聚集，诱发血栓形成，导致肿瘤缺血坏死。因为其有经济、简便、可反复实施、患者耐受性较好等特点，所以应用比较广泛。

目前 PEI 的适应证为：肿瘤直径小于 5cm 的单发病灶或 2 ~ 3 个多发而直径不超过 3cm 的病灶。

Yamamoto J 等观察到小肝癌切除与 PEI 的 5 年累计存活率相仿，为 61.5% 和 59.0%，认为对直径 < 3cm 的小肝癌的治疗效果可以与手术相媲美。但是对于大于 3cm 的非均质肿瘤往往难以达到彻底灭活，肿瘤周边残存癌细胞容易引起复发。对于肝脏边缘的小肝癌，注射无水乙醇有外渗的可能，引起周围脏器损伤或弥散至腹腔导致腹痛，不建议采用 PEI。

（2）射频消融术（RFA）：是将射频电极针刺入肿瘤后，通以高频交流电，电极周围组织中离子在交流电作用下不断改变方向而摩擦产热形成局部高温，使蛋白质脱水变性，从而产生凝固性坏死。射频消融与 PEI 相比对肝癌病灶毁损更为彻底，还能够在肿瘤周围形成 0.5 ~ 1cm 的安全边界，被认为疗效更佳。

目前国际上公认适合 RFA 治疗的指征如下。

1）单结节型肝癌，病灶 < 5cm，最好 < 3cm。

2）肝内病灶少于 3 个，每个不超过 3cm。

3）原发灶已切除的转移性肝癌，转移灶直径 < 5cm，数目 < 3 个。

4）无外科手术指征，或拒绝手术，以及需延迟手术的患者。

5）合并肝硬化，肝功能为 Child A 级或 B 级，且无大量腹腔积液者。

对于早期肝癌行射频消融和手术切除的效果哪个更好，目前尚无定论。有两项关于射频消融和手术切除治疗单发病灶，直径 < 5cm 或多发病灶、数目少于 3 个，直径 < 3cm 的肝癌的研究中显示，两种方法治疗后患者总生存率和无复发率无显著性差异。但近年来自我国华西医院的一项 KCT 研究认为：对于符合米兰标准的原发性肝癌，手术切除后的总体生存率和复发率都优于射频消融治疗。这也提示对于能够耐受手术的患者根治性切除仍是首选的治疗方案。

RFA 的缺点主要如下。

1）热力散失，射频所产生的热力被附近大血管中流动的血液带走，使疗效降低。

2）肿瘤邻近器官受损。

3）较大的肿瘤，射频所致的肿瘤坏死率低。其主要的并发症包括：胃肠道穿孔导致的腹膜炎；胆管狭窄；胆汁瘘以及膈肌损伤等。

二、肝内胆管细胞癌

肝内胆管细胞癌（ICC/IHC）是起源于肝内二级胆管以上的胆管上皮的恶性肿瘤，也称为周围型胆管癌。最早在 1840 年由 Durand-Fardel 报道。属少见类型的原发性肝癌，占原发性肝癌的 5% ~ 20%。世界各地的发病率有差异，美国的发病率约为 1/100000，而泰国的发病率则高达 76/100000。近年来，无论国内外其发病率都有明显上升趋势，其具体原因尚不得而知。虽然和肝细胞癌同属原发性肝癌，但它们在病因、病理、临床分型、治疗方法和预后效果上有诸多不同，在这里将肝内胆管细胞癌作一单独讨论。

（一）病因

肝内胆管细胞癌的病因尚未完全明确，而且东西方和它有关的基础疾病也不尽相同，主要因素包括如下内容。

1. 肝内胆管结石

我国和部分亚洲国家是肝内胆管结石的高发地区，也同样是肝内胆管细胞癌的高发地区。据不同的报道有 7.8% ～ 25.6% 的 ICC 患者合并有肝内胆管结石。可见肝内胆管结石和 ICC 的发病关系密切。关于肝内胆管结石伴发 ICC 的发病机制，一般认为是肝胆管结石对胆管壁的长期机械刺激及所引起的慢性胆道感染和胆汁滞留等因素导致胆管壁的慢性增生性炎症，继而引起胆管黏膜上皮的不典型增生，进一步转化为 ICC。肝内胆管细胞癌还可以发生在已经手术不含结石的肝内胆管，此时仍有慢性胆道感染和胆汁潴留，后两者可能比结石的机械刺激更易引起胆管的癌变。临床上大多数患者有较长的胆石症病史、胆道手术史及反复发作的胆管炎表现，在结石清除后数年仍可发生肝内胆管癌，即所谓的迟发性肝内胆管癌。一般认为，从肝内胆管结石演变为 ICC 是一个长期的过程，已有的研究表明，在这一过程中经过复杂的分子生物学变化机制。

2. 原发性硬化性胆管炎（PSC）

PSC 是一种自体免疫性疾病，与炎症性肠病密切相关的慢性胆汁淤积性肝病。一般认为 PSC 是胆管癌的癌前病变，一项关于 PSC 的大系列联合研究发现，在获诊断的 1 年后，PSC 患者肝胆肿瘤的发生率为 15%。从美国 SEER 的数据显示：近年来 ICC 发病率的明显增长和 PSC 发病率的相对稳定。这表明除了 PSC，有其他的因素参与了 ICC 的发生和形成。

3. 乙型肝炎病毒和丙型肝炎病毒感染

HBV 和 HCV 感染和肝细胞癌的发病有密切关系已被公认。近期有多项研究表明：HBV 和 HCV 感染亦与胆管癌发生有关。肝外胆管上皮细胞与肝细胞在发生学上有共同起源，在解剖学上有连续性，因此 HBV 和 HCV 可感染肝细胞和肝内胆管细胞。而在肝外胆管细胞癌中则没有发现与 HBV/HCV 感染有明确的相关性。

4. 肝血吸虫感染

来自 ICC 高发区泰国的研究证实：ICC 的发病和麝猫后睾吸虫感染有关。感染麝猫后睾吸虫的叙利亚仓鼠可观察到胆管上皮细胞的恶性转化。在我国也有研究表明华支睾吸虫感染和 ICC 的发病相关。人类因进食含这两种血吸虫囊蚴的生鱼后得病，幼虫生长在十二指肠，在肝内胆管内成长至成虫。成虫在胆管内蠕动的机械性刺激，虫体代谢产物和胆汁成分的化学刺激可能与 ICC 的形成有关。

5.Caroli 病（先天性肝内胆管扩张症）

Caroli 病是一种较为少见的先天性胆道疾病，其特征为肝内胆管囊性扩张而形成胆管囊肿。有 7% ~ 15% 的 Caroli 病患者会并发胆管细胞癌，其具体的发病机制不清。

6. 其他因素

有报道认为，酒精性肝病、大量吸烟和糖尿病可能也是 ICC 的相关致病因素，但仅见于个别研究结论，未经过大样本的流行病调查验证。

（二）病理

（1）大体标本上可见肝内胆管细胞癌质地硬，呈淡白色，是因富含纤维间质和黏液所致。边缘不规则，周围可以有散在卫星灶。很少合并肝硬化。日本肝癌研究会通过研究总结 245 例原发性肝内胆管细胞癌，将 ICC 依据肿瘤大体表现可分为 3 种类型：肿块型（MF）、管周浸润型（PI）和管内型（IG）。其中肿块型最多见，在肝实质形成明确的肿块；管周浸润型主要沿胆管的长轴生长，常常导致周围胆管的扩张，而肿物本身在术前的影像学检查中不易被发现；管内型呈乳头状或瘤栓样向胆管腔内生长，外科手术切除后预后好于其他类型。如果肿瘤中包括不止一种类型，则将主要类型写在前，其后加上次要类型，如 MF+PI。

（2）组织学上，ICC 以管状腺癌为主，癌细胞呈立方、柱状或多形形，胞质透亮或嗜酸性，排列成腺管状，管腔内有黏液分泌及丰富的纤维间质。胆管细胞癌缺乏毛细胆管，不分泌胆汁。其次为乳头状腺癌，少见的有黏液腺癌、硬化性胆管癌、未分化癌。

（三）临床表现

肝内胆管细胞癌早期无特异的临床症状，或仅有腹部不适、食欲不佳等非特异症状。合并有肝内胆管结石的患者可以有结石相关的症状，如腹痛、发热等胆管炎的症状，有时仅仅满足于胆管炎的诊断，没有及时发现肿瘤的存在。如果肿瘤只侵犯一侧的二级胆管，一般临床上不表现出明显的黄疸，如出现黄疸，大多提示肿瘤已浸润肝门。肿瘤晚期可表现为消瘦、腹痛、黄疸、腹腔积液，甚至可触及腹部肿物。

（四）诊断

主要依靠血清学检查和影像学检查，尤其是后者更为重要。

1. 血清学检查

病变早期肝脏功能检查可完全正常。ICC 没有特异的肿瘤标志物，CA19-9 有一定的价值，是目前常用的指标。然而其他胃肠道或妇科肿瘤、细菌性胆管炎也会出现 CA19-9 的升高，因此特异性不强。CEA、CA125 等肿瘤标志物多无特异性，价值不高。ICC 患者会出现 AFP 升高，甚至是明显升高，所以不能依靠 AFP 来鉴别 HCC 和 ICC。

2. 影像学检查

影像学检查是诊断 ICC 最重要的手段。主要方法如下。

（1）超声检查：难以明确 ICC 的诊断，由于 ICC 的类型不同，所在位置也各异，所以其声像表现也多样，位于较大胆管的肿瘤可以表现为肝脏上境界不清的肿物以及其远端局部扩张的胆管。而位于肝脏边缘小胆管的肿物则没有胆管扩张的表现。多普勒超声有助于发现肿瘤对血管的侵犯。由于超声检查具有方便、无创的优点，仍可作为第一线的影像学检查手段。

（2）CT 检查：是检查 ICC 的重要手段，敏感性和特异性均优于超声检查。CT 平扫可见边界不规则的低密度实质性肿块，部分病灶内可有高密度钙化影。注入对比剂后，动脉期可见肿瘤边缘轻度强化，门脉期可见肿瘤内出现不规则的斑片状强化。延迟期整个病灶均可强化，但边界不清。靠近肝门的肿物可见周边有扩张的胆管。CT 检查有助于判断肿瘤是否侵犯门静脉及肝动脉，为手术治疗的选择提供参考。

（3）MRI 检查：对 ICC 的诊断有较大的价值。T1 加权像表现为低信号，T2 加权像表现为高信号，T1、T2 信号多不均匀。增强扫描与 CT 扫描表现相似。MRCP 对明确肿物在胆管树上的位置有很大帮助，可显示肝门部胆管有无受累。

（五）治疗

1. 手术治疗

肝部分切除术可能是 ICC 取得治愈的唯一方法。但由于 ICC 的发病比较隐匿，患者因有症状就诊时往往已丧失了手术切除机会。失去手术机会的原因主要有：远处脏器的转移；肝门及周围重要血管的浸润；肿瘤病灶多发，不能彻底切除；病变范围大，切除后残余肝脏功能不能代偿。据已有报道，ICC 的切除率为 30% ～ 70%。腹腔镜检查可以减少开腹探查而不能切除的概率，Weber 等报道了 53 例 ICC 患者，其中 22 例实施了诊断性的腹腔镜检查，结果其中 6 例发现已不能切除：4 例出现腹膜转移，2 例同时有肝外病灶。

术中切除的原则和方法与肝细胞癌没有大的差别，因为 ICC 并存肝硬化的概率明显少于肝细胞癌，所以残余肝脏的代偿能力要强一些，术中注意要争取达到 R0 切除，其含义是：

（1）对发现的病症切除范围要足够（一般要求超过 1cm），达到镜下切缘阴性。

（2）不要有残余的小病灶，因为 ICC 的病症可以是多发的，有时在一个主要病症的周围有卫星灶，术前的影像学检查和术中的常规探查可能遗漏，为了减少这种概率，术中超声的应用能够有所帮助。

在术中是否需要常规进行局部淋巴结的廓清还有争论，但肝门部有淋巴结转移在 ICC 中并不罕见。Shimada 对 41 例 ICC 患者进行局部淋巴结廓清，发现其中有 24 例被证实为有淋巴结转移。而且可以明确的是已经有许多研究表明，局部有淋巴结转移是 ICC 预后不佳的重要因素之一。所以我们认为术中还是应该进行淋巴结的廓清，尤其是术前影像学检查和术中常规探查有淋巴结肿大的患者应该进行淋巴结切除，因为就目前的手术技术而言，淋巴结廓清不会增加术后并发症的发生率，对手术时间的延长也很有限，只要患者的状态允许，清除淋巴结是有益的。

2. 哪些因素对行手术切除的 ICC 患者的预后有影响

目前已有的研究对这一问题的结论并不一致，相对而言，大家比较认同的因素包括：

（1）肝内多个病灶。

（2）局部淋巴结转移。

（3）肿瘤切缘是否达到阴性。

（4）术前 CA19-9 水平明显升高。

除了以上因素，肿瘤的大小＞5cm；大血管的浸润；术前 CEA 水平明显升高；术前有黄疸表现等因素也可能影响预后。

3. 肝移植术是不是 ICC 的合适治疗方法

至于肝移植术是不是 ICC 的合适治疗方法，目前尚无一致意见。因为 ICC 的发病率低，所以目前还没有专门针对 ICC 行肝移植的系统研究，其适应证一般参照肝细胞癌来实施。

4. 辅助治疗

对于不能切除的 ICC，如果不采取任何治疗措施，其生存期只有 5～8 个月，所以必要的辅助治疗可能延长生存期，提高生活质量。TACE 被认为是一种对于不能切除患者有效的辅助治疗方法，有数项研究均认为 TACE 能够取得较好的效果。一项来自韩国的研究对 49 例患者共实施 124 次 TACE，结果中位生存时间是 10 个月，平均生存时间是 18 个月。1、2、3、4 年生存率分别为 46%、38%、30%、15%。但这些研究都是回顾性的，最终的结论有待于可信度更高的随机性前瞻对照研究来得出。放射治疗对 ICC 是否有效尚无定论。对于直径比较小的 ICC 病灶，如果患者拒绝手术治疗，冷冻疗法、射频消融或微波凝固也可以取得较好的效果，但前提是病灶周围没有主要的血管和胆管。

三、护理

（一）护理评估

1. 健康史

评估患者有无慢性肝炎、肝硬化病史；有无经常食入受黄曲霉毒素污染的食物或饮用被污染的水；家族中有无乙肝和肝癌病史。

2. 身体状况

早期无特征性表现，一旦出现症状多为进展期肝癌。了解有无肝区疼痛、消化道症状、发热及消耗症状；了解有无肝脏肿大、脾肿大、腹腔积液、黄疸等；了解有无肝性脑病、消化道出血、肝癌破裂等并发症。

3. 辅助检查

了解患者甲胎蛋白测定、超声检查、CT、MRI、肝穿刺活体组织检查等辅助检查情况。

（二）护理问题

1. 焦虑、恐惧或绝望

与下列因素有关：

（1）突然发病或病情较重。

（2）忍受较重的痛苦。

（3）担忧预后。

（4）经济拮据等。

2. 疼痛

与肿瘤的迅速生长使肝包膜牵张有关。

3. 营养失调

低于机体需要量，与肿瘤的代谢性消耗、肝功能不全及营养摄入不足等因素有关。

4. 潜在的术前并发症

急性腹膜炎、上消化道出血、休克等，与肝癌突然破裂有关。

5. 潜在的术后并发症

腹腔内出血、胃肠道出血、肝衰竭或肝性脑病、腹腔积液、胸腔积液、胆汁渗漏、腹腔感染等。

6. 知识缺乏

缺乏肿瘤的有关知识。

（三）护理目标

患者思想负担、焦虑和恐惧减轻，增强战胜疾病的信心。患者疼痛减轻或缓解。遵循营养计划，保证各种营养的摄入，能接受手术。肝癌破裂等并发症及时被发现。腹腔内出血、胃肠道出血、肝衰竭或肝性脑病发生的危险性减小且能及时被发现。视患者的心理承受力，使患者获得肝癌的相关知识。

（四）护理措施

1. 手术前护理

（1）心理护理：患者常有焦虑、恐惧或绝望的心理，分析其程度，制定措施；为患者提供舒适的条件，做好对症护理以减轻患者痛苦；适当介绍有关治疗方法和意义，以取得患者的配合；对患者要注意医疗保护制度。

（2）注意观察病情的突然变化：在术前护理过程中，肝疾病可能发生多种危重并发症，尤其是原发性肝癌破裂，出现急性腹膜炎表现及内出血表现。部分患者可发生上消化道大出血、肝性脑病等并发症。

（3）改善肝功能及全身营养状况：术前应注意休息并积极纠正营养不良、贫血、低蛋白血症及凝血功能障碍，采取有效保肝措施。给予低脂、高糖、高维生素饮食，适当限制蛋白质的摄入。术前常规使用肝泰乐、肌苷等保肝药。

（4）改善凝血功能：由于肝脏合成凝血因子减少，故手术前 3 天可输入新鲜血液或静脉滴注维生素 K，预防术中、术后出血。

（5）肠道准备：对拟行广泛肝组织切除术或肝血管结扎术、栓塞术者，尤其是合并肝硬化者，为抑制其肠道内细菌，清除肠道内粪便，以减轻术后腹胀及血氨来源，防止肝性脑病等并发症的发生，术前 3 天开始口服新霉素和甲硝唑，术前 1 日晚清洁灌肠。

（6）注意药物的不良反应：避免使用巴比妥类、红霉素类等对肝有害的药物。

2. 手术后护理

（1）体位及活动：病情平稳后宜取半卧位。肝手术后一般不宜过早起床活动，尤其是肝叶切除术后过早活动易致肝断面出血。

（2）严密观察病情变化：肝手术后易发生并发症，死亡率甚高。尤其是肝脏血运丰富，术后容易出现创面渗血，因而术后必须严密观察患者生命体征、出血症状，观察有无切口渗血常规；另外注意观察患者意识变化、黄疸、腹腔积液、尿量等情况；注意各项相关的检查，如血常规、尿常规、电解质及酸碱平衡指标、肝肾功能、超声波、X 线等。如发现有关并发症发生，当及时与医师联系，做好相应治疗护理工作。

（3）饮食与营养：术后禁饮食，作胃肠减压，同时维持水、电解质及酸碱平衡。对于广泛肝叶切除术后，需静脉高营养支持。胃肠功能恢复后再调整饮食。

（4）引流管护理：肝手术后可能有多种引流管，应保持各种引流管通畅，妥善固定，详细观察并记录引流量和内容物的性状及变化情况。严格无菌操作，每日更换引流接管及引流瓶。如引流液含胆汁，应考虑胆瘘；如引流液为持续血性，应警惕腹腔内出血。渗液明显减少时应及时去除引流管，但由于手术创伤白蛋白低，腹腔积液量较大，腹腔引流管不宜过早拔出。

（5）继续使用抗生素：防治肝创面、腹腔及胸部等各种术后感染。

（6）继续采取保肝措施：方法同术前护理。

（7）疼痛的护理：肝脏手术疼痛较重，可以采用镇痛泵、镇痛药，帮助患者采取舒适的卧位，用腹带加压包扎，咳嗽时保护伤口等方法来减轻患者的疼痛。

3. 肝动脉插管化疗患者的护理

（1）妥善固定导管。

（2）严格遵守无菌原则，每次注药前消毒导管，注药后用无菌纱布包扎，防止细菌沿导管发生逆行性感染。

（3）防止导管堵塞，注药后用肝素稀释液（25U/mL）冲洗导管。

（4）注意化疗不良反应，如腹痛、恶心、呕吐、食欲不振。

（5）注意患者白细胞数减少。

（6）若系胃、胆、脾动脉栓塞出现的上消化道出血等并发症时，须密切观察生命体征和腹部体征，及时通知医师进行处理。

（7）拔管后，加压压迫穿刺点 15 分钟并卧床休息 24 小时，防止局部形成血肿。

4. 介入治疗的护理

（1）心理护理：介绍介入治疗的可行性、安全性，以及术中、术后可能出现的情况，从而使患者有充分的思想准备，消除其恐惧、紧张、忧虑的心理，积极配合治疗。

（2）常规准备：术前禁食 4 小时，会阴部备皮，训练患者床上排尿排便。

（3）穿刺部位的护理：术后穿刺部位沙袋应加压 12 小时，绝对卧床休息 24 小时，穿刺侧肢体避免弯曲受压，避免穿刺口包扎松动，还应观察下肢皮肤颜色、皮肤温度及足背动脉搏动情况，观察穿刺部位有无渗血、血肿。

（4）观察出血情况：密切注意血压、脉搏变化，每 2 小时测量血压、脉搏一次，并做记录，连续 24 小时血压正常时才可停止。

（5）恶心呕吐的护理：化学药物及造影剂可引起恶心、呕吐症状，也容易造成消化道出血，术中注入化疗药物前肌内注射甲氧氯普胺 10mg，栓塞后推注甲氧氯普胺、地塞米松，以减轻胃肠道症状。

（6）发热的护理：主要为肿瘤坏死吸收造成。大多数患者会出现程度不同的发热，体温多 < 38.5℃，一般 5 ～ 7 日自行消退，可不予处理，只要给患者保暖、病室通风，并密切观察体温变化；如出现高热，则给予物理降温或药物降温及抗生素治疗。若术后 7 日体温再次升高，血常规升高，则应注意肿瘤坏死后继发局部或全身感染。由于患者抵抗力低下，介入治疗时器械要严格消毒灭菌，执行无菌操作。术后常规使用抗生素防止感染。

5. 并发症的预防和护理

（1）癌肿破裂出血：为原发性肝癌的常见并发症，应嘱咐患者避免腹内压骤然升高，避免右上腹受伤，避免剧烈活动，患者突发腹痛，伴有腹膜刺激征、休克表现应考虑有癌肿破裂，及时通知医师，配合抢救治疗。

（2）上消化道大出血：是患者晚期癌肿或肝硬化造成门脉高压症突发上消化道大出血，患者应以高营养少纤维的软食为主，忌辛辣性食物、咖啡、浓茶等，加强肝功能保护和监测，及时纠正出凝血障碍，一旦发现出血应紧急抢救，采取措施。

（3）肝性脑病的预防和护理：术后应加强生命体征和意识状态的观察，若出现性格行为变化，如欣快感、表情淡漠等前驱症状时，及时通知医师。对此类患者，应注意以下内容。

1）避免肝性脑病的诱因，如上消化道出血、高蛋白饮食、感染、镇静催眠药等。

2）禁用肥皂水灌肠，可用生理盐水或弱酸性溶液（如食醋 1 ～ 2mL 加入生理盐水 100mL），使肠道 pH 保持为酸性。

3）口服新霉素或卡那霉素，以抑制肠道细菌繁殖，有效减少氨的产生。

4）使用降血氨药物，如谷氨酸钾或谷氨酸钠静脉滴注。

5）便秘者可口服乳果糖，促使肠道内氨的排出。

（五）健康指导

（1）大力宣传进行一级预防，不吃霉变食品和粮食，避免生活用水污染，戒酒。

（2）接种乙肝疫苗，预防肝炎；对高发地区人群，应定期进行体检；肝炎后肝硬化患者应定期进行甲胎蛋白测定和 B 超检查，可早诊断，早治疗。

（3）自我护理在病情允许的情况下可以适量活动，选择富有营养、清淡、易消化的食物，少食多餐。有腹腔积液、水肿者，应严格控制食盐和水的摄入。保持生活有规律防止情绪剧烈波动和劳累。

（4）鼓励患者参加社会性抗癌组织活动，以增添精神支持力量。

（5）乙型肝炎常由注射器或输血器感染，提倡用一次性用品。

（6）嘱患者定期复查。

第二节　细菌性肝脓肿

一、概述

细菌性肝脓肿由化脓性细菌引起，故又称为化脓性肝脓肿。肝脏有肝动脉和门静脉双重血供，而且其胆道系统与肠道相通，增加了感染的可能性。正常情况下，肝脏有丰富的血液供应及网状内皮系统的吞噬作用，可以杀灭入侵的细菌，不易形成肝脓肿。若存在胆道系统疾病、全身感染或合并有糖尿病等情况，此时机体的抵抗力下降，易引起肝脓肿。常见的致病菌多为大肠埃希菌、金黄色葡萄球菌、厌氧性链球菌、变形杆菌和产气杆菌等。

二、病因

（一）胆道感染

为细菌性肝脓肿最主要的原因，占 21.6% ～ 51.5%。胆道系统的感染如胆囊炎、胆管炎、胆管结石、胆管狭窄、肿瘤、蛔虫等所致的急性梗阻性化脓性胆管炎，细菌沿着胆管逆行，导致肝脓肿的形成。此种途径引起的肝脓肿常为多发性，以肝左叶较为多见。

（二）经门静脉感染

腹腔内、胃肠道的感染如化脓性阑尾炎、盆腔炎、溃疡性结肠炎、胰腺脓肿、肠道肿瘤等均可引起门静脉属支的化脓性门静脉炎，脱落的脓毒栓子经门静脉侵入肝脏形成脓肿。由于抗生素的应用这种途径的感染已明显减少。

（三）经肝动脉感染

身体任何部位的化脓性疾病，如急性上呼吸道感染、皮肤痈、疖及骨髓炎、亚急性感染性心内膜炎等，菌栓可通过肝动脉进入肝脏而导致肝脓肿的发生。

（四）淋巴系统及邻近脏器的直接蔓延

邻近肝脏的组织器官化脓性炎症，如胃、十二指肠穿孔、膈下脓肿、化脓性胆囊炎等，病原菌可直接蔓延或通过淋巴系统进入肝脏形成脓肿。

（五）开放性肝损伤

细菌从创口或随异物直接侵入肝脏而引起。

（六）医源性感染

近年来开展的肝穿活检术、经皮肝囊肿穿刺抽液注药术、经十二指肠镜逆行胰胆管造影等，操作时有可能把病原菌带入肝脏内；肝脏肿瘤经射频消融、微波凝固等治疗后，肿瘤坏死液化后继发感染可形成肝脓肿。

（七）来源不明者

称为隐源性肝脓肿，可能与肝内已存在的隐匿病变有关，当机体抵抗力下降时，病原菌开始在肝内繁殖继而形成肝脓肿，以金黄色葡萄球菌多见。

三、病理及病理生理

细菌性肝脓肿的病理变化与细菌的种类、数量、感染途径、全身情况和治疗有密切关系。健康人的肝脏有网状内皮系统的吞噬作用，可以杀灭入侵的细菌，不易形成肝脓肿。当机体抵抗力下降时，细菌大量繁殖发生炎症反应，形成脓肿，予以及时、适当的治疗后小脓肿可机化吸收。若治疗不及时或细菌毒力较强，小脓肿可融合成单个或多个较大脓肿。血源性感染（经门静脉、肝动脉感染）者常呈多发性脓肿，且多位于右肝或累及全肝；胆源性肝脓肿常与胆道相通，故脓肿分布常与胆管分布一致，开放性肝损伤所致的肝脓肿多属单发。细菌性肝脓肿常有肝脏肿大，肝包膜炎性改变，常与周围的膈肌、网膜等粘连。单个肝脓肿容积有时可以很大；多个肝脓肿的直径则可在数毫米或数厘米之间。显微镜下可见门静脉炎症，静脉壁有炎性细胞浸润，管腔内存在白细胞及细胞碎片，脓腔内含有坏死组织。当脓肿转为慢性时，周围肉芽组织增生纤维化，脓肿周围可形成一定厚度的纤维组织膜。由于肝脏血运丰富，肝脓肿释放的大量毒素被吸收后可出现严重的毒血症，如寒战、高热甚至中毒性休克等表现。

四、临床表现

肝脓肿通常继发于某种感染性先驱疾病，一般起病较急，但有少数发生于健康人的隐匿性肝脓肿起病比较缓慢，在数周后方才出现发热等症状。典型的肝脓肿临床症状表现为寒战、高热、右上腹疼痛、全身酸胀不适，以及贫血、体重下降等，还有部分患者出现黄疸。但是大多数的患者不一定具有上述所有症状，尤其是已经应用了抗生素治疗的患者。

（一）症状

1. 寒战、高热

寒战、高热是最早、最常见的症状，发热常为弛张热，体温常可高达 39 ～ 40℃，伴大量出汗，脉率增快。

2. 肝区疼痛

炎症引起肝肿大，导致肝包膜紧张，肝区呈持续性钝痛，亦有表现为胀痛、灼痛、跳痛甚至绞痛者。疼痛剧烈者常提示单发性脓肿，脓肿早期可表现为持续钝痛，后期可表现为尖锐剧痛。如炎症刺激右膈，可出现右肩痛、背痛；随呼吸加重者常提示肝膈顶部脓肿；感染向胸膜、肺蔓延时可引起胸痛、咳嗽和呼吸困难，严重者可穿过膈肌导致脓胸。

3 乏力、食欲缺乏、恶心、呕吐

由于大量细菌毒素被机体吸收和持续的消耗，常有乏力、食欲缺乏、恶心、呕吐等消化道症状。少数患者还可出现腹泻、腹胀及难以忍受的呃逆等症状。

（二）体征

（1）肝大并有压痛或肝区叩痛：脓肿位于肝上部时，则有肝上界抬高，可有右侧胸腔积液或反应性右侧胸膜炎；脓肿位于右肝下部时，常可见右上腹饱满，甚至可见局限性隆起，常可触及肿大的肝脏和波动性肿块，有明显的触痛；脓肿位于或移行于肝表面时，其相应体表的局部皮肤可有红、肿、压痛和凹陷性水肿；脓肿位于左肝时，上述体征局限于剑突下。

（2）重症患者可出现腹腔积液及脾大、贫血。胆道梗阻的患者常有黄疸，其他原因引起的细菌性肝脓肿一旦出现黄疸表示病情严重，预后不良。

（三）并发症

细菌性肝脓肿如不及时、有效的治疗，脓肿穿破邻近组织脏器可引起严重并发症。如破入腹腔形成急性腹膜炎；穿破膈下间隙形成膈下脓肿；穿破膈肌形成脓胸；左肝脓肿穿入心包形成心包积脓；如同时穿破支气管和胆道，则形成支气管胆瘘；如同时穿破门静脉和胆道，大量血液经胆道进入十二指肠，即胆道出血；少数可破入胃、大肠、下腔静脉等。

五、辅助检查

（一）实验室检查

1. 血常规

大多数患者白细胞计数明显增高，达 $15 \times 10^9/L$，中性粒细胞在 0.90 以上，并可出现核左移或中毒颗粒。

2. 肝功能改变

碱性磷酸酶、转氨酶可轻中度升高，可有总胆红素升高、清蛋白降低，肝脏广泛损害时可出现腹腔积液和黄疸。

(二) 影像学检查

1. X 线检查

X 线检查可见肝影增大、肝内气液平面、右膈肌抬高、活动受限或胸腔积液、右下肺肺段不张等。

2. B 超

B 超是诊断肝脓肿最简单、经济、准确的方法，阳性率达 96% 以上，应作为首选。可以测定脓肿的部位、大小、距体表的深度和脓肿的液化程度，并可以确定脓肿的穿刺点或手术引流进路。当肝实质有炎性浸润时，表现为大片边界不清的低回声区；脓肿形成后表现为液性暗区，其内有点、片或絮状回声（脓腔内坏死组织或脓性渗出物中的有形成分）。

3. CT

肝脓肿的 CT 表现随病程发展而有所不同。在急性期或脓肿早期，肝组织以充血、水肿为主，临床表现较严重，而 CT 表现不典型，易误诊。此时，CT 平扫表现为肝肿大，肝实质内有边界不清的略低密度灶，大小不等，增强后常呈不均匀明显强化。脓腔内积气为肝脓肿的特征性表现，但出现率低，可能由于产气杆菌感染或化脓性肝内胆管扩张积气所致。随着病情的发展，肝内可出现一个或多个坏死液化区，形成单发或多发、单房或多房的脓腔。CT 表现为边界不清的低密度灶，坏死液化区无强化而表现为蜂窝状或多房状改变，其腔内房隔厚薄、多少、强化程度与病程、坏死液化程度密切相关，病程越长，坏死液化越完全，房隔越薄且越稀少，甚至消失。边缘环状强化可以表现为单环、双环、三环，环状强化的机制是外环为细菌毒素所引起的正常肝组织的水肿带；中环为脓肿的壁层，密度均匀，为炎性肉芽组织，因含有丰富的新生血管，故注射造影剂后强化特别显著；内环为炎性坏死组织，但尚未液化，病灶的最内层为坏死液泡组织，其密度为液性，不为造影剂所强化。

4. 其他检查

MRI 或肝动脉造影。

六、诊断

(1) 病史上常有肠道、胆道感染或其他化脓性感染疾病，大多数患者并存有糖尿病或免疫功能低下。

(2) 临床表现为肝区疼痛、寒战、高热、黄疸，肝脏肿大，且有触痛和叩击痛。

(3) 白细胞计数增高、核左移，总数在 15×10^9/L 左右，中性粒细胞在 0.90 以上。肝功能检查：血清转氨酶、碱性磷酸酶升高。

(4) B 超：提示肝脏单发或多发低回声或无回声肿块，脓肿壁表现为强回声，厚薄不等，脓肿周围显示低回声的水肿带，组成"环中环征"，CT 平扫显示肝实质呈圆形或类圆形低密度肿块，中央为脓腔，密度高于水而低于肝，增强扫描提示脓肿壁强化而脓肿腔无强化。MRI 提示在 T1WI 呈低信号，在 T2WI 呈高信号。

（5）肝脏穿刺抽出黄白色脓性液体，涂片和培养发现细菌，即可明确诊断。

七、鉴别诊断

（一）阿米巴肝脓肿

二者临床表现相似，但病因不同，故在治疗原则上有着本质的不同，因此二者鉴别诊断至关重要。阿米巴肝脓肿常有阿米巴痢疾史，起病比较缓慢，病程长，肝肿大显著，可有局限性隆起，脓腔大，多为单发，肝右叶常见，穿刺脓液呈巧克力色，无臭味，可找到阿米巴滋养体，如无混合感染，细菌培养多为阴性，大便检查常可发现阿米巴包囊或滋养体，抗阿米巴治疗有效。一般来说，二者鉴别比较容易。

（二）肝包虫病

多有牧区居住或与犬、羊等动物密切接触史，临床上表现为上腹部肿块、腹痛或压迫邻近器官的症状，肿块呈圆形，表面光滑，边界清楚，质韧有弹性，能随呼吸上下移动，叩之有震颤。包虫囊液皮内试验、补体结合试验、间接血凝法试验、B 超检查等可帮助诊断。肝包虫一般不难诊断，但当囊肿继发感染时易与肝脓肿相混淆，上述检查结合病史及临床表现有助于鉴别。

（三）右膈下脓肿

往往之前有胃、十二指肠溃疡穿孔及上腹部手术后感染等疾病史，全身中毒症状较细菌性肝脓肿轻，主要表现为胸痛，深吸气时疼痛加重。X 线片可见膈肌抬高，运动受限明显，膈下出现气液面；B 超可见膈下液性暗区。

（四）原发性肝癌

肝癌患者多有慢性肝病病史，一般无明显寒战、发热表现，结合 B 超、CT、AFP 等检查可有助于鉴别。当肝癌中心区液化坏死并继发感染时，可有寒战、高热，结合病史及上述辅助检查可鉴别。

（五）胆道感染

细菌性肝脓肿常与胆结石、胆管炎同时存在，早期以胆道感染症状为主，然后可能以肝脓肿表现为主。早期 B 超检查可发现胆囊增大、囊壁增厚，胆囊内可见结石影、胆总管扩张等。

（六）右下肺炎

主要表现为寒战、发热、咳嗽、右侧胸痛，肺部可闻及啰音，胸部 X 线检查有助于鉴别。

八、治疗

（一）非手术治疗

适用于局限性炎症，脓肿尚未形成或多发小脓肿时。在治疗原发疾病的基础上给予大剂量有效抗生素和全身支持疗法。

1. 早期选用大剂量有效抗菌药物

目前主张有计划地联合应用抗生素，如选用对需氧菌和厌氧菌均有效的抗生素（一般联用两种药物）。待细菌培养报告后，根据药物敏感试验结果进行调整。

2. 全身性支持疗法

由于细菌性肝脓肿患者中毒症状较重，全身情况较差，应积极补液，纠正水、电解质紊乱，给予大量维生素 B、维生素 C、维生素 K，必要时，反复多次输入少量新鲜血液和血浆，纠正低蛋白血症，改善肝功能，增强机体抵抗力。

3. 中药治疗

治疗原则：活血化瘀、泻火解毒、托里透脓。方药有黄连解毒汤和大柴胡汤加减（黄芩 15g、黄柏 10g、柴胡 20g、大黄 10g、枳实 15g、赤芍 10g、半夏 10g、败酱草 10g、蒲公英 10g），确诊后开始服用，每日 1 剂，水煎服，分 2 次服用，停用抗生素后继续服用至痊愈。一般用 15～20 天。

4. B 超或 CT 引导下经皮穿刺抽脓置管引流术

近年来，随着超声、CT、MRI 等影像技术的发展，穿刺或置管引流已成为首选的治疗方法。

（1）适应证：适用于单个较大脓肿，此法简便、创伤小，疗效也满意，尤其适用于年老体弱及危重患者。

（2）禁忌证：有严重出血倾向者、大量腹腔积液者、伴有其他急诊剖腹指征者、脓肿未能完全液化者、肿瘤或血管瘤合并感染者、毒血症严重或合并 DIC 的多房性脓肿者。

（3）方法：通常的做法是在 B 超或 CT 引导下，选取距皮肤最近、避开重要器官、易于穿刺的部位穿刺抽脓或置管引流，用敏感抗生素脓腔内注入或冲洗。疗效好坏的关键是抽吸和冲洗是否干净。目前比较一致的观点认为，对于直径＜5cm 的细菌性肝脓肿，多采用穿刺抽脓的方法。对于直径＞5cm 的细菌性肝脓肿，则采用穿刺抽脓后置管引流的方法。一般认为，患者持续发热且超声、CT 明确有肝内液性占位病变者为最佳穿刺治疗时机；拔管以患者体温正常、临床症状消失及 B 超、CT 检查脓腔基本消失为原则。穿刺针一般选择 16～18G 套管针穿刺，可取得满意的效果。引流管选择 8～10F PTCD 管就可达到通畅引流的目的。对于直径＞10cm 的脓肿可采用经皮穿刺两点双管引流术，具体做法为：从不同部位向同一脓腔内置入两根引流管，一根引流管术后接负压持续吸引，另一根引流管专作灌洗用，接输液器，缓缓滴入冲洗液。具有引流、冲洗互不冲突，冲洗时也不至于因为脓腔压力过高而使脓液溢入腹腔、冲洗时间长等特点。

（二）手术切开引流

1. 肝脓肿切开引流术的适应证

穿刺引流不畅，经积极保守治疗后脓肿无明显缩小，临床表现无明显改善或进行性加重者；伴有原发病变需要手术处理者，如胆源性肝脓肿；脓肿壁厚，保守治疗效果差的慢性肝脓肿者；脓肿壁已穿破或者估计有破溃可能者。手术切开脓肿，处理原发病灶，双套管负压吸引，以彻底引流。

常用的手术方法有以下几种。

（1）经腹腔切开引流术：右肋缘下做斜切口（右肝脓肿）或经腹直肌切口（左肝脓肿），入腹后确定脓肿部位，用湿盐水纱布保护手术野周围，以免污染腹腔。用穿刺针抽得脓液后，沿针头方向用血管钳插入脓腔，排出脓液，再用手指伸进脓腔，轻轻分离腔内间隔组织，用生理盐水冲洗脓腔，洗净后放置双套管负压吸引。

（2）腹膜外脓肿切开引流术：对于肝右叶的前侧、左外叶、肝右叶膈顶部或后侧的细菌性肝脓肿，与腹壁已发生紧密粘连，也可采用腹膜外脓肿切开引流术。

做右肋缘下斜切口，在腹膜外间隙用手指推开肌层直达脓肿部位，用穿刺针抽得脓液后，沿针头方向用血管钳插入脓腔，排出脓液，再用手指伸进脓腔，轻轻分离腔内间隔组织，用生理盐水冲洗脓腔，洗净后放置双套管负压吸引。

（3）后侧脓肿切开引流术：适用于肝右叶膈顶部或后侧脓肿。

患者取左侧卧位，沿右侧第 12 肋稍偏外侧做一切口，切除一段肋骨，在第一腰椎棘突水平的肋骨床做一横切口，显露膈肌，有时需要将膈肌切开到达肾后脂肪囊区，用手指沿肾后脂肪囊向上分离，显露肾上极与肝下面的腹膜后间隙直达脓肿将穿刺针沿手指方向刺入脓腔，抽得脓液后用长弯止血钳顺穿刺方向插入脓腔，排出脓液。用手指扩大引流口，吸净脓液，冲洗脓腔后，放置双套管负压吸引。

2. 脓腔大网膜填塞术

脓腔大网膜填塞术尤其适用于位置较高，引流效果不佳者；位置较深，不便置管引流者；脓腔较大者，网膜填塞更有利于脓腔的愈合。

脓腔大网膜填塞术具有下列优点：易控制感染，脓液清除彻底。大网膜血运丰富，抗感染与吸收能力强，使脓液或渗液迅速清除；脓腔易于愈合，缩短了疗程。脓腔的愈合主要靠脓液排出及感染控制后腔壁塌陷、肝细胞再生、纤维组织增生。大网膜填充脓腔并与肝组织粘连再血管化，促进了脓腔愈合，缩短了疗程，使治疗程序简化。

3. 肝动脉或门静脉插管灌注抗生素

此法适用于位于第二肝门、肝实质深部、病灶呈蜂窝状的肝脓肿或脓肿未液化或多发时。取右肋缘下斜切口进腹，将内径为 1.5mm 的硅胶管向近端插入胃网膜右静脉（深度 5～7cm），并与胃网膜右静脉适当固定，术后持续灌注抗生素（头孢类＋甲硝唑或氨苄西林＋庆大霉素＋甲硝唑）3～5 天。

4. 腹腔镜直视下脓肿切开置管引流

经腹腔镜肝脓肿引流术由于创伤小、疗效好，故其适应证有扩大趋势。目前，适应证为脓肿较大，位置表浅，不易穿刺者；经保守治疗及穿刺引流后无好转者。对于肝脓肿穿破入胸腔、腹腔、胆道，多发散在、位于深部的小脓肿及合并其他严重肝胆疾病者，则不宜施行腹腔镜。

5. 肝叶切除术

适用于慢性厚壁脓肿、脓腔难以塌陷者；肝脓肿切开引流术后，留有无效腔和窦道长期不愈、流脓不断者；肝内胆管结石合并肝左外叶内多发脓肿，致使肝组织严重破坏者，肝萎缩失去正常生理功能者；位于肝脏前缘的较大脓肿，随时有可能破溃入腹腔致感染扩散者；并发支气管胆瘘，难以修补者。

应注意多发性细菌性肝脓肿一般不适于手术治疗。

九、护理

肝脓肿除了积极治疗，早期预防和症状的护理尤为重要。

（一）术前护理

1. 护理评估

（1）健康史：①询问患者有无手术的经历，手术种类、性质等。②询问患者的既往史及评估患者的健康状况，有无疫区接触史，阿米巴痢疾史，细菌性肠炎，体内化脓性病史，以及发病的急、缓，病程长短等；有无伴随其他系统疾病，如心血管系统、呼吸系统、生殖泌尿系统、神经系统、血液系统疾病等。③评估患者的心理状况。

（2）生理状况：①局部，有无气急、胸痛、剧烈咳嗽、肝区疼痛等主诉。②全身，有无体液失衡及营养不良表现。③辅助检查，主要脏器功能及与手术耐受性相关指标的检查结果，包括三大常规检查（血常规、尿常规、便常规），出、凝血功能，血液生化（肝、肾功能，电解质，血糖检查），肺功能，心电图检查及影像学检查。

（3）心理和社会支持状况：患者对疾病、手术及可能出现的并发症的心理反应程度，对疾病手术方式、术后治疗方法及康复知识的掌握程度，家庭对患者治疗的经济承受能力。

2. 护理诊断

（1）体温过高：与感染有关。

（2）疼痛：与肝脓肿致肝包膜张力增加有关。

（3）营养失调：低于机体需要量与发热、恶心、呕吐、食欲不振、感染等有关。

（4）潜在并发症：继发二重感染。

3. 护理目标

（1）患者体温逐渐恢复正常。

（2）患者疼痛减轻或缓解。

（3）患者营养状况得到改善。

（4）患者未继发二重感染。

4.护理措施

（1）心理支持：做好患者及其家属的解释安慰工作，稳定患者情绪，介绍有关的疾病知识，提高其认识并配合治疗和护理，帮助患者勇敢面对疾病，增强战胜疾病的信心和勇气。

（2）病情观察：密切观察患者生命体征情况和腹部体征，观察有无继发脓毒血症、急性化脓性胆管炎或中毒性休克征象，并积极配合抢救。注意治疗前后对比，动态观察。

（3）营养支持：①鼓励患者多进高蛋白、高热量、富含维生素和膳食纤维的食物。②保证足够的液体摄入量，必要时经静脉输注血制品或给予肠内、外营养支持。

（4）高热护理：①调整室温，使室温维持在 18 ～ 22℃，湿度为 50% ～ 70%，保证室内空气新鲜，定时开窗通风。②减少患者衣服，床褥勿盖过多，及时更换汗湿的衣裤和床单位。③加强对体温的动态观察。④物理降温体温在 39℃以上，应使用酒精擦浴或温水擦浴。⑤遵医嘱使用解热镇痛药，如复方氨基比林、双氯芬酸钠栓等。⑥根据患者情况补充水分，以防脱水。⑦遵医嘱使用有效抗生素，注意观察药物不良反应，长期使用抗生素的患者，应警惕继发二重感染。⑧做好口腔及皮肤护理。

（5）疼痛护理：①提供增进患者舒适的方法，a.减少环境中会对患者造成压力的因素；b.安排舒适的体位；c.对待患者耐心温和，动作轻柔；d.教会患者做肌肉松弛运动。②转移患者注意力，降低患者对疼痛的感受，如聊天、阅读书报、手工艺等。③遵医嘱使用镇痛剂，观察用药后效果及不良反应等。

（二）术后护理

1.护理评估

（1）手术情况：麻醉方式、手术名称、术中情况、引流管位置及数量。

（2）身体状况：麻醉恢复情况，手术后生命体征恢复情况，引流管是否通畅，引流液的量、色、性状，全身营养状况改善程度，切口情况等；身体各器官功能，如术后肝功能状况，有无肝昏迷、肝衰竭等并发症。

（3）心理和认知状况：患者及其家属对肝脓肿手术前、后健康教育内容的掌握程度和出院前的心理状况。

2.护理诊断

（1）疼痛：与手术创伤有关。

（2）营养失调：低于机体需要量与发热、手术创伤有关。

（3）潜在并发症：出血、感染等。

3.护理目标

（1）疼痛减轻。

（2）营养状况得到改善。

（3）并发症得到及时发现和处理或无并发症发生。

4.护理措施

（1）病情观察

①生命体征：密切观察生命体征变化，30～60分钟测量血压、脉搏、呼吸一次。病情稳定后，改为1～2小时一次，并做好记录。

②观察有无出血：观察患者有无脉搏增快、细速及血压下降、脉压变小等休克征象；观察伤口敷料有无渗血；术后引流管中血性液体超过100mL/h，且持续数小时，应高度警惕有无内出血的可能。发现异常，及时通知医师并配合处理。

（2）保持呼吸道通畅。肝细胞对缺氧非常敏感，肝叶切除术后应给氧3天，及时清除呼吸道分泌物，必要时行雾化吸入，有利于痰液的稀释及排出，术后早期不宜用力咳嗽，以免引起肝断面出血。

（3）体位与活动。术后绝对卧床休息，定时翻身，动作轻柔。肝叶切除术后为防止肝断面出血，不宜过早活动。

（4）饮食。术后禁食，根据医嘱合理补充水、电解质和维生素。肠蠕动恢复后，先进流质饮食，观察有无恶心、呕吐、腹痛、腹胀等不适，如无不适，逐渐过渡至普食，鼓励患者进富含蛋白、热量、维生素和膳食纤维的食物。禁食期间做好口腔护理。

（5）疼痛护理

①解释切口疼痛原因，安慰患者不要紧张。

②指导患者翻身、深呼吸或咳嗽前用手按压切口部位，减少因切口张力增加或震动引起的疼痛。

③分散注意力，减轻疼痛，如听音乐、聊天等。

④遵医嘱使用镇痛药物。

（6）引流管护理

①解释引流管的意义，使患者了解引流管的重要性，自觉保护引流管。

②妥善固定引流管，长短适宜，保持通畅。避免扭曲、受压、脱出。

③观察引流物的量、颜色、性状，并做好记录。

④每天更换引流袋一次。

⑤阿米巴肝脓肿为防止继发二重感染，宜采用闭式引流。

（7）预防感染

①保持床单位清洁、平整、干燥。

②保持伤口敷料清洁、干燥、无污染。发现渗血、渗液时，及时更换。

③监测体温及血常规情况。

④严格执行无菌操作技术，防止交叉感染。

⑤遵医嘱使用有效抗生素，观察药物不良反应。

⑥改善患者营养状况，提高机体抵抗力。

第三节 肝包虫病

一、概述

肝包虫病是由棘球蚴绦虫（犬绦虫）的蚴虫（棘球蚴）侵入肝脏而引起的寄生虫性囊性病变，为牧区常见的人畜共患的寄生虫病，分为单房性包虫病（包虫囊肿）和泡状棘球蚴病（滤泡型肝包虫病）两类。前者多见，分布广泛，多见于我国西北和西南牧区。本病可发生于任何年龄和性别，但以学龄前儿童最易感染。当人食用被虫卵污染的水或食物，即被感染。棘球蚴可在人体各器官生长，但以肝脏受累最为常见，约占 70%，其次为肺（约占 20%）。

二、病因及流行病学

包虫病是一种人畜共患病，在我国西部牧区及相邻地区流行，且历史悠久，因为发病缓慢，常常得不到重视和及时治疗，严重威胁人民健康，在中国五大牧区之一的新疆，包虫病分布全区。人群包虫病患病率为 0.6% ～ 5.2%。在北疆地区绵羊包虫的平均感染率为 50%，个别地区成年绵羊包虫感染率几乎达到 100%；南疆地区绵羊平均感染率为 30%；全疆牛包虫感染率为 40%，骆驼感染率为 60%，猪感染率为 30%，犬的感染率平均为 30%。有关部门 1987 年在北疆某地一个乡调查 7 ～ 14 岁中小学生 319 名，包虫病患病率为 0.94%，1999 年，在同地调查 404 名同龄学生，患病率上升到 2%。甘肃省畜间包虫在高发区牛、羊的平均感染率达到 70% ～ 80%，个别乡镇牲畜感染率高达 100%；感染率在 20% 以上的县占全省总县数的 32.55%；家犬感染率为 36.84%，而 20 世纪 60 年代家犬包虫感染率为 10.11%。青海省和西藏的高原牧区畜间包虫感染率同样呈高发水平。本病可发生于任何年龄及性别，但最常见的为 20 ～ 40 岁的青壮年，男女发病率差异不大。

三、病理及病理生理学

棘球蚴绦虫（犬绦虫）最主要的终宿主是犬，中间宿主主要为羊、牛、马，人也可以作为中间宿主。成虫寄生于犬的小肠上段，以头节上的吸盘和小钩固着小肠黏膜上，孕节或虫卵随粪便排出，污染周围环境，如牧场、畜舍、土壤、蔬菜、水源及动物皮毛等，孕节或虫卵被人或多种食草类家畜等中间宿主吞食后，在小肠中卵内六钩蚴孵出，钻入肠壁血管，随血液循环至肝、肺等器官，经 5 个月左右逐渐发育为棘球蚴。棘球蚴生长缓慢，需 5 ～ 10 年才达到较大程度。棘球蚴的大小和发育程度不同，囊内原头蚴的数量也不等，可由数千至数万，甚至数百万个。原头蚴在中间宿主体内弥散会形成新的棘球蚴，进入终宿主体内则可发育为成虫。

六钩蚴在其运行中可引起一过性的炎性改变，其主要危害是形成包虫囊，包虫囊最常定位于肝。其生长缓慢，五年到数十年可达到巨大。包虫囊周围有类上皮细胞、异物巨细胞、嗜酸性粒细胞浸润及成纤维细胞增生，最终形成纤维性包膜（外囊）。包虫囊囊壁分为两层，内层为生发层，由单层或多层的生发细胞构成，有很强的繁殖能力。生成层细胞增生，形成无数的小突起，为生发囊，其内含有头节。生发囊脱落于囊中称为子囊。包虫囊壁的外层为角质层，呈白色半透明状，如粉皮，具有吸收营养及保护生发层的作用，镜下红染平行的板层状结构，包虫囊内含无色或微黄色体液，液量可达数千毫升，甚至 20000mL。囊液中的蛋白质含有抗原体。囊壁破裂后可引起局部过敏反应，严重者可发生过敏性休克。包虫囊肿由于退化、感染等，囊可以逐渐吸收变为胶胨样，囊壁可发生钙化。

泡状棘球蚴病较少见，主要侵犯肝脏。其虫体较短，泡状蚴不形成大囊泡，而呈海绵状，囊周不形成纤维包膜，与周围组织分界不清，囊泡内为豆腐渣样蚴体碎屑和小泡，囊泡间的肝组织常发生凝固性坏死，病变周围肝组织常有肝细胞萎缩、变性、坏死及淤胆现象。最终可致肝硬化、门静脉高压和肝功能衰竭。

四、临床表现

（一）症状

患者常有多年病史，就诊年龄以 20～40 岁居多。早期症状不明显，可仅仅表现为肝区及上腹部不适，或因偶尔发现上腹部肿块时引起注意，较难与其他消化系统疾病相鉴别。随着肿块增大压迫胃肠道时，可出现上腹部肿块、肝区的轻微疼痛、坠胀感、上腹部饱胀及食欲减退、恶心、呕吐等症状；当肝包虫囊肿压迫胆管时，出现胆囊炎、胆管炎及阻塞性黄疸等；压迫门静脉可有脾大、腹腔积液。出现毒性和过敏反应时可表现为消瘦、体重下降、皮肤瘙痒、荨麻疹、血管神经性水肿等，甚至过敏性休克。

肝包虫病主要的并发症有二：一是囊肿破裂；二是继发细菌感染。包虫囊肿可因外伤或误行局部穿刺而破入腹腔，突然发生腹部剧烈疼痛、腹部肿块骤然缩小或消失，伴有皮肤瘙痒、荨麻疹、胸闷、恶心、腹泻等过敏反应，严重时可发生休克。溢入腹腔内的生发层、头节、子囊经数月后，又逐渐发育成多发性包虫囊肿。若囊肿破入肝内胆管，由于破碎囊膜或子囊阻塞胆道，合并感染，可反复出现寒热、黄疸和右上腹绞痛等症状。有时粪便内可找到染黄的囊膜和子囊。继发细菌感染时，主要为细菌性肝脓肿的症状，表现为起病急、寒战、高热、肝区疼痛等。但因有厚韧的外囊，故全身中毒症状一般较轻。囊肿可破入胸腔，表现为脓胸，比较少见。

（二）体征

早期体征较少。肝包虫囊肿体积增大，腹部检查可见到右肋缘稍膨隆或上腹部有局限性隆起。囊肿位于肝上部，可将肝向下推移，可触及肝脏；囊肿如在肝下缘，则可扪及与肝相连的肿块，肿块呈圆形，表面光滑，边界清楚，质坚韧，有弹性感，随呼吸上下移动，一般无压痛。叩之震颤即包虫囊肿震颤征；囊肿压迫胆道或胆道内种植时，可出现黄疸；囊肿压迫门静脉和下腔静脉，可出现腹腔积液、脾肿大和下肢水肿等。囊肿破裂入腹腔，则有腹膜炎的体征。

五、辅助检查

（一）实验室检查

1. 嗜酸性粒细胞计数

嗜酸性粒细胞计数升高，通常为 4% ～ 12%。囊肿破裂尤其是破入腹腔者，嗜酸性粒细胞显著升高，有时可达 30% 以上。

2. 包虫囊液皮内试验（Casoni 试验）

包虫囊液皮内试验（Casoni 试验）是用手术中获得的透明的包虫囊液，滤去头节，高压灭菌后作为抗原，一般用 1：（10 ～ 100）等渗氯化钠稀释液 0.2mL 做皮内注射，形成直径为 0.3 ～ 0.5cm 的皮丘，15 分钟后观察结果。皮丘扩大或周围红晕直径超过 2cm 者为阳性。如在注射 6 ～ 24 小时后出现阳性反应者为延迟反应，仍有诊断价值，阳性者提示该患者感染包虫。本试验阳性率可达 90% ～ 93%，泡状棘球蚴病阳性率更高。囊肿破裂或并发感染时阳性率增高；包囊坏死或外囊钙化可转为阴性；手术摘除包囊后阳性反应仍保持 2 年左右。肝癌、卵巢癌及结核包块等可有假阳性。

3. 补体结合试验

补体结合试验阳性率为 80% ～ 90%，若棘球蚴已死或包虫囊肿破裂，则此试验不可靠。但此法有助于判断疗效。切除囊肿 2 ～ 6 个月后，此试验转为阴性。如手术一年后补体结合试验仍呈阳性，提示体内仍有包虫囊肿残留。

4. 间接血凝法试验

间接血凝法试验特异性较高，罕见假阳性反应，阳性率为 81%，摘除包囊 1 年以上，常转为阴性。可借此判定手术效果及有无复发。

5. ABC-ELISA 法

ABC-ELISA 法即亲和素 - 生物素 - 酶复合物酶联免疫吸附试验，特异性和敏感性均较好。

6. Dot-ELISA 法

Dot-ELISA 法操作简单，观察容易，适合基层使用。

（二）影像学检查

1. X 线检查

可显示为圆形、密度均匀、边缘整齐的阴影，或有弧形钙化囊壁影。肝顶部囊肿可见到横膈抬高，动度受限，亦可有局限性隆起，肝影增大。位于肝前下部的囊肿，胃肠道钡餐检查可显示胃肠道受压移位。

2. B 超

可表现为液性暗区，边缘光滑，界限清晰，外囊壁肥厚钙化时呈弧形强回声并伴有声影有时暗区内可见漂浮光点反射。超声波检查可清楚地显示并确定囊肿的部位、大小及其与周围组织的关系，有时可发现子囊的反射波。对肝包虫病有重要的诊断意义，也是肝包虫囊肿的定位诊断方法。对肝泡状棘球蚴病需要结合病史及 Casoni 试验进行诊断。

3. CT

可明确显示囊肿大小、位置及周围器官有无受压等。

六、诊断

本病主要依据疫区或动物接触史及临床表现做出诊断，棘球蚴对人体的危害以机械损害为主。由于其不断生长，压迫周围组织器官，引起细胞萎缩、死亡。同时，因棘球蚴液溢出或渗出，可引起过敏性反应。症状重、体征少是其主要特点。

凡有牧区居住或与狗、羊等动物接触史者，上腹部出现缓慢生长的肿瘤而全身情况良好的患者，应考虑本病的可能性。凡是怀疑有肝包虫病的患者，严禁行肝穿刺，因囊肿内压升高，穿刺容易造成破裂和囊液外溢，导致严重的并发症。

诊断需注意以下几点。

（一）病史及体征

早期临床表现不明显，往往不易发觉。在询问病史时应了解患者居住地区，是否有与狗、羊等接触史。

（二）X 线检查

肝顶部囊肿可见到横膈升高，动度受限，亦可有局限性隆起，肝影增大。有时可显示圆形，密度均匀，边缘整齐的阴影，或有弧形囊壁钙化影。

（三）包虫皮内试验

该试验为肝包虫的特异性试验，阳性率达 90% ～ 95%，有重要的诊断价值。肝癌、卵巢癌及结核包块等曾见有假阳性。

（四）超声波检查

能显示囊肿的大小和所在的部位，有时可发现子囊的反射波。

（五）同位素肝扫描

可显示轮廓清晰的占位性病变。

七、鉴别诊断

肝包虫囊肿诊断确定后，应同时检查其他部位尤其是肺有无包虫囊肿的存在。本病主要与以下疾病相鉴别。

（一）肝脓肿

细菌性肝脓肿常继发于胆道感染或其他化脓性疾病，多起病急骤，全身中毒症状重，寒战、高热，白细胞计数明显升高，血细菌培养可阳性。阿米巴肝脓肿多继发于阿米巴痢疾后，起病较慢，全身中毒症状轻，常有不规则发热及盗汗，如无继发感染，血培养阴性，而脓液为特征性的棕褐色，无臭味，镜检可找到阿米巴滋养体。

（二）原发性肝癌

早期可仅有乏力、腹胀及食欲减退，难以鉴别，但进行性消瘦为其特点之一，同时常有肝区持续性钝痛、刺痛或胀痛。追问既往病史很重要，肝包虫病常有流行区居住史。血清甲胎蛋白测定有助于诊断。

（三）肝海绵状血管瘤

瘤体较小时可无任何症状，增大后常表现为肝肿大压迫邻近器官，引起上腹部不适、腹痛及腹胀等，多无发热及全身症状。通过 B 超、肝动脉造影、CT、MRI 或放射性核素肝血池扫描等检查不难诊断。

（四）非寄生虫性肝囊肿

有先天性、创伤性、炎症性及肿瘤性之分。以先天性多见，多发者又称多囊肝。早期无症状，囊肿增大到一定程度，可产生压迫症状。B 超可作为首选的诊断及鉴别方法。

八、治疗

肝包虫病的治疗目前仍以外科手术为主，对于不适合手术者，可行药物治疗。

（一）非手术治疗

（1）应用指征：早期较小、不能外科手术治疗或术后复发经多次手术不能根治的棘球蚴，也可作为防止弥散于手术前应用。

（2）药物选择及方法：可试用阿苯达唑（400～600mg/ 次，每日 3 次，21～30 天为 1 个疗程）；或甲苯达唑，常用剂量 200～400mg/d，21～30 天为 1 个疗程，持续 8 周，此药能通过弥散作用透入包虫囊膜，对棘球蚴的生发细胞、育囊和头节有杀灭作用，长期服药可使包虫囊肿缩小或消失，囊肿萎陷和完全钙化率 40%～80%。新的苯丙咪唑药物阿苯达唑更容易被胃肠道吸收，对细粒棘球蚴合并感染的患者更有效。常用剂量 200～400mg/d，共 6 周。也可选用吡喹酮等药物治疗。

（3）世界卫生组织（WHO）推荐 PAIR 疗法，即在超声波引导下穿刺 - 抽吸 - 灌洗 - 再抽吸方法，疗效显著。

（二）手术治疗

手术治疗是肝包虫囊肿主要的治疗方法，可根据囊肿有无并发症而采用不同的手术方法。为了预防一旦在术中发生囊肿破裂，囊液溢入腹腔引起过敏性休克，可在术前静脉滴注氢化可的松 100mg。

1. 手术原则

彻底清除内囊，防止囊液外溢，消除外囊残腔和预防感染。

2. 手术方法

（1）单纯内囊摘除术

1）适应证：适用于无并发症（囊肿感染和囊肿破裂）者。

2）手术要点：显露包虫囊肿后，用碘伏纱布或厚纱布垫将手术区与切口和周围器官隔离，以免囊内容物污染腹腔导致过敏性休克。用粗针头穿刺囊肿抽尽囊液，在无胆瘘的情况下，向囊内注入 30% 的氯化钠溶液或 10% 的甲醛溶液，保留 5 分钟，以杀死头节，如此反复 2 ～ 3 次，抽空囊内液体（注：上述溶液也可用碘伏溶液代替）。如囊内液体黏稠，可用刮匙刮除。然后切开外囊壁，取尽内囊，并用浸有 30% 氯化钠溶液或 10% 甲醛溶液的纱布擦抹外囊壁，以破坏可能残留的生发层、子囊和头节，再以等渗盐水冲洗干净。最后将外囊壁内翻缝合。如囊腔较大，不易塌陷，可将大网膜填入以消灭囊腔。

（2）内囊摘除加引流术

1）适应证：包虫囊肿合并感染或发生胆瘘。

2）手术要点：在内囊摘除的基础上，在腔内置多孔或双套管负压吸引引流。如感染严重，残腔大，引流量多，外囊壁厚而不易塌陷时，可在彻底清除内囊及内容物后，行外囊与空肠侧"Y"形吻合建立内引流。

3）注意事项：引流的同时应用敏感抗生素；当引流量减少、囊腔基本消失后开始拔管。

（3）肝切除术

1）适应证：单发囊肿体积巨大、囊壁坚厚或钙化不易塌陷，局限于半肝内，而且患侧肝组织已萎缩；限于肝的一叶、半肝内的多发性囊肿和肝泡状棘球蚴病者；引流后囊腔经久不愈，遗留瘘管；囊肿感染后形成厚壁的慢性囊肿。

2）手术方法：根据囊腔的位置和大小，可考虑做肝部分切除或肝叶切除。

（4）囊肿并发破裂后的处理。

囊肿破裂后所产生的各种并发症或同时伴有门静脉高压者，也称为复杂性囊肿。此时处理原则是首先治疗并发症，应尽量吸除腹腔内的囊液和囊内容物，并放置橡胶管引流盆腔数日。然后，根据病情针对肝包虫囊肿进行根治性手术。对囊肿破入胆管内伴有胆道梗阻的患者，应切开胆总管，清除包虫囊内容物，并做胆总管引流。术中应同时探查并处理肝包虫囊肿。

3. 术后并发症及处理

（1）胆瘘：囊液呈黄色者表示存在胆瘘，应将其缝合，并在缝合外囊壁残腔的同时，在腔内置多孔或双套管负压吸引引流。

（2）继发性棘球蚴病：多由手术残留所致，可再次手术或改用药物治疗。

（3）遗留长期不愈的窦道：可行窦道造影，了解窦道的形态、走向及与病灶的关系，行肝部分切除或肝叶切除。

九、护理

（一）术前心理护理

由于多数患者并无临床症状或症状轻微而无意中发现肝脏包虫，一时难以接受，多数会产生失落感及悲观疑惑心理，严重者不配合治疗及护理。护理人员应在患者入院后给予积极的心理疏通，耐心讲解本病产生的原因及发病机制。告知只要积极配合治疗可痊愈。术前应配合医师详细告知患者手术所采用方法和目的，并告知患者及其家属肝脏再生能力很强，切除部分肝脏是为了"根治性切除肝包虫"使患者保持良好的心理状态和自我调节能力。

（二）术前准备

自入院后给予高蛋白、高热量、高维生素饮食，增加肝脏耐受手术打击的能力。术前一晚嘱患者洗澡保持皮肤洁净，并清洁灌肠，术前 8～12 小时禁食、4～6 小时禁水，术晨留置胃管、尿管。对于较大的包虫囊肿，在剧烈运动下有破裂的可能。因此，术前应告知患者避免挤压及剧烈运动。

（三）术中护理

术中预防性应用氢化可的松 100mg，以防因囊肿破裂等引起过敏性休克。一旦出现过敏性休克征兆，应立即通过术前建立好的静脉通路升压、扩容、抗过敏等治疗，同时快速清除过敏原。为避免二次感染，术中应严格执行无菌操作，把好无菌关。

（四）术后护理

1. 术后基础护理

术后 6～8 小时去枕平卧，8～12 小时后取半卧位，同时鼓励患者做深呼吸运动，不仅有利于呼吸及腹部引流，还可有效防止坠积性肺炎的发生。原则上术后 12～24 小时鼓励患者下床活动，早期适量运动可促进肠管蠕动、肛门排气、减轻腹胀，不仅可防止术后肠黏连及梗阻发生，还可预防下肢静脉血栓形成，但在实际临床工作中，由于患者手术伤口在术后 24～48 小时多为疼痛最剧烈的时期。因此，对疼痛剧烈难忍，尤其是对疼痛敏感者，可适量给予止痛药物等，对能够下床活动者应注意伤口保护，可在给予束缚带的同时由家人或医护人员协助下床活动，避免伤口崩裂，给患者造成二次伤害。术后常规应用多功能生命体征监测仪密切监测患者生命体征变化。保持手术切口区域清洁、干燥，观察并记录切口渗液等情况，同时需记录渗出物的性质和量，记录者在记录上述情况后应准确标注记录／观察的时间，以便医师及时了解患者术后伤口情况。

2. 术后引流导管的护理

由于包虫病外科手术后均需放置引流管，因此导管护理的优劣对整个治疗效果起重要作用。

（1）必须保持引流管通畅，定时观察、记录引流液的量和性状。

（2）妥善固定引流管，防止引流管扭曲、脱落。

（3）常规于置管 24 小时后更换敷贴，严密观察切口区域有无异常变化。

（4）引流管一般需在 3 ～ 5 天拔出，残腔引流管的放置不能超过 12 天，否则感染在所难免。引流管拔出指征为引流液清亮且引流量每天少于 10mL。

第四节　门静脉高压症

一、概述

门静脉高压症是指门静脉系统血流受阻和（或）血流量增加、血液瘀滞，导致门静脉及其属支血管内静水压升高（> 2.45kPa 即 > 25cmH$_2$O），并出现脾脏肿大或伴有脾功能亢进、门腔侧支循环形成及腹腔积液等临床表现。正常门静脉压力为 1.27 ～ 2.35kPa（13 ～ 24cmH$_2$O），平均 1.76kPa（18cmH$_2$O）。

二、病因

门静脉高压症的发病原因至今仍不完全清楚，门静脉血流受阻是发病的主要原因，但不是唯一的原因。我国门静脉高压症患者中 90% 以上是由肝脏疾病引起的，在这类疾病中肝硬化最为常见。先天性门静脉闭塞、门静脉纤维化、门静脉或脾静脉血栓或受压、动脉－门静脉瘘均可引起肝前型门静脉高压症。由缩窄性心包炎、Budd-Chiari 综合征引起的门静脉高压症为肝后型门静脉高压症，它是由肝静脉血液回流受阻所造成的。特发性门静脉高压症，实际上是指那些原因不明的患者，有学者认为，由肝内门静脉硬化病引起，或是与胶体在狄氏间隙沉积及肝内门静脉小分支血栓形成有关；但也有学者认为，此类患者属 Banti 综合征的范畴，其起因可能与脾脏病变有关。肝炎由于肝细胞破坏与水肿以及肝脏灭活血管活性物质能力的下降亦可造成门静脉高压症。门静脉高压症还可以继发于腹腔内感染如急性阑尾炎、腹膜炎、胆道感染；脾切除、分流术及胆道手术以后；高凝状态如髓外造血、口服避孕药、胶原病、游走性静脉炎等。胰腺炎等疾病还可引起区域性门静脉高压症。这些虽属于少见的门静脉高压症，但其引起的门静脉高压症的并发症仍需要以外科手段来治疗。无论何种疾病引起的门静脉高压症，其根本的原因是由于门静脉血液回流障碍。20 世纪 30 年代，美国纽约长老会医院学派的理论也是当前较为普遍的看法。他们根据肝硬化时肝内血管受到增生纤维和再生结节的压迫或肝外门静脉主干的梗阻引起门静脉血回流障碍而使门静脉压升高的现象，将脾大、门－体侧支循环形成引起的食管静脉曲张和腹腔积液都归因于门静脉血流的阻滞，而否定了以前 Banti 提出的脾毒素理论。但随着近年来对门静脉高压症血流动力学广泛深入的研究，人们发现，肝硬化病理程度及脾脏大小与门静脉压力无明显关系。除此之外，国内外学者的大量研究工作证实，肝脏发生病变时，多种血管活性物质和激素在肝脏内的灭活减少，从而使这些递质在血液中浓度发生改变，他们可以通过影响内脏血管的阻力和血流量来影响门静脉的压力。

三、发病机制

门静脉高压症病因繁多，其发病机制自然也就极为复杂。在近百年的研究及实践认识中对门静脉高压症的发生和发展有了较为深刻的认识。有研究表明，门静脉高压病的发生和发展过程包括门静脉血流阻力增加，门-体侧支循环形成，内脏血管扩张及血流增加，血容量增加，周围血管扩张和全身高动力循环产生。这个过程的实质就是门静脉系统血管容量的变化过程。近年来的研究表明，血管内的压力（P）是直接与血管内的血流量（Q）及阻力（R）有关的，P=Q×R。同样，门静脉高压症的形成与其血流阻力和血流量有关。门静脉的压力是门静脉的血流和阻力的调节。

（一）肝内阻力增加

门静脉血流的主要阻力部位在肝脏，正常情况下，肝脏是一个富有顺应性的器官，门静脉血流量及血管阻力在一定范围内波动时，机体可调节代偿，使门静脉压维持在正常范围内，但在慢性肝病时却见不到此种现象。由于肝脏纤维化，肝血管变形，顺应性减低，致使肝内血管阻力增大，加之内脏血流量增加，从而导致门静脉高压症形成。按照门静脉血流阻力增加的部位可归纳为肝前型、肝后型及肝内型（肝窦前型、肝窦及肝窦后型）。早期的观点认为，肝硬化时肝脏硬化组织及再生的结节阻塞和挤压血管结构，导致门静脉血流受阻，压力增加，强调肝脏解剖学上改变在门静脉高压形成的作用。

门静脉高压病的"门静脉系梗阻学说"的主要理论依据在于门静脉系与肝静脉均无静脉瓣膜，当各种因素导致门静脉血液回流受阻时，则门静脉压力相应升高，并导致门静脉与体静脉之间的侧支循环开放，食管、胃底静脉曲张形成，脾脏淤血肿大，脾功能亢进；消化道与腹膜以及肝脏表面因静脉压升高而使渗出液与漏出液增多进入腹腔内形成腹腔积液。该学说是门-体分流术的理论基础。大量临床和实验研究结果表明，门静脉系梗阻，特别是各种肝硬化造成的肝脏结构紊乱是导致门静脉高压症的最重要的因素，临床上大多数门静脉高压症患者伴有各种不同类型的肝硬化。

当门静脉系梗阻时，门静脉流出道障碍，此时门静脉系统出现"被动淤血"，导致门静脉高压症产生，这是门静脉高压症发生机制的经典学说，即门静脉高压症的"背向性机制"。

后来发现，肝硬化在肝脏形态学上的改变在门静脉高压症的形成中的作用是无疑的，但是，导致肝脏血管张力增加因素在门静脉高压症中的作用也同样非常重要。就同动脉性高压病一样，肝脏的星状细胞和肝血管内膜合成分泌许多活性物质，如一氧化氮、内皮素、前列腺环素等，机体内舒血管因素减少，缩血管因素增加，导致血管张力增加，门静脉压力增加。近年来发现，许多介质可影响门静脉压力，如去甲肾上腺素、血清素（5-HT）、高血糖素、前列腺素、前列腺环素、内皮素、利钠激素、一氧化氮、白三烯、内毒素、血小板活化因子、氨基酸、组胺和血管活性激肽等。

"递质代谢障碍学说"认为，肝硬化是肝功能受损及其他原因引起神经介质、激素等代谢紊乱，从而引起全身和内脏的血流循环紊乱，造成门静脉血流量增多及阻力增高，形成门静脉高压症。该学说是当前许多药物治疗门静脉高压症的理论依据。

（二）门静脉血流增加

全身及内脏血流缓慢持续的增加在门静脉高压症中起着重要作用，人体和动物实验均已得到证实。周围血管扩张导致一系列的反应，如全身血管阻力下降、平均动脉压下降、血管容量下降、内脏血流增加等。周围血管扩张导致中心血容量减少，后者反过来导致交感神经兴奋，肾素－血管紧张素系统活化，刺激肾脏，水、钠潴留，血容量增加，从而导致内脏血流量增加，门静脉血流增加。正常情况下，内脏可调节。肝硬变时代偿能力差，血管顺应性下降，加之内脏血流量增加，从而导致门静脉高压症。已知可能参与这种扩血管作用的扩张剂有神经肽、前列腺素、腺苷、胆酸及胰高血糖素等胃肠道激素。近年来研究最多的是一氧化氮（NO）。

NO 是血管内皮产生的扩血管因子，通过 NO 合成酶的作用由精氨酸产生，以激活鸟苷酸环化酶的形式发挥作用。目前已知有两种 NO 合成酶，一种为结构酶，存在于血管内皮细胞，在正常生理活动中起作用，短时期内增加 NO 的合成；另一种为诱导酶，能为各种细胞（内皮细胞、肝细胞、巨噬细胞）中的细胞因子和细菌毒素所诱导产生，相对于结构酶而言，该酶能维持较长时间的 NO 合成。可以推测，由于门－体分流或肝硬化肝脏清除毒素能力下降，使循环中内毒素水平升高，刺激内皮细胞，血管平滑肌及肝、肺等组织产生诱导酶，合成大量 NO，达到扩张血管等作用。给已有动脉血压及外周血管阻力降低、内脏血管扩张等特征的门静脉高压鼠模型一次性注射大剂量 L-NMMA（一种 NO 生物合成抑制剂）能升高体循环压力，降低心搏出量，增加体循环血管阻力，减少胃肠道及胰、肾的血流量。L-NMMA 虽增加门静脉血管阻力，却不改变门静脉压力和门体静脉分流情况，预先给予另一种 NO 抑制剂（L-精氨酸），则能阻断L-NMMA 的这种作用，间接证明在门静脉高压症中有 NO 的局部合成增加并参与了高动力循环状态的形成。另一组对 L-精氨酸的研究也得到类似的结果。但也有学者通过研究证明，门静脉高压症内脏充血情况与 NO 的异常合成无关。而 Cornel 在观察了门静脉高压症模型鼠离体肠系膜上动脉对氯化钾灌注的反应后认为，NO 是通过抑制血管收缩剂的缩血管作用而间接地扩张血管。"内脏循环高动力学说"认为，各种因素致内脏动脉系统的高压力灌注，加之肝内大量动－静脉短路形成导致门静脉血流量增加，因而门静脉高压症形成。

门静脉高压症的发生与循环高动力状态有关。肝硬化时可伴有巨脾症，脾动脉血流增加，脾内小动脉阻力下降，脾静脉血氧饱和度增高；此外，肝内的动－静脉交通支开放、

内脏循环的动 - 静脉交通支开放等，均使内脏血管阻力降低，门静脉血流量增加。肝硬化时循环系统功能改变的特点是心搏出量和心排血量增加，血容量增加，周围血管阻力降低，动、静脉血氧差降低，此种改变类似外周动静脉瘘患者的循环改变。因而，门静脉循环的高功能状态可能与门静脉高压症时的病理生理现象有密切的关系，对于这种情况，人们提出了门静脉高压症的"主动充血"理论，即门静脉高压症的"前向性机制"。门静脉高压症的发病机制是较为复杂的问题，尽管目前有诸多学说，但是较为一致的认识是各种因素致肝静脉阻力增加和内脏高动力循环，从而导致门静脉高压症，围绕这两方面已作了大量的研究，但诸多引起门静脉高压症的因素所引起的作用不完全相同，有关的机制还有待进一步阐明。

四、病理生理

门静脉高压症可分为肝前型、肝内型和肝后型三种。肝内型在我国最常见，占 95% 以上。

（一）肝前型

门静脉或其主要属支脾静脉、肠系膜上静脉发生梗阻，可由先天性或炎症性致血栓形成，发生闭塞或狭窄而致病；也可因上腹部肿瘤、炎症包块、淋巴结压迫致病。病变早期对肝功能影响不大，但长时间门静脉供血减少后，亦可引起肝功能不全。

（二）肝内型

在我国最多见，占 95% 以上，分为窦前、窦后、窦型。常见的窦前阻塞病因是血吸虫性肝硬化，血吸虫在门静脉内发育成熟、产卵，虫卵栓子随门静脉血流抵达肝小叶间汇管区的门静脉小分支，引起虫卵栓塞、内膜炎、周围纤维化，导致门静脉血流受阻，形成门静脉高压症，在长江流域该型门静脉高压症较多见。窦后及窦型的常见病因是肝炎后肝硬化。病变基础是肝小叶内纤维组织增生和肝细胞再生。增生纤维组织和再生肝细胞结节挤压，使得肝窦变狭窄或闭塞，以致门静脉血流不畅，血流瘀滞，门静脉压力增高，又由于部分压力高的肝动脉血流经汇管区的动静脉交通支注入压力较低的门静脉小分支，使得门静脉压力更加增高。另外，肝内淋巴管网也因增生的纤维组织和再生肝细胞结节压迫扭曲，导致肝内淋巴回流受阻，淋巴管网的压力增高，这也促进门静脉高压症形成。

（三）肝后型

肝静脉流出道因先天性畸形、炎症、外伤、结核及心脏和心包疾病而致病。

据统计资料，门静脉正常压力为 12 ～ 20cmH$_2$O，门静脉高压时，压力通常增至 30 ～ 50cmH$_2$O，门静脉压力不超过 25cmH$_2$O 时，食管胃底曲张静脉很少破裂出血。由于门静脉本身没有瓣膜，其压力通过流入血量及流出阻力形成并维持，门静脉系统压力增高时，血流瘀滞，首先出现充血性脾大。长期充血会引起脾窦扩张、单核吞噬细胞增生及吞噬红细胞现象，长期的充血还可引起脾脏周围炎，发生脾脏与膈肌间的广泛粘连和侧支血管形成，脾内纤维组织增生和脾组织再生，因而发生不同程度的脾功能亢进。临床上除有脾大外，还有外周血细胞减少，最常见的是白细胞和血小板减少。交通支静脉扩张时，食管胃底静脉形成静脉曲张最早、最显著。黏膜因静脉曲张变薄，而易被粗糙食物所损伤，胃液反流入食管，腐蚀已变薄的黏膜，在恶心、咳嗽等腹内压力突然升高时，则可导致曲张静脉破裂出血，发生急性的大出血。直肠下段、肛管交通支静脉曲张时，可引起继发性痔疮。脐旁静脉与腹壁上、下静脉交通支的扩张可引起腹壁脐周静脉曲张，腹膜后静脉丛也明显扩张、充血。门静脉压力升高时，门静脉系统毛细血管床的滤过压增加，组织液回收减少而漏入腹腔，同时肝硬化引起低蛋白血症，引起血浆胶体渗透压下降，促使血浆外渗。另外，肝功能不足时，肾上腺皮质的醛固酮和垂体后叶的抗利尿激素在肝内分解减少，血内水平升高，促进肾小管对钠和水的重吸收，从而引起钠、水潴留。以上多种因素的综合作用，就会引发临床上的腹腔积液症状。

约 20% 的门静脉高压症患者并发门静脉高压性胃病，占门静脉高压症时上消化道出血的 5%～20%。在门静脉高压症时，胃壁淤血、水肿，胃黏膜下层的动静脉交通支广泛开放，胃黏膜微循环发生障碍，导致胃黏膜防御屏障的破坏，形成门静脉高压性胃病。

门静脉高压症时，由于自身门-体血流短路或手术分流，造成大量门静脉血液绕过肝脏直接进入体循环，对脑部产生毒性作用，出现精神、神经综合征，称为肝性脑病，肝性脑病常因胃肠道出血、感染、过量摄入蛋白质、镇静药、利尿剂而诱发。

五、临床表现

（一）病史

常有慢性肝炎病史，尤以乙型肝炎最常见。门静脉高压症多见于 30～50 岁男子，病情发展缓慢。

（二）症状

（1）脾大、脾功能亢进，一般于门静脉高压症时最早出现，大者可达脐部。早期脾脏质软且活动；晚期质地变硬，活动度减少。门静脉血流受阻或血流量增加均可引起脾脏充血性肿大，长期脾窦充血，可引起脾内纤维组织增生和脾髓细胞增生，血细胞的机械破坏增加。另外，脾脏内单核巨噬细胞增生也是引起脾大的原因。脾大越明显，脾功能亢进越明显，患者表现为全血细胞减少。

（2）上消化道出血，约占 25%，表现为出血量大且急。因肝功能损害使得凝血酶原合成发生障碍，又因脾功能亢进使血小板减少，以致出血不易自止。患者耐受出血能力较正常人差，约有 25% 的患者在第一次出血时会因失血引起严重休克或肝组织严重缺氧导致急性肝衰竭而死亡。部分患者出血常复发，第一次出血 1～2 年，约有半数患者可再次出血。

（3）腹腔积液是肝功能受损的重要标志，它也受门静脉压力增高的影响，患者出现腹腔积液后，常伴有腹胀和食欲减退，少量腹腔积液患者在排尿后可在膀胱区叩诊呈浊音，中度腹腔积液患者可叩及移动性浊音，大量腹腔积液患者可见蛙状腹。

（三）体征

体检时触及脾脏，提示可能有门静脉高压症，如有黄疸、腹腔积液、前腹壁静脉曲张等体征，表示门静脉高压严重。如果能够触及质地较硬、边缘较钝而不规整的肝脏，肝硬化的诊断就能成立，但是有时硬化的肝脏难以触到，患者还可能出现慢性肝病的其他征象如蜘蛛痣、肝掌、睾丸萎缩、男性乳房发育等。

六、辅助检查

（一）实验室检查

1. 血常规

脾功能亢进时，血细胞计数减少，以白细胞和血小板下降最为明显。出血、营养不良、溶血等均可引起贫血。

2. 便常规

上消化道出血时出现柏油样便或大便隐血试验阳性。

3. 肝功检查

可反映在血浆清蛋白降低，球蛋白升高，清蛋白、球蛋白比例倒置。

许多凝血因子在肝脏合成，加上慢性肝病患者常有原发性纤维蛋白溶解，故常伴有凝血酶原时间延长，还应做肝炎病毒免疫学及甲胎蛋白检查。

（二）影像学检查

1. B超和多普勒超声

提示肝脏萎缩、多发点状强回声、脾肿大、门静脉主干或脾静脉、肠系膜上静脉增宽，有时可探及腹腔积液、门静脉内血栓及逆肝血流形成。

2. CT扫描

对门静脉高压症及其病因学诊断具有重要意义，肝内型的CT图像表现有肝脏体积缩小，可见肝裂增宽和肝门区扩大，肝表面高低不平，肝脏密度不均可见局灶性低密度灶，并可见脾脏明显增大，门静脉主干扩张，还会出现侧支血管扩张和扭曲，还可见到较大量腹腔积液，对肝外型门静脉高压证也具有重要意义，可提示门静脉及属支血栓形成及闭塞情况。

3. 食管钡餐检查

70%～80%的患者显示明显的静脉曲张。食管充盈时，食管黏膜呈虫蚀样改变，食管排空后，曲张静脉为蚯蚓样或串珠样充盈缺损影。

4. 门静脉造影检查

亦对诊断有帮助，但属非常规检查。在有需要及条件许可时进行此类检查。方法：

术前在右侧第九或第十肋间隙和腋中线交叉处经皮穿刺肝脏，行门静脉造影，可以确定门静脉主干有无阻塞，也可确定肝内型或肝外型。由于病变肿大肝脏在穿刺后可发生出血，门静脉造影一般直接在术前进行。术中直接测定自由门静脉压是最可靠的诊断方法。如果压力超过 30cmH$_2$O，则诊断肯定。方法是应用一根标有刻度的，长约 60cm 的细玻璃管，连接在暂用血管钳夹住的塑料管和穿刺针上，管内充满等渗盐水，测定时，针尖可刺入胃网膜右静脉或其较大分支内，但准确的是直接刺入门静脉内。必须注意的是，玻璃管的零度应相当于腰椎体前缘的平面。测压应在不给全身血管舒缩药物下进行，休克患者应在休克纠正后再测，重复测压时，患者动脉压的相差应不大。

（三）其他检查

1. 胃镜检查

可见曲张的食道胃底静脉，门静脉高压症时门静脉血回流受阻，胃左、胃短静脉发生逆流，形成食管胃底静脉曲张，使门静脉血经胸、腹腔段食管静脉侧支流入奇静脉和半奇静脉。Spence 在有食管静脉曲张的标本上，见到食管下段黏膜上皮内和黏膜上皮下充满血液的管道，其突向食管腔内的顶端只有一层鳞状上皮，极为菲薄，这种改变可能相当于内镜检查时所见到的樱红色斑点，表示即将有破裂出血的可能，有时可见胃黏膜糜烂或溃疡。任何发生在胃内的曲张静脉（可伴有或不伴有食管静脉曲张）理论上均可成为胃底静脉曲张。与食管静脉曲张诊断不同，胃底静脉曲张的诊断有时存在困难。内镜下对胃底静脉曲张的检查必须注入足够的气体使胃腔充分扩张，展开粗大的黏膜皱襞，并准确、细致地观察胃底部。尽管如此，仍有少数患者可能难以确定诊断。内镜超声的应用对胃底静脉曲张的诊断更加准确，有助于发现胃底静脉曲张，尤其是能准确区分粗大的黏膜皱襞和曲张血管，但操作较困难限制了其使用。目前，内镜检查仍然是胃底静脉曲张的主要诊断方法。

2. 骨髓穿刺检查

排除其他血液性疾病，在门静脉高压症时常表现为增生性骨髓象。

七、诊断

（一）病史

详询有无肝炎、血吸虫病、黄疸等病史，有无鼻出血、牙龈出血及上消化道出血史，有无长期饮酒、慢性腹泻、腹胀、下肢水肿等病史。

（二）体征

注意有无黄疸、肝掌、蜘蛛痣及腹壁静脉曲张；脐周能否闻及静脉鸣；肝脾是否肿大，肿大程度及硬度，表面是否光滑，肿大之脾脏能否推动；有无腹腔积液等。

（三）实验室检查

血、尿、便常规，大便隐血试验，血小板计数，出、凝血时间，凝血酶原时间，血清总胆红素、结合胆红素、清蛋白、球蛋白、转氨酶及尿素氮，甲胎蛋白和酶谱，乙肝相关的抗原抗体，有条件的应做蛋白电泳、乳果糖廓清试验。怀疑血吸虫病者应做大便沉淀孵化试验或血清环卵沉淀试验。

（四）B超检查

了解肝、脾大小和有无肝硬化、腹腔积液及其严重程度。

（五）彩超检查

了解脾静脉、门静脉、肾静脉直径及有无血栓形成，门静脉血流量及血流方向等。

（六）纤维胃镜检查

可确定有无食管、胃底静脉曲张及其严重程度，以及有无出血危象。

（七）X线钡餐检查

钡餐检查观察有无食管、胃底静脉曲张，静脉肾盂造影可了解双侧肾功能，必要时可做肝静脉、门静脉及下腔静脉造影。

八、鉴别诊断

（一）胃十二指肠溃疡出血

约占上消化道大出血的一半，其中3/4是十二指肠溃疡。详细询问病史，全面体检和化验检查包括肝功能试验、血氨测定和磺溴酞钠试验等，都有助于鉴别。要注意的是肝脾肿大不明显、没有腹腔积液的患者，尤其在大出血后，门静脉系统血量减少，脾脏可暂时缩小，甚至不能扪及。还需要指出，10%～15%肝硬化患者并发胃溃疡或十二指肠溃疡；必要时，可行X线钡餐检查、纤维胃镜检查等来迅速明确出血原因。对某些难以鉴别的患者，可试行三腔管压迫止血；如果不是食管胃底曲张静脉破裂出血，应是无效的。

（二）出血性胃炎

又称应激性溃疡，约占消化道出血的5%。根据病史、临床表现及实验室检查等可资鉴别。

（三）胃癌

占消化道出血的2%～4%。黑粪比呕血更常见。

（四）胆道出血

各种原因导致血管与胆道相通，引起血液涌入胆道，再进入十二指肠。最常见的病因是肝外伤。

九、治疗

（一）治疗原则

要正确处理门静脉高压症，首先必须结合我国的具体情况，分别对待两种不同病因引起的肝硬化：血吸虫病性肝硬化和肝炎后肝硬化。这两种肝硬化具有不同的病理变化和临床表现，治疗的方法和疗效也有所不同。血吸虫病性肝硬化的病理变化是窦前阻塞，临床表现主要是脾肿大和脾功能亢进，但肝功能较好。国内大量病例的远期随访资料证明，仅仅施行脾切除即能获得满意的疗效。而肝炎后肝硬化的病理变化是窦后阻塞，脾肿大和脾功能亢进多不显著，而肝功能则严重受损，手术治疗的效果就较差。近10年来，长江流域大部分地区的血吸虫病已基本控制，肝炎后肝硬化所致的门静脉高压症在国内正逐渐上升，已成为外科临床工作中亟待解决的课题。其次，必须明确外科治疗的主要目的在于抢救门静脉高压症并发的食管胃底静脉曲张破裂所致的大出血。文献中大量的统计数字说明，肝硬化患者中仅有40%出现食管胃底静脉曲张，而有食管胃底静脉曲张的患者中有50%～60%并发大出血，这说明有食管胃底静脉曲张的患者不一定发生大出血。临床上还看到，本来不出血的患者，在经过预防性手术后反而引起大出血。尤其鉴于肝炎后肝硬化患者的肝功能损害多较严重，任何一种手术对患者来讲都是负担，甚至引起肝功能衰竭，因此对有食管胃底静脉曲张但没有出血的患者，是否应进行预防性手术治疗，值得探讨。近年来倾向"不做预防性手术"，对这类患者重点应摆在内科的护肝治疗方面。

（二）非手术治疗

1. 一般治疗

（1）休息：失代偿期肝硬化患者，有程度不等的劳动力丧失，多数患者难以胜任正常人从事的工作及生活，故以休息为主。一般情况良好的稳定期患者，可适当活动及少量工作，但要注意劳逸结合，活动及工作以不感觉劳累为度，并密切观察症状及肝功能变化。如处于病变活动期，肝功能检查异常及有明显乏力及消化道症状者，则应休息及治疗。如果肝功能有异常或者有黄疸，或出现并发症，则应该卧床休息或住院治疗。

（2）营养及饮食：肝硬化患者由于病程较长，长期营养及热量摄入不足，肝功能损害导致清蛋白合成障碍及水、电解质平衡失调，加之多种原因引起的身体消耗，因而患者多处于营养缺乏及低血容量状态。肝脏病变不断加重，可引起继发感染、大出血和水电解质平衡失调、肝性脑病及肝肾综合征，甚至危及生命，因而，合理饮食，保证足够的热量、营养以及水、电解质平衡非常重要，可为患者赢得治疗时间，促进肝脏病变恢复及减少并发症的发生，以提高患者生活质量及延长其生存时间。对于可以正常进食的患者，应调整饮食的质和量，以满足对营养的需求。其食物以高能量、高蛋白质、足量维生素、易消化为宜。蛋白质的来源应以优质蛋白为主，如鱼类和豆类蛋白等。对血氨已经升高而有肝性脑病的患者，应限制或禁食蛋白质。待病情好转后，在药物的辅助下，逐渐增加蛋白质的量。提倡食用富含支链氨基酸的高能量植物蛋白饮食。2000年，欧洲营养协会达成以下共识。

1）肝硬化患者处于高代谢状态，饮食中需要比正常人添加更多的蛋白质，才能维持氮平衡。

2）大多数患者可以耐受正常甚至更高的蛋白质摄入，而不产生肝性脑病。

3）可对肝硬化患者的饮食习惯进行调整，在平常餐的基础上，有必要晚上加餐。

4）对于重症营养不良患者，应考虑补充氨基酸，以满足蛋白质合成的需求。

5）对少数不能耐受蛋白质从胃肠道摄入的患者，如肝性脑病者，可以考虑以支链氨基酸作为氮源。

2.合并慢性活动性肝炎的治疗

慢性肝炎发病机制复杂，肝炎病毒活动复制及其引起机体异常免疫应答，是造成肝细胞变性坏死及肝纤维化发生的重要原因，因而，治疗应包括抗病毒治疗，应尽快抑制病毒复制，并清除病毒；免疫调节，大多数患者处于免疫功能低下甚至免疫耐受状态，以致不能清除病毒，应给予以免疫增强剂为主的免疫调节剂；保肝治疗，减轻肝细胞炎症坏死，促进肝细胞病变恢复；防治肝纤维化，防止肝硬化范围进一步扩大，保持肝细胞一定的代偿储备功能。其中，抓住良好时机给予抗病毒治疗，是阻断病情发展的关键步骤。同时要兼顾其他，采取以抗病毒联合调节免疫的综合治疗措施。

（1）抗病毒治疗：干扰素是国内外公认有一定疗效的抗 HBV 及 HCV 药物，它本身为正常人免疫活性细胞分泌的一种细胞因子，有抗病毒、调节免疫及抗肝纤维化作用。由于肝硬化患者肝储备及代偿能力低下，且因伴脾功能亢进而多有粒细胞及血小板下降，因而，抗病毒治疗不具备应用干扰素的必须条件，且应用后疗效亦差，故不选用干扰素，最好应用其他抗病毒药更安全、有效。

核苷类似物主要针对 DNA 病毒而用于抗 HBV 治疗，有直接抗病毒作用，一般不需要通过机体免疫反应或对机体免疫功能影响较小，因而，较少出现用药后对肝脏的免疫损伤，而无干扰素类药物造成的脑病一过性加重，且对血白细胞及血小板影响亦很小，故用于肝炎肝硬化患者抗 HBV 作用可能更安全，包括嘧啶类核苷类似物及嘌呤类核苷类似物。

嘧啶类核苷类似物：

1）单磷酸阿糖腺苷系通过抑制 DNA 聚合酶而阻断 HBV 复制。

2）拉米夫定是第二代核苷类似物，使双脱氧核苷类似物 2'-3'- 双氧脱 -3- 硫代胞嘧啶核苷，口服后迅速吸收，通过干扰及抑制 HBV 复制中逆转录过程而有较强的抗 HBV 作用。

临床上亦发现部分病例用药后有转氨酶一过性增高。

嘌呤类核苷类似物：

1）利巴韦林是一种广谱的抗病毒药物，尤其对 RNA 病毒疗效较好，对 HBV 没有明显的作用。对丙型肝炎用药后可使肝功能及肝组织学好转，抗 HCV 效果较差，联合 IFN 治疗，可明显提高效果，而成为当前治疗丙型肝炎的重要治疗方案。

2）泛昔洛韦是最近一代鸟嘌呤核苷类似物，口服后迅速吸收并转换为有抗 HBV 活性的潘昔洛韦。

其作用主要是抑制 DNA 多聚酶及干扰 HBV 逆转录过程。国外应用对慢性乙肝有效，亦可用于失代偿肝病患者。但抗 HBV 作用不如拉米夫定，临床上尚未广泛应用。

（2）免疫调节剂：慢性肝炎的发病机制中重要的是肝炎病毒诱发机体的免疫应答，引起肝细胞的炎症坏死病变。主要是细胞免疫功能低下造成病毒持续存在及肝炎慢性化。抗病毒治疗可使 HBV 减少，病毒从体内清除要靠免疫功能调节及提高，因而在抗病毒药应用的同时，联合应用免疫调节剂主要是免疫刺激剂，可加强抗病毒的疗效及可望达到清除病毒的作用，亦可提高免疫功能，减少继发感染等并发症的发生及增强治疗效果，包括胸腺肽及其他免疫刺激剂等。

（3）保肝降酶药。

1）复方甘草甜素：在 ALT 及胆红素增高时应用，具有抗病毒、抗炎症及抗过敏的作用，可清除羟自由基和过氧化氢，有明显的抗脂质过氧化作用。稳定肝细胞膜，修复病变的肝组织，改善肝功能，有降低转氨酶及消退黄疸的作用。

2）还原型谷胱甘肽：是一种在细胞质内合成的由谷氨酸、胱氨酸及甘氨酸组成的三肽。其主要作用：①保护肝细胞膜；②促进肝脏的合成及代谢；③增强肝脏解毒功能；④促进胆汁酸代谢。

3）硫普罗宁（凯西莱）：一种含游离巯基的甘氨酸衍生物，实验研究证实，通过抑制肝细胞线粒体氧化脂质的形成保护肝细胞膜，降低肝细胞及线粒体 ATP 酶的活性，提高肝细胞 ATP 含量从而改善肝细胞结构、功能及促进肝细胞再生，并可参与肝细胞蛋白质及糖代谢而维持肝细胞内谷胱甘肽含量，还可促进重金属及药物的解毒作用。临床治疗慢性肝炎显示出改善肝功能的作用，ALT、AST 及 ALB 均有一定改善。

（4）防止肝纤维化：目前，临床上应用的治疗药物主要有熊去氧胆酸、α-干扰素、磷脂酰胆碱等，这些药物都可以不同程度地改善肝纤维化、抑制肝纤维化的形成。但是这些药物的作用和疗效还不是很突出，远不能满足临床需要。中医药成分有明确抗肝纤维化的作用，在肝纤维化治疗中具有独特的优势。中医认为，慢性肝炎、肝硬化的临床征候错综复杂，但其基本病机是正衰邪盛，湿热未尽兼血瘀，肝郁脾肾气血虚、血瘀，表现在慢性肝炎、肝硬化的病理上就是肝纤维化形成。由此中医确立了"活血化瘀""通络养肝"的治疗理论。而许多中药诸如丹参、桃仁、虫草菌丝、汉防己等在临床和实验研究中已被证实具有较好的抗肝纤维化作用。

3.腹腔积液的治疗

（1）一般治疗：应针对上述各环节予以综合治疗，除加强恢复及保护肝、肾功能的治疗外，应针对水、钠潴留的排出，纠正低蛋白血症及胶体渗透压等治疗。

1）水、钠潴留的治疗：通过控制水、钠的摄入量及促进水、钠排出治疗水、钠潴留。①控制水、钠的摄入量：腹腔积液患者摄入 1g 钠盐可潴留 200mL 水，水潴留是由钠潴留引起的，故控制钠的摄入更重要。应视患者腹腔积液的多少予以低盐或无盐饮食，每日钠盐摄入量的限制分 3 个等级，严格限制为 500mg，稍宽为 1000mg 及宽限 1500mg，如能较好地控制钠盐，则液体量不必过分限制，但如有稀释性低钠血症，则需限制液体入量，一般为1000mL/d为宜；②促进水、钠排出：包括利尿及导泻。利尿药包括噻嗪类利尿药、保钾利尿药、髓袢利尿药、渗透性利尿药。联合用药可提高利尿效果及减少剂量和药物不良反应，同类利尿药联合使用多无协同作用，反而会增加不良作用，不同类利尿药如排钾与保钾利尿剂联合应用，或此二药联合应用髓袢利尿药，可明显增加利尿效果及减少不良反应。应用时可先静脉滴注渗透性利尿药，提高肾血流量并抑制远端肾小管重吸收，可提高髓袢升支抑制剂及远端肾小管抑制剂的作用。利尿药应用不宜操之过急，剂量不宜过大，人体腹膜24小时吸收液体小于900mL，而腹腔积液量往往可10倍于此量，过强利尿作用非但不能消除腹腔积液，反可使循环血容量徒然大量丢失，促进肝肾综合征的发生。无水肿的腹腔积液患者，连续应用利尿药治疗，一周内体重减少不宜超过2kg。长期连续应用利尿药，易引起水、电解质平衡失调，且可影响利尿效果，故最好间断用药，如用药9天停药6天，如此类推。

利尿药效果不显著而腹腔积液难以消退者，可试用导泻法，使潴留的水分从肠道排出。可口服25%的山梨醇或20%的甘露醇液，每次100mL，2～3次/日，或用中药番泻叶或大黄煎剂等药物，但不宜长期应用。对于全身情况差、病情严重或有出血水电解质紊乱等并发症者亦不宜应用。

2）纠正低蛋白血症及补充有效循环血容量：在应用利尿药的同时，静脉输入清蛋白、血浆及低分子右旋糖酐可提高血浆胶体渗透压及有效循环血容量，显著增强利尿效果及减少腹腔积液量。视腹腔积液量及蛋白减低的程度决定用量，清蛋白一般以10～20g/d为宜，输注不能操之过急，一次用量不宜过大，滴速要慢，以免引起肝静脉压急剧升高而诱发门静脉高压引起的食管胃底静脉曲张破裂大出血。另可与血浆交替应用，也可间断静脉输入低分子右旋糖酐。

促进清蛋白合成，静脉补充以支链氨基酸为主的复合氨基酸，有助于清蛋白合成及防治肝性脑病，丙酸睾酮亦有助于促进清蛋白的合成，但临床上不常用。

腹腔积液回输可使腹腔积液中的清蛋白再利用，同时有助于减少腹腔积液、降低腹腔压力及改善肾循环，防止肝肾综合征。

（2）顽固性腹腔积液的治疗。

1）积极合理的利尿：一般利尿剂的治疗难以奏效，故主张利尿药、扩充血容量及血管扩张剂的联合应用。扩充血容量应用静脉输入清蛋白、血浆或低分子右旋糖酐，20%甘露醇液静脉输入既可扩充血容量，又有较强的脱水利尿作用。在上述治疗同时或稍后，应用血管扩张剂如多巴胺或山莨菪碱（654-2），多巴胺注射后刺激多巴胺受体，引起肾血管扩张，改善肾小球及肾小管功能，肾血流量及钠排出量增加。多巴胺每次20～40mg，以0.2～0.3mg/min速度静脉滴注，与利尿药合用效果更佳，呋塞米每次60～80mg，2～3天一次，肾功能不全者慎用甘露醇。同时要限制钠及液体量，液体入量1500mL/d，钠入量250mg/d。

2）前列腺素 E-1（PGE1）：一种具有多种生物学活性的内源性物质，有显著的扩血管作用，抑制去甲肾上腺素而扩张血管，减少肾小管对钠离子的重吸收而利尿排钠，改善肾功能而防治肾功能衰竭。

3）腹腔穿刺排放腹腔积液及腹腔积液浓缩回输治疗：每次排放腹腔积液 4000 ～ 6000mL，每日或隔日 1 次，同时静脉输入清蛋白 40g 及应用利尿剂。此法可造成体内清蛋白的丢失及水、电解质紊乱。在无菌操作下，腹腔积液抽取后直接静脉回输，回输速度为 60 ～ 80 滴 / 分，同时应用利尿剂，亦可用腹腔积液浓缩后静脉回输，其缺点是炎性或癌性腹腔积液不能用。可适用的腹腔积液回输后，由于内毒素及其他致热源可发生发冷、发热甚至低血压休克等严重的不良反应，故目前临床上很少使用。

4. 食管、胃底静脉曲张破裂出血的非手术治疗

（1）初步急救处理：保持呼吸道通畅，循环监测；恢复血容量，保持血细胞比容在 30% 以上；放置鼻胃管和尿管；病情许可时，可采用侵入性血流动力学监测；应考虑输注新鲜血浆、冷沉淀、血小板等改善凝血功能；输注葡萄糖及维生素 B、维生素 K、维生素 C 等；对于躁动患者可酌量应用镇静剂；对于肝硬化患者，应注意防治肝性脑病；纠正电解质代谢紊乱；预防性使用抗生素。

（2）降低门静脉压力：主要应用内脏血管收缩剂，如选用垂体后叶素。可用硝酸甘油对抗垂体后叶素的不良反应，也可选用生长抑素；近几年研究表明，药物治疗门静脉高压及所致的上消化道出血，效果肯定，简便易行，且门静脉高压的药物治疗是长期的。

血管收缩剂包括以下几种。

1）血管升压素及其同类物：可使内脏小动脉收缩，门静脉血流量减少，主要用于食管静脉曲张破裂出血的治疗。由于血管升压素对心脏血管不良反应大，故主张与硝酸甘油并用。其同类物三甘氨酰赖氨酸加压素（特利加压素）几乎无心脑血管不良反应，半衰期长，止血率高。

2）生长抑素及其同类物：生长抑素可抑制胰高血糖素、血管活性肽等血管扩张肽的产生和释放，收缩内脏血管，减少门静脉血流量，同时抑制胃酸、促胃泌素等物质的分泌，创造有利的止血环境。其控制食管静脉曲张破裂出血的有效率是 45% ～ 90%，与血管升压素、三腔二囊管压迫、注射硬化剂治疗效果相近，但不良反应少。

3）肾上腺素能受体阻滞剂：常用药有普萘洛尔、纳多洛尔，多用于预防静脉曲张患者的初发和再发出血，但不能降低病死率。普萘洛尔使用宜从小剂量开始，根据病情调整。纳多洛尔不在肝脏代谢，不影响肾血流，较普萘洛尔不良反应小。

血管扩张剂包括以下几种。

1）硝酸酯类：有硝酸甘油、5- 单硝酸及二硝酸异山梨醇酯。一般不单独用于急性静脉曲张出血的治疗。硝酸甘油与血管升压素联用，以减少不良反应，并可使其用量加大。硝酸酯类药物与普萘洛尔联用，可进一步降低门静脉压力，用于门静脉高压出血的初级及二级预防。

2）α肾上腺素能受体阻滞剂：使肝内小血管扩张，降低门静脉流出道及肝外侧支循环阻力。此类药物有酚妥拉明、哌唑嗪等，应用相对较少，多用于预防食管静脉曲张破裂出血。

3）钙通道阻滞剂：可松弛血管平滑肌，降低肝内外静脉阻力，使门静脉压力下降，主要用于预防静脉曲张的初发及再发出血。目前应用的药物有硝苯地平、维拉帕米和汉防己甲素。

（3）气囊压迫：可选用双腔单囊、三腔双囊及四腔双囊管压迫止血。其初次出血者止血率约为80%，再出血者止血率为60%；此外，其可能导致气道阻塞等并发症，应高度重视。气囊压迫的方法：操作前，用50mL注射器分别向胃气囊和食管气囊充气，检查是否漏气，并测定充盈后两者气体的容量和气压。将三腔管的前端及气囊涂以液状石蜡，用注射器抽尽气囊内的气体。协助患者取半卧位，清洁鼻腔，用地卡因喷雾器进行咽喉部喷雾，使其达到表面麻醉的作用。将三腔管经鼻腔慢慢插入，至咽部嘱患者做吞咽动作以通过三腔管。深度为60～65cm时，用20mL注射器抽吸胃减压管，吸出胃内容物，表示管端确已入胃。用50mL注射器分别向胃气囊注气150～200mL，囊内压力2.67～5.34kPa。以止血钳夹住胃气囊，随后改用管钳。缓慢向外牵拉三腔管遇有阻力时，表示胃气囊已压向胃底贲门部，用胶布将管固定于患者鼻孔外。再用50mL注射器向食囊管注气100～120mL，囊内压力4.67～6kPa，即可压迫食管下段。用止血钳夹住食管气囊，然后改用管夹。胃气囊和食管气囊须分别标记。用绷带缚住三腔管，附以0.5kg的沙袋，用滑车固定架牵引三腔管。冲洗胃减压管，然后连接胃肠减压器，观察胃内是否继续出血。出血停止24小时后，可放去食管气囊内的气体，放松牵引，继续观察24小时，确无出血时再将胃气囊放气。拔管时将气囊内的余气抽净。嘱患者口服液状石蜡20～30mL，再缓慢地拔出管子。注意事项：用前应该检查管和囊的质量。橡胶老化或气囊充盈后囊壁不均匀者不宜使用；防止三腔管被牵拉出来，必须先向胃气囊内充气，再向食管气囊充气。其充气量太少达不到止血目的；充气量过多，食管易发生压迫性溃疡；为了避免食管与胃底发生压迫性溃疡，食管气囊每隔12小时放气1次同时将三腔管向内送入少许。若出血不止，30分钟后仍按上法充气压迫；观察气囊有无漏气，每隔2～3小时测食管气囊压力1次，胃气囊只要向外牵拉感到有阻力即可断定无漏气；气囊压迫期间，需密切观察脉搏、呼吸、血压、心律的变化。因食管气囊压力过高或胃气囊向外牵拉过大压迫心脏，可能出现频繁性期前收缩，此时应放出囊内气体，将三腔管向胃内送入少许后再充气。胃气囊充气不足或牵引过大，会出现双囊向外滑脱，压迫咽喉，出现呼吸困难甚至窒息，应立即放气处理；三腔管用后，必须冲净、擦干，气囊内流少量气体，管外涂滑石粉并置阴凉处保存，以防气囊粘连。

（4）经内镜注射硬化剂疗法或套扎：该疗法止血率为80%～90%，可重复应用。

（5）经股动脉插管行脾动脉栓塞术：在有条件和一定经验的情况下可以考虑采用。

（6）经颈内静脉肝内门体分流术（TIPS）：若硬化剂注射无效，又不能耐受手术，有条件时可考虑使用。诊断明确的门静脉高压症伴食管胃底静脉曲张破裂出血的患者除常规检查排除其他严重的内科疾病外，术前还需进一步评估肝脏功能，了解门静脉系统的解剖和排除肝脏占位性病变。检查常包括肝功能评估、超声多普勒、选择性肠系膜上动脉造影、MRI 等。术前治疗：晚期肝硬化合并食管静脉曲张破裂出血的患者术前常存在严重贫血、低蛋白血症和凝血功能障碍，应给予全血、血浆、清蛋白、维生素 K 及营养支持，改善全身状况和肝脏功能，有严重腹腔积液和胸腔积液者可适量抽放腹腔积液和胸腔积液，急性大出血患者药物治疗无效时，立即采用三腔二囊管压迫止血，生命体征稳定后再行 TIPS 治疗，术前 2 小时常规应用抗生素以减少导管感染。方法：先进行门静脉及肝静脉造影，了解门静脉及肝静脉的情况，拟定穿刺标志；自右侧颈静脉穿刺放入合适的导管鞘至肝静脉出口，置入穿刺针到肝静脉分支，根据造影资料调整穿刺方向和角度；根据选好的方向和角度穿刺门静脉的主要分支，穿刺成功后放置导丝并测量门静脉压；对静脉曲张严重者用适当栓塞剂选择性栓塞胃冠状静脉；用球囊扩张穿刺道并置入支架；再进行造影及门脉压测定。

术后处理如下。

1）一般处理：术后 24 小时内密切观察生命体征和腹部情况，注意腹痛、腹胀等症状，及时发现腹腔内出血，观察心、肺功能，防止急性心力衰竭和肺水肿，生命体征平稳时用呋塞米，促进造影剂的排泄，记录 24 小时尿量，注意观察股动脉和颈内静脉穿刺点有无血肿和皮下瘀斑，检测肝、肾功能及电解质、凝血酶原时间、血常规等。

2）预防肝性脑病和肝功能衰竭：限制蛋白摄入量，口服乳糖，静脉滴注支链氨基酸，应用降氨药物，保肝，应用血浆和清蛋白等。

3）抗凝剂的应用：采用微量泵 24 小时经门静脉留置导管输入肝素注射液，剂量为 4000～6000U/d，持续使用 2 周。

4）门静脉留置导管的管理：导管颈部入口处每周更换 3 次敷料，碘伏局部消毒，同时检查局部有无红、肿和分泌物，将浸有碘伏液的明胶海绵盖于导管入口处，再覆盖无菌纱布，四周密封，每周 2 次行导管入口处细菌培养，一旦出现导管阻塞或疑有导管感染及时拔管。

5）直接门静脉造影。

6）纤维胃镜。

（三）手术治疗

手术治疗分为两类：一类是通过各种不同的分流手术，来降低门静脉压力；另一类是阻断门奇静脉间的反常血流，达到止血的目的。在断流术与分流术的选择方面目前国内尚有争议。手术方式如下。

1.脾切除术

目前，尽管单纯脾切除已很少作为唯一术式应用于治疗门静脉高压症，但在下列情况仍可考虑采用此术式：门静脉高压症伴有重度脾大及脾功能亢进；无食管胃底静脉曲张；无上消化道出血史；门静脉压力＜2.94kPa（30cmH$_2$O）；肝功能良好，术前1个月持续稳定在Child B级以上；其他重要脏器无损害或虽有损害但并不严重。

术后并发症包括以下内容。

（1）大出血：近期出血包括腹腔内出血和上消化道出血，多发生在手术后12～48小时。

1）腹腔内大出血：在脾脏手术后12小时内，由手术后伤口疼痛或麻醉躁动，血压上升，某些小的血管原已栓塞，因血压升高后使血栓脱落等原因引起。当诊断明确后，应即刻再剖腹止血。

2）早期上消化道大出血：脾切除可减少门静脉血流的40%，若患者合并门静脉高压症，脾切除也破坏了许多门－体静脉间的侧支循环，使门静脉系统的血流更为集中地经过胃冠状静脉，流向胃底和食管下端，加重该区门静脉的淤血，使压力升高。术后如鼻胃管引流出大量新鲜血液或患者出现呕血及黑粪，并出现休克的早期表现，即可诊断为上消化道大出血。一般对术后早期上消化道大出血，如果诊断明确为曲张静脉所致，较合理的治疗方案是尽可能采取非手术治疗，如输入补液，应用垂体加压素、普萘洛尔等药物止血，三腔二囊管压迫止血和局部硬化剂注射治疗。

（2）感染：

1）腹腔感染。

2）肺部感染。

3）创口感染及裂开。

（3）血管栓塞性疾病：虽然并发症较少见，但一旦发生某些部位的血管栓塞，会造成严重后果。脾切除术后1～2周达到最高峰，1个月后开始下降。通常认为，当血小板升至500×10^9/L，应适当应用血小板聚集抑制剂，每天使用1000～5000mg阿司匹林肠溶片，注意因有出血的危险，不能与肝素联用，肾功能不全者只用1/3量。如果血小板升至1000×10^9/L以上，首先肝素抗凝，然后用双香豆素，直至血小板下降至500×10^9/L以下。肠系膜动脉栓塞的治疗应立即介入治疗溶栓或剖腹取栓，术后抗凝治疗。静脉血栓的形成多用抗凝治疗。脾切除应用药物预防血栓，初次给药最迟在术前2小时，根据患者凝血机制、血小板数量和体重决定用量，一般用肝素，皮下注射。

（4）胰瘘：脾切除术后胰瘘是术中结扎脾蒂时损伤胰腺所致。脾切除术后如同时出现左上腹肌紧张、左侧胸腔积液和肺不张、腹腔引流液为透明或稀薄浑浊液体、膈下脓肿引流术后经久不愈，应怀疑有胰瘘。血淀粉酶和脂肪酶水平升高，或引流液淀粉酶升高有助于诊断。脾切除术后胰瘘多为自限性，在术后1周左右即无引流液流出，B超、CT检查或经引流管造影可显示胰瘘的引流是否充分、有无液体聚集，引流管内无引流液，造影证实无液体积聚方可拔管，引流不畅或过早拔管可能形成膈下脓肿。严重胰瘘可应用生长抑素，合并感染需治疗性应用抗生素，经久不愈的胰瘘以体外放射局部治疗或手术治疗。

（5）机械性肠梗阻：其原因是手术难度大，很易损伤肠管，即使分离了粘连仍可复发。采用胃肠减压管排出梗阻以上肠腔内瘀滞的内容物，常可达到治疗目的，同时是术前准备的一项重要措施，如观察 24 小时症状不缓解，应考虑手术探查。

（6）肝性脑病：很少见，这类患者，除非合并上消化道大量出血，否则先行内科治疗，改善肝功能，稳定后再行外科治疗。

2. 贲门周围血管离断术

（1）适应证：适于门静脉高压症并发食管胃底静脉曲张、静脉破裂大出血的患者或无解剖条件做分流术时。

（2）禁忌证：肝功能 Child C 级，即有黄疸、腹腔积液、凝血机制障碍和肝性脑病者；门静脉主干及脾静脉、肠系膜上静脉广泛血栓形成；合并严重的胃黏膜病变或异位静脉曲张；合并慢性活动性肝炎及其他肝病等；合并肝占位性病变，中晚期癌症者；再次手术患者上腹腔有广泛严重粘连；8 岁内儿童。

（3）术后并发症：腹腔内出血、上消化道出血、术后感染、门静脉血栓形成、肝功能衰竭、肝肾综合征、肝性脑病、术后腹腔积液、消化性溃疡和胃黏膜病变；消化道瘘或狭窄。

3. 门 - 体分流术

适于门静脉高压症有食管下端或胃底静脉曲张，有出血史；虽无出血史，但胃镜检查有红色征或术中测门静脉压＞ 2.94kPa（30cmH$_2$O）；出现顽固性腹腔积液。门 - 体分流术又分为非选择性分流和选择性分流（包括限制性分流）两类。临床上应用门 - 体静脉分流术治疗门静脉高压症已有近半个世纪的历史，它对降低门静脉压力、防止食管胃底静脉曲张破裂出血有一定效果。但因手术操作较复杂，手术对门静脉血流动力学影响较大，并发症和病死率均较高，所以必须严格掌握其手术适应证。

分流术可分为全分流术和选择性分流术两大类，全分流术指门静脉的主干或主支分流至腔静脉系统，包括脾肾静脉分流术、门腔静脉分流术、肠腔静脉分流术、脾腔分流术等。此类手术常剥夺了入肝血流而引起肝性脑病和肝萎缩等严重并发症。选择性分流术指仅有选择性地将门静脉系统的脾胃区静脉分流至腔静脉系统，保存了入肝血流，达到既能防止出血，又减少肝功能损害的目的。临床常使用的术式有远端脾肾分流术和冠腔分流术两种。

适应证：有明显门静脉高压，伴有广泛的食管和胃底静脉曲张，并有严重的或反复多次静脉曲张破裂大出血者，即可尽早争取行分流术治疗。手术时机甚为重要，急症出血时尽量避免分流手术，应经保守治疗使出血停止，一般情况好转，肝功能为 Child B 级以上时再施行手术为宜。此外，年龄最好在 50 岁以下。预防性分流的意见分歧较多，适应证更应慎重。在行脾切除同时，利用脾静脉近端与左肾静脉前壁行端侧吻合术，使高压的门静脉血经吻合口流入低压的肾静脉，达到降压目的，同时解决了脾功能亢进问题。

但因吻合口较小，术后易发生狭窄和血栓形成，同时肝性脑病发生率亦较高，近年逐渐被选择性分流替代。

术前准备：改善肝功能，给予高热量、高蛋白、低脂肪、低盐饮食和丰富的维生素；加强身体抗病能力，如血浆蛋白过低，可多次少量输新鲜血或血浆；纠正凝血功能不全，肌内注射维生素 K_1、维生素 K_3、凝血酶原和止血剂；术前 2 日开始应用抗生素（新霉素、头孢菌素），防止肝内感染和坏死；术前应行双侧肾功能检查；有条件时术前做脾门血管造影，如疑有静脉血栓形成，即不能施行分流术；钠潴留对肝硬化患者不利，术前应限制钠的摄入，肝硬化患者对醛固酮的反应性增高，故术前可给予安体舒通。

（1）脾肾静脉分流术。

1）手术步骤：仰卧位，左腰部垫高30°；一般可采用左上腹斜切口，自左侧第9肋弓斜向内下方，止于脐上两横指处，尽量勿将切口延过中线，以免损伤已有一定分流作用的曲张的脐上腹壁静脉。如脾巨大、显露困难，则可采用左上腹直形切口，操作更为方便；切开腹腔，首先进行仔细检查（包括肝、脾、肾、脾静脉的情况），如有坏死后性肝硬化、肝极度萎缩，或脾静脉、门静脉有血栓形成等情况，则应放弃分流手术。如脾与膈肌紧密粘连，影响显露时，则可考虑开胸，便于分离膈膜粘连，并妥善止血；在切除脾脏以前先测定门静脉压力；将脾脏在紧靠脾门处切除；分离脾静脉，由于有心耳钳的控制，脾静脉腔内呈无血状态，可以仔细地从胰尾组织中分离出脾静脉，并把从胰腺注入脾静脉的小分支一一结扎、切断；分离左肾静脉：一助手将钳夹脾静脉的止血夹端及胰尾残端用纱布保护，并拉向上方。另一助手用大深弯钩把结肠脾曲向下拉开，在肾门内侧扪到肾动脉搏动处稍下方，切开后腹膜，并推开脂肪组织，即可见到呈灰蓝色的肾静脉。分离出长 3 ～ 4cm、周径约 2/3 的一段静脉。将脾静脉移向左肾静脉，在肾静脉前壁上夹一心耳钳（或肺动脉钳），剪去一片相当于脾静脉口径的梭形管壁，用 4-0 proline 线在脾静脉和肾静脉切口前缘各缝一针再将牵引线拉开。先缝合吻合口后壁，自吻合口左侧向右侧做吻合口后壁连续外翻褥式缝合。缝针开始在肾静脉切口左角自外向内穿入，然后在脾静脉左角自内向外穿出，再从脾静脉自外向内穿入，经肾静脉自内向外穿出，拉紧缝线。用同样方法连续缝至右角，缝线的针距及边距各约 2mm。缝合前壁时，换另一无损伤针线先从左角脾静脉外面穿入，由肾静脉内面穿出，再从肾静脉缝回，形成"U"形缝合。打结后，将其短线头与后壁线头打结，长线头继续行前壁连续外翻褥式缝合。缝至前壁一半时，放松止血夹一次，将脾静脉内可能形成的血凝块冲出。继续完成前壁另一半缝合，并把线头与后壁右端线头打结。先放松肾静脉壁上的心耳钳，再放松脾静脉上的止血夹。若有少量针孔渗血，可用温盐水纱布压迫止血；如发现有较大的渗血孔，则需间断缝补 1 ～ 2 针即可止血。缝合完毕后，再次测定门静脉压力，以便与吻合前对照。仔细检查吻合口、胰尾残端及膈面有无渗血情况，放置有效的引流。

2）术后处理：脾肾静脉分流术后发热的原因大多是左膈下积液和积血，以致发生膈下感染，故保持引流管通畅和持续负压吸引十分重要。如 1 周左右体温不降，应加大抗生素剂量，或加用广谱抗生素，必要时可并用激素或阿司匹林药物；肝内型门静脉高压症，尤其是肝硬化肝脏缩小很明显的患者，经手术和麻醉的创伤及分流后降低了肝脏的供血量，常可发生肝功能衰竭，应积极预防、治疗。在 2～3 日，每日静脉滴注 25% 的葡萄糖液 1000mL。能进食后，给予大量糖类饮食和丰富的维生素，限制蛋白质摄入，必要时静脉滴注能量合剂等。勿用有损肝功能的药物；分流术后肠道内的氨被吸收，一部分或全部不再通过肝的鸟氨酸循环分解为尿素，而直接进入周围循环血内，以致影响中枢神经代谢，发生神经系统症状。因此，术后需注意限制过量蛋白质摄入。一旦出现症状，应给予抗生素，抑制肠道细菌，以减少氨的产生，并给予 γ- 酪氨酸、谷氨酸、精氨酸等，同时，给硫酸镁、山梨醇口服以导泻。另外，还可灌肠或行透析。中草药（如安宫牛黄丸）对神经系统症状效果较好，可服用。肝性脑病的发生还与假性神经传导介质增多、芳香氨基酸增加而支链氨基酸减少有关，故治疗时应给予多巴胺等，同时输入含高比例支链氨基酸的氨基酸；肝硬化患者术后腹腔积液常加剧，主要是由肝功能变差、血浆蛋白减少、肾功能下降、钠潴留等多方面因素所致，故防治上应针对这几方面加以处理。

（2）选择性门体分流术：旨在保存门静脉的入肝血流，同时降低食管胃底静脉曲张的压力。术式包括远端脾肾分流术（Warrentshunt）、井口冠状 - 腔静脉分流术、选择性脾腔分流术。选择性门体分流的目的是充分降低门静脉压力，同时保证部分入肝血流。术式包括选择性门腔分流、门腔静脉"桥式"分流等。

远端脾肾静脉分流术：采用左上腹直形切口或横斜切口；入腹后，首先探查肝、脾、胰、胃、左肾情况，测量肝、脾大小，并做肝活体组织检查。然后插管入大网膜静脉并保留到术毕以测量门静脉压。如术前未行血管造影，术中可行脾门静脉造影，以了解脾静脉、胃冠状静脉、门静脉的走向和侧支情况；分离脾静脉；在胃大弯中点附近切开胃结肠韧带，剖入小网膜腔，在胰腺体部上缘分开后腹膜，分离出脾动脉，用丝线牵引，备出血时阻断或结扎。对于脾脏过大妨碍手术操作或分离脾静脉时容易出血者，亦可先结扎脾动脉。脾静脉大都沿胰腺体部下缘走行，所以，一般在胰腺下缘从脾静脉汇入门静脉处向远端分离。先分离后面，再分离前面，仔细分离出 4～5cm。应注意此段有 4～6 支来自胰腺的小静脉汇入，需仔细分出结扎后切断，不能钳夹以防出血。肠系膜下静脉可在汇入脾静脉处结扎切断。显露左肾静脉：在左肾门处分离腹膜后脂肪组织，显露一段长 3～4cm 的左肾静脉备吻合用。如左肾上腺静脉和左精索内静脉妨碍吻合时，可结扎、切断。在分离肾蒂脂肪组织时应进行缝扎，以防淋巴液外漏；脾肾静脉吻合：左肾静脉分离完毕后将脾静脉在汇入门静脉处切断，近端残留 0.5cm 左右，用细丝线连续缝合。脾静脉远端与左肾静脉行端侧吻合，后层连续外翻缝合，前层间断外翻缝合，可防止吻合口变窄。吻合用（3-0）～（5-0）丝线或尼龙线，吻合口径以 1.2～1.5cm 为宜。脾静脉应呈 45°～60° 入肾静脉，不要有张力和扭曲；将高压的门静脉肠系膜区和低压的胃脾区隔离是手术成败的关键。术中需分别将胃冠状静脉、胃网膜左右静脉和脐静脉，以及血管造影显示的其他交通支仔细结扎、切断。有学者主张保留肠系膜下静脉以利结肠静脉的隔离，使高压力的血流通过肠系膜下静脉逆流入脾静脉；测压、引流；手术完毕后分别测量肠系膜区的门静脉压和脾静脉压，缝合后腹膜。在吻合口附近置引流后闭合腹腔。

（3）其他分流术。

1）限制性门腔静脉侧侧分流术：门腔静脉分流术是全分流术式，如能将侧侧吻合口限制在 1.2cm 以下，即可降压，保持吻合口不易栓塞，对保持一部分门静脉的入肝血流，防止发生肝性脑病。手术时先切除脾脏，随后将小肠推向下腹部，显露肝十二指肠韧带和小网膜孔，认清胆总管，剪开其后外侧腹膜，寻找并分离出此处的门静脉 2/3 周径、长 4cm。再剪开十二指肠外侧后腹膜，向内下方分离，显出下腔静脉，分离 1/2 周径、长 5cm 一段供吻合。一般情况下，利用三翼血管侧壁钳，分别钳夹门静脉和下腔静脉侧壁，分别在两静脉前壁剪开一直径为 9mm 的梭形孔。后壁以 3-0 无损线连续外翻缝合，一般针距为 1.5mm 左右，然后外翻缝合前壁，在两角加针加固。为避免吻合口术后扩大，可在吻合口套一直径为 1cm 的塑料环，限制吻合口扩大。

2）肠腔静脉分流术：是将肠系膜上静脉与下腔静脉行吻合分流术，以减轻门静脉高压，常用肠腔"H"形架桥术、肠腔侧侧吻合术等。"H"形架桥术系利用自体颈静脉或人造血管，将肠系膜上静脉和下腔静脉吻合起来，由于桥两端静脉压差较大，能使吻合口通畅而不易栓塞，减压效果较好，又能保持部分门静脉入肝血流，疗效较满意。但因术后易发生肝性脑病，手术有两个吻合口，操作繁杂，所以，逐渐被肠腔侧侧吻合术替代，这种手术不需要架桥，操作简化，分流量适中，术后脑病少。吻合口径以直径为 12mm 最佳。

3）脾腔分流术：基本与脾肾静脉分流术相似，因下腔静脉较肾静脉壁厚、粗，易于显露，便于手术操作。此术后再出血率、肝性脑病率较低。但当脾静脉过细或有炎变时，则难以进行此种手术。

4）选择性胃左静脉分流术（冠腔分流术）：此种手术是利用粗大的胃左静脉与下腔静脉间架桥分流，同时切除脾脏，全部离断脾静脉的头向侧支血管和胃左右静脉间的交通支。此术具远端脾肾静脉分流术的优点。

（4）20 世纪 90 年代以来，随着对门静脉高压症血流动力学研究的不断深入，断流术加分流术（联合术式）治疗门静脉高压症受到我国学术界的重视。这一术式，虽然在理论上有其根据，效果也满意，但显然增加了手术时间和创伤。从循证医学的观点出发，随诊时间还太短，病例数样本少，并非随机对照，还缺少前瞻性临床研究，因而对比性不强，仍需更多的实践和积累经验。

食管、胃底静脉曲张破裂出血时急诊手术的选择：食管、胃底静脉曲张破裂出血急诊手术病死率较高，应争取止血后改善全身情况和肝功能以后再择期手术。非手术治疗不能止血或已经充分术前准备拟施行择期手术时发生的食管、胃底静脉曲张破裂出血，应采取急诊手术止血，手术方式应以贲门周围血管离断术为首选。

预防性手术：对有食管、胃底静脉曲张但没有出血的患者，尤其是对没有食管、胃底静脉曲张者，倾向不做预防性手术；但如存在重度曲张，特别是镜下见曲张静脉表面有"红色征"，可酌情考虑行预防性手术，主要是行断流术。

4.肝移植术

已经成为外科治疗终末期肝病的有效方法，5年存活率超过80%。既替换了病肝，又使门静脉系统血流动力学恢复到正常。但由于肝源的原因，很难广泛开展。

十、护理

（一）护理评估

1.健康史

了解有无慢性肝炎、肝硬化、血吸虫病史；有无感染、创伤引起门静脉血栓形成病史；有无肝静脉阻塞综合征、缩窄性心包炎或严重右心衰竭等病史。

2.身体状况

有无呕血和柏油样便，观察呕血、黑便的数量及颜色；有无失血引起的生命体征改变；有无肝性脑病的征象；有无黄疸、肝掌、蜘蛛痣、腹壁静脉显露、肝脾大、移动性浊音等肝硬化体征；有无水肿、消瘦、体重减低等营养不良体征；有无腹胀、气急及腹腔积液的表现。术后有无出血、肝性脑病、感染等并发症。

3.辅助检查

了解血常规、肝功能和影像学检查等结果，估计脾功能亢进、肝功能损害程度及胃底食管静脉曲张的程度和部位等。

4.心理社会评估

了解患者及其家属对门静脉高压症和再出血的知晓程度；患者对大出血是否感到紧张和恐慌；患者是否因长期、反复发病而焦虑不安或悲观失望；家庭成员能否提供足够的心理和经济支持。

（二）护理问题

1.恐惧

与突然大量呕血、便血及病情危重有关。

2.营养失调

低于机体需要量与肝功能损害、营养素摄入不足、消化吸收障碍等有关。

3.体液过多

腹腔积液，与门静脉压力增高、低蛋白血症及醛固酮增加等有关。

4.有体液不足的危险

与食管、胃底静脉曲张破裂出血有关。

5. 知识缺乏

缺乏预防上消化道出血的有关知识。

6. 潜在并发症（术前）

失血性休克、肝性脑病。

7. 潜在并发症（术后）

术后出血、肝性脑病、感染、静脉血栓形成。

（三）护理目标

患者恐惧减轻或消失，情绪稳定。患者营养不良得到纠正，体重增加。患者腹腔积液减少或消失，尿量增加。患者的水、电、酸碱平衡得到维持。患者能叙述预防上消化道出血的有关知识。手术前后潜在并发症能被及时发现，并得到有效控制。

（四）护理措施

1. 术前护理

（1）卧床休息：可以降低机体的能量消耗，降低肝的代谢率，减轻肝脏的负荷；增加肝脏的血流量，助于肝细胞修复；增进肝循环，改善腹腔积液和水肿。指导患者合理休息与适当活动，避免过于劳累，一旦出现头晕、心慌和出汗等不适，立即卧床休息并且通知医师。

（2）改善营养状况：低蛋白血症者需补充水解蛋白或白蛋白；贫血者输新鲜血；凝血障碍者给予维生素 K。

（3）饮食指导：给予高糖、高维生素及低脂饮食；肝功能损害较轻者，适量摄取高蛋白饮食；肝功能严重者，应限制蛋白质的摄入量；有腹腔积液患者限制水和钠的摄入。以无渣半流食为准，避免油炸、干硬、粗糙、有骨刺的食物，温度也不易过热，防止引起曲张的静脉破裂出血。

（4）术前不放置胃管以防损伤胃底静脉出血：如需要可嘱患者口服石蜡油 10 ～ 20mL，并用 2% 的利多卡因凝胶润滑胃管前端 15 ～ 20cm 后再插。

（5）注意自身防护：用软牙刷刷牙，避免牙龈出血，防止外伤。

（6）避免腹腔内压突然升高的活动：如剧烈咳嗽、打喷嚏、用力排便、抬重物。

（7）消化道的准备：灌肠用酸性液，不用肥皂水。

（8）减少腹腔积液的形成和积聚：指导患者注意休息，尽量取平卧位，以增加肝、肾血流灌注；下肢水肿，可抬高下肢减轻水肿；每日液体摄入量限制在 1000mL；氯化钠摄入量限制在 2g 以内，减少食盐和含钠味精的摄入量；每日测腹围一次，每周测体重一次，以判断腹腔积液的消长情况；使用利尿剂，记录 24 小时出入液量，并观察有无低钾血症、低钠血症的症状和体征。

2. 急性大出血期的护理

（1）维持循环稳定：开放较大静脉、配血。应用新鲜血，因为新鲜血含氨量低，富含凝血因子，有利于止血和防止肝性脑病。快速输液输血保证心、脑、肾等重要器官的血液供给。

（2）止血。

1）冰盐水胃内灌洗，低温可使胃黏膜血管收缩，减少血流，降低胃酸分泌及运动。

2）按时应用止血药，注意药物不良反应。

3）三腔管压迫止血。

（3）生长激素的使用：

1）选择性收缩内脏血管，减少内脏的循环血流量及门静脉系统的血流量，产生降低门静脉压力的作用。

2）对食管下段静脉血管丛有收缩作用，导致食管静脉曲张的血流量减少。

3）能强力抑制胃酸和胃蛋白酶作用，并有保护胃黏膜细胞的功能。其中疗效比较突出的是生长抑素（施他宁，14肽）和生长抑素衍生物（善得定，8肽）。将维持剂量的生长抑素（每天常用6～12mg）加入液体中，首先经静脉推注冲击剂量（0.25mg）然后做持续静脉滴注。生长抑素半衰期仅2分钟左右，维持持续静脉滴注十分重要，一旦发生静脉外渗应立即再次静脉穿刺，并再作冲击剂量注射治疗。因此，对于持续静脉滴注患者，护士加强巡视工作，每24小时更换注射部位。静脉推注生长抑素不宜过快，注射过快可引起心悸、恶心等不良反应。

（4）内镜治疗的护理：内镜下治疗是食管、胃底静脉曲张的新治疗方法。患者术前6小时禁食水，减少胃液分泌量；有胃内容物潴留者，术前洗胃，用2%的利多卡因黏膜麻醉。一般用套扎加硬化的两种方法联合应用，2次套扎治疗后再对残留细小曲张静脉行硬化治疗，降低再出血的发生。

（5）保护肝功能：大量出血时可使肝功能受损严重，使黄疸、腹腔积液加重，出现肝性脑病甚至肝衰竭。必须在早期及时纠正休克，给予吸氧和保肝药物；注意清除肠道内积血，防止产氨增加引起肝昏迷；禁用碱性溶液灌肠。

（6）防止急性肝衰竭：要注意有无意识障碍（烦躁不安、嗜睡甚至昏迷）、黄疸出现或加重、呼吸深大或呼气带异味（肝臭）、皮肤出血斑点等，发现时立即通知医师，积极处理。

3.手术后护理

（1）观察病情：观察生命体征、神志、尿量，记录24h液体出入量。注意观察术后出血和肝性脑病的症状和体征。脾切除术后2周内，应每日或隔日复查血小板，若血小板明显升高，应注意观察静脉血栓的形成。

（2）卧位与活动：断流术和脾切除术后，生命体征平稳后取半卧位，可早期下床活动。施行分流术后48小时内平卧位或低坡卧位，同时制动，以预防血管吻合口破裂出血，翻身时动作要轻柔；术后1周可下床活动。

（3）饮食：术后禁食2～3日，直到肠蠕动恢复、肛门排气，指导患者从流质开始逐步过渡到正常饮食。分流术后患者应限制蛋白质的摄入量，食物要细软、易消化，忌食粗糙和过热的食物。

（4）禁用吗啡、哌替啶、巴比妥类药物及一切对肝脏有损害的药物。

（5）保护肝脏：观察肝功能有无进一步损害的表现，如黄疸加深，腹腔积液增多和烦躁不安，要警惕发生肝昏迷，给予积极的护肝治疗。保肝措施同手术前。

（6）引流管护理：腹腔引流管应妥善固定，避免扭曲或受压，注意是否通畅；严格无菌操作，定时更换引流管口处的敷料和引流袋；观察引流液的性质和量，若发现引流液为血性，量较多，应考虑内出血，立即通知医师并协助处理；一般术后 24～48 小时引流量减少，但是在低蛋白等因素下引流量很不稳定，遵医嘱处理。

4. 并发症的护理

（1）术后出血：可因分流术后血管吻合口破裂、血小板减少、肝功能损害后凝血功能障碍等引起。注意观察患者的生命体征、症状、引流液的性质和量。一旦发生出血积极配合医师给予输液、输血、止血等非手术治疗，必要时手术止血。

（2）肝性脑病：多见于分流术后，因部分门静脉血流未经肝脏解毒而直接进入体循环，手术对肝功能的损害而诱发。术后应动态监测肝功能、血气、血氧等，注意观察患者意识情况，如果患者意识蒙眬、表情淡漠、嗜睡、谵妄等，为即将出现肝性脑病，应及时报告医师。可静脉滴注或口服谷氨酸钠；饮食上限制蛋白质的摄入，选用高支链氨基酸类食物，以减少血氨的产生；忌用肥皂水灌肠，减少血氨的吸收。

（3）静脉血栓形成：脾切除后血小板迅速增高，有诱发静脉血栓形成的危险。术后不应用维生素 K 和其他止血药物；注意用抗凝药物前后的凝血变化；术后 2 周内每日或隔日复查 1 次血小板，若超过 $600×10^9$/L，应立即通知医师，协助给予阿司匹林、双嘧达莫等抗凝治疗。

（4）感染：主要由受凉、体质虚弱、抵抗力低、腹腔积液等因素而引起。治疗上给予足量对肝无损害的抗生素；保持腹腔引流管通畅，各项治疗护理严格执行无菌操作；嘱患者注意保暖，预防感冒；常改变体位，定时翻身拍背，并做好皮肤、口腔、会阴护理，预防感染性并发症。

5. 心理护理

调动患者的主观能动性，使其与医护人员配合，充分做好术前的准备。门静脉高压症患者因长期患病对战胜疾病的信心不足，一旦并发急性大出血，会极度焦虑、恐惧，甚至悲观失望。因此，在积极治疗的同时，应做好患者的心理护理，减轻患者的焦虑，稳定其情绪，使之能配合各项治疗和护理，帮助患者增强战胜疾病的信心。

（五）健康指导

1. 生活指导

告知患者要规律生活，按时作息，保证足够的睡眠时间，避免过度操劳，还要保持心情舒畅，避免情绪波动。进食富含营养和易消化的软食，以改善营养状况和肝功能，分流术后或肝功能障碍严重的患者应限制蛋白质的摄入，以防出现肝性脑病。不吃粗糙、干硬、过热、刺激性食物，禁烟酒，少喝咖啡或浓茶等，避免用力排便、剧烈咳嗽，以免诱发食管胃底静脉曲张破裂出血。脾大、脾功能亢进者应做好自我保护，以防意外损伤后出血不止或脾破裂；有出血倾向者用软毛牙刷刷牙，以防牙龈出血。

2. 用药指导

指导患者遵医嘱服用保肝药物，避免使用对肝脏有损害的药物，定期复查肝功能。

3. 定期复查

出院 3 个月、半年、一年各复查一次，询问患者饮食、呕血、黑便、腹腔积液情况；复查项目包括血常规、肝功能、AFP、B 超、钡餐或胃镜等。

第五章 胆道疾病

第一节 单孔腹腔镜胆囊切除术

一、概述

尽管腹腔镜术后腹壁仅留下 3～5 个 5～10mm 的手术瘢痕，但人类对美好事物的追求是永无止境的。步入 21 世纪后，"腹腔镜－内镜单一部位手术（LESS）"或称"单孔腹腔镜手术"以其术后腹壁几乎无（明显）可见瘢痕的特点逐渐成为新的研究热点。

其实，LESS 并不陌生。20 世纪 70 年代就有妇科医师使用单部位穿刺技术行腹腔镜输卵管结扎的手术报道，1992 年，Pelosi 报道了经脐单一部位腹腔镜阑尾切除术，这些都可视作 LESS 的雏形。然而，由于常规腹腔镜手术的迅猛发展及其良好的手术效果，这些报道在当时并未引起重视。之后，1997 年和 1999 年，Navarre 和 Piskun 等先后报道了经脐单一部位腹腔镜胆囊切除术，但由于缺乏专门的手术器械等原因 LESS 同样并未得到广泛的开展。

进入 21 世纪后，外科医师对手术"无瘢痕"的追求和相关技术的不断进步使得 LESS 重新脱颖而出。与经自然腔道内镜手术（NOTES）相比，LESS 的手术视野和器械与常规腹腔镜手术相似，因而其临床应用的报道更多，几乎涉及腹部常见的所有手术。日益增多的报道也带来了新的问题，不同报道采用的术语不一，因此规范统一的命名成为迫切需要。2008 年 7 月，LESSCAR 成立，统一采用术语 LESS，并发表了白皮书，就 LESS 相关问题做出一系列解释和规定。

与传统腹腔镜手术相比，LESS 的优势在于其术后良好的美容效果。从理论上讲，切口越多，美容效果越差，术后疼痛越重，术后切口感染和疝发生的概率越大。LESS 切口的减少不仅带来更好的美容效果，也减少了切口并发症的发生。当然，也有其术后疼痛轻、住院时间短、恢复快等报道，但这些优势尚有待多中心、随机、大样本的临床研究来验证。

与其他新兴的手术技术一样，LESS 在其发展的初期也遇到了困难。三角关系缺失，器械之间以及器械与腔镜之间的内部冲突、外部冲突成为制约这项技术迅速发展的瓶颈。不同手术操作平台（R-Port™、Uni-X™、SILSport™、SLASS™、AirSeal™、Octoport™、GelPort™、X-Cone™）的出现以及器械和操作方式的改进（EndoEye™、Endograb™、Robotic Endowrist、Themagnetic anchoring and guidance system、可转向器械、弯曲器械、交叉操作方式），都旨在推动 LESS 的进一步发展，但究竟这些改进的效应如何还有待进一步的客观评估。总之，在通往"无瘢痕"手术的道路上，LESS正一步一步向前，能否成为"无瘢痕"手术的主流选择还有待相关技术的进步及时间的检验。

二、适应证

（1）符合腹腔镜胆囊切除术的手术适应证。

（2）近期无急性胆囊炎发作史，预计右上腹无严重粘连，胆囊无严重萎缩。

（3）患者本身有美容要求，自愿选择施行单孔腹腔镜胆囊切除术，并同意必要时中转常规腹腔镜手术或中转手术。

（4）体形匀称，避免过胖、过高。

随着术者的经验累积及器械的改进，适应证可能会逐渐增大，但应在保证手术安全的前提下开展该项技术。

三、禁忌证

胆囊炎症重、粘连重、胆囊三角解剖不清等是目前单孔腹腔镜手术的禁忌。

四、麻醉

与常规腹腔镜胆囊手术一样，气管插管全身麻醉。

五、体位

（1）一般取平卧位，术者站于患者左侧，持镜者位于患者左下方，器械护士位于患者右下方。

（2）有些术者采用截石位：术者和持镜者分别站于患者左侧和两腿之间。

六、切口

（一）三通道套管置入装置

3个trocar完全独立，且呈倒三角形排列，这样光源与器械、器械与器械之间就有了成角的关系，从而使操作变得相对容易，加之3个trocar均于皮下独立穿刺，其利用腹壁自身的张力防止漏气，可有效地维持气腹。

（二）SILSport™等置入装置

取脐孔右缘沿脐皱褶处做弧形切口，长约20cm，逐层开放入腹，置入port。气腹压力为12～14mmHg。最下方trocar孔入镜观察胆囊及胆囊三角情况，决定行单孔手术后于左、右两侧trocar孔分别置入5mm分离钳和5mm抓钳。调整3个trocar的深浅，将3个trocar后把错开，以减少3个trocar之间的相互干扰。

七、手术装置与器械

目前，国内外在穿刺置入装置方面研究成果较多。国外已有多种不同置入装置。国内研发的三通道套管装置有多个操作通道，可置入腹腔镜及多个器械进行操作。另外，考虑到专用器械价格昂贵，有的学者利用已有材料制作穿刺器械，如利用一次性橡胶手套设计多种穿刺装置减少了器械间的相互干扰，操作灵活，经济上能为更多患者所接受。总之，对置入装置的要求是保证多器械进入腹腔操作的同时增加其活动度、减少器械之间的相互干扰、冲突。

器械方面产品包括常规腹腔镜手术器械，头端可转向的腹腔镜（Endo-EYE）、带活动关节的抓钳和剪刀，头端弯曲的器械，加长的器械等。总之，对常规腹腔镜手术器械的各种改进，目的在于建立操作三角，减少器械与器械、器械与腔镜之间的内外冲突。

八、手术步骤与操作

（一）探查

进入腹腔后，常规探查腹腔内其他脏器，明确主要解剖标志之间的关系。初步判断手术的可行性及难度。术中如何显露胆囊前后三角，多能顺利完成单孔腔镜手术，如不能顺利确定胆囊管安全区，多提示手术难度加大，应及早考虑增加切口或中转开腹，不必勉强行单孔手术而增加风险。

（二）解剖 Calot 三角

牵拉胆囊，充分显露 Calot 后三角。以后三角 Rouviere 沟延长线与胆系组织相交点为解剖胆囊三角的安全点，此点以上部分为安全操作区，以下部分为胆囊管与肝总管汇合处，为操作禁区。在安全操作区由内向外打开胆囊后三角。一般解剖出的第一个管道样组织即为胆囊管，看清此管与胆囊壶腹的延续关系，再将胆囊向右上方牵拉，分离胆囊三角区前方，彻底分离出胆囊管。放松胆囊颈，使其恢复正常解剖，辨认无误后，hemolock 夹闭并切断胆囊管。

（三）处理胆囊动脉

紧靠胆囊壶腹部，略加分离，用 hemolock 夹闭或超声刀凝断胆囊动脉。紧贴胆囊夹闭胆囊动脉是安全的，不必担心损伤右侧肝管，右肝管在 Glisson 鞘内，而手术层实际在胆囊板以外。

（四）胆囊床分离

切断胆囊管和胆囊动脉后，将左手胆囊抓钳移至肌囊管残端，向左上方顶起肝脏，有利于更好地暴露。胆囊管和胆囊动脉处理完毕后，手术基本安全。这时可根据术者习惯和胆囊形状、大小采用顺行、逆行或顺逆结合法切除胆囊。多数情况下采用顺逆结合法切除。目前尚无证据表明哪种方法对于经脐单孔腹腔镜胆囊切除术更具优势。游离胆囊床不要过深，否则容易导致肝脏出血。

（五）胆囊床止血、冲洗、置管引流

单孔腹腔镜手术极少放置腹腔引流，前提是创面的彻底止血。注意冲洗操作区域。

吸净渗液，避免术后感染。

（六）取出标本

标本体积较小这可经手术切口直接取出。如体积较大，则可切开胆囊，吸净胆汁，取出结石，但须注意勿使胆汁或结石进入腹腔。

（七）关闭切口

应用可吸收缝线自腹膜至皮下组织全层缝合，最大限度地避免发生切口感染和切口疝。皮肤用可吸收线皮内缝合，可获得最好的美容效果。脐窝内放置一小块碘伏纱布以压迫止血和抗菌，无菌纱布覆盖。

九、手术要点

（一）病例的筛选是手术成功的关键

开展初期应严格筛选无任何临床症状及腹部阳性体征的胆囊结石、慢性胆囊炎、胆囊息肉且体型比较瘦、年龄不太大、无严重心脑血管和肺部疾病及腹部无手术史而又对美观有着强烈需求的患者，这样可以降低手术难度，否则只能增加开腹率和出现较多的手术并发症。随着手术技巧和经验的积累，手术适应证可逐步放宽。只有循序渐进，才能让单孔腹腔镜胆囊切除术取得更加微创、安全和美容的效果。

（二）器械的更新与手术的配合

器械的更新可以部分改善单孔腹腔镜手术中存在的各种冲突，利于手术操作，目前常见的器械更新已于手术装置与器械中阐述。单孔腹腔镜手术中，助手与术者的配合十分重要，包括视野的调整，协助显露，协助操作等，配合熟练可以明显缩短手术时间。

（三）手术中转

解剖层次不清、操作有困难及不易控制出血时应立即换用两孔法、三孔法或中转开腹，保证手术的安全性。及时中转不是手术的失败而是正确的选择。

（四）腹腔引流

指征与常规腹腔镜胆囊切除术相似，包括胆囊炎症较重，术野渗血较多等。因脐部切取标本后切口均在 10mm，必须加以缝闭，避免术后腹壁疝的隐患。可在脐部切口置引流的脐部引流处，用 4 号细线全层缝合后，暂不打结，待 2～3 天引流拔出后才系紧缝线，2 周后拆除该线。

十、术治处理

同常规腹腔镜胆囊手术。

十一、并发症预防与治疗

单孔腹腔镜手术的常见并发症及预防同常规腹腔镜手术类似。

值得强调的是，全面的术前检查和准备是重点，详细的病史采集和全面的临床检查会对正确评估行单孔腹腔镜手术难度有帮助，术前一定要通过辅助检查了解胆囊的形态、大小、体积、轮廓，胆囊结石的大小，肝胆管粗细及有无变异，这也是预防单孔腹腔镜胆囊切除术并发症发生的重点。

另外，术中遇解剖层次不清、显露困难等情况时应及时中转，只需在右侧肋缘下加一辅助器械，手术难度即可得到明显降低。强行追求单孔腹腔镜胆囊切除容易引起并发症的发生。

第二节　腹腔镜保胆取石术

一、概述

多年来，胆囊切除术一直被人们尊为治疗胆囊结石的"金标准"。然而随着对胆囊功能认识的深入，人们也在不断挑战这一理论，采用多种方法在去除胆囊结石时尝试保留胆囊功能，包括口服溶石、中药排石、体外冲击波碎石及胆囊取石等，但多数都因结石复发率高而失败，这也为胆囊切除的盛行提供了佐证。但近年来随着现代科技的不断发展，内镜技术的进步，促使人们再一次聚焦保胆手术。目前，保胆取石术是在直视下取石，可确保取尽结石，避免因结石残留所致的复发。保胆取石术既可避免胆囊切除术造成的并发症，又可满足患者的保胆要求，且至今尚未见严重并发症发生及死亡病例。因此，我们认为对于部分胆囊功能良好且有强烈保胆意愿的患者，保胆取石术不失为一种人性化的治疗手段。一方面，这一方法的最终应用前景取决于胆囊结石成因的研究进展，另一方面，保胆治疗过程中发现的问题也将为结石成因的研究提供十分有价值的信息反馈。微创时代保胆治疗研究正处于起步阶段，值得深入探索和研究。

二、适应证及禁忌证

目前关于保胆取石术的适应症及禁忌症并无统一的规范。我们认为对胆囊结石患者的治疗方式，要因"人"而异，因"胆"而异。

（一）手术指征

（1）胆囊形态、功能正常，B超检查示胆囊轮廓清晰，位置、大小正常，胆囊壁厚<3mm，胆囊收缩功能良好。

（2）单纯性胆囊结石，病史短，数量少，大小适中，未合并胆总管结石，近期无胆囊炎急性发作。

（3）无上腹手术史、肝硬化等病史。

（4）有明确保胆意愿，并完全理解结石复发的可能。

（二）手术禁忌

（1）胆囊结石急性炎症发作、胆囊无功能、胆囊管闭塞、胆囊萎缩者均不宜行保胆手术。

（2）胆囊结石过大或充满结石、胆囊泥沙样结石的尽量不施行该手术。

（3）对于合并心肺功能不全的老年患者，尽量不施行该手术。

（4）不能排除胆囊恶性疾病可能者。

三、麻醉

气管插管全身麻醉。

四、体位

左侧卧、取头高足低位。

五、切口

先于脐孔右缘穿刺 10mm trocar，作为腹腔镜通道，建立气腹后在腹腔镜监视下依次穿刺 2 个 5mm trocar，分别位于右肋缘下近胆囊底和剑突下，供器械使用。我们使用 5mm 胆道镜，从剑突下 trocar 进出。

六、手术方式

目前，保胆取石术术式主要有小切口微创保胆取石术、腹腔镜辅助微创保胆取石术以及全腹腔镜下保胆取石术。小切口微创保胆取石术部分患者常因为过度肥胖、胆囊位置过高而术中操作困难。小切口术中无法观察到胆囊的全貌，对胆囊周围是否有粘连、粘连的轻重等难以做出评价，所以临床多采用腹腔镜辅助的微创保胆取石术，它可以镜下探查腹腔内其他脏器，准确定位胆囊底的位置，指导切口的选择；术中观察胆囊的情况，如不适合保胆治疗，则可以中转腹腔镜下胆囊切除术。直视下缝合确切、牢靠、安全。胆囊复位后可以于镜下反复挤压胆囊证实无渗漏，吸出溢出的液体。完全腹腔镜保胆取石术由于术中需胆道镜探查及腹腔镜下缝合结扎，故操作难度相对较大，但目前也有较多单位采用。

七、手术步骤与操作

我们常规开展的为腹腔镜联合胆道镜保胆取石术，手术步骤如下。

（一）探查

置入腹腔镜后可探查腹腔内其他脏器情况。观察了解胆大小、形态、与周围脏器粘连情况。

（二）胆囊切口选择

综合考虑术前腹部超声检查、术中探查以及胆囊底部血管分布情况，决定胆囊底部胆囊壁切口的位置、长度和形状；我们的经验是尽量避开血供丰富区域，切口大小以能取出结石为佳，一般采用与肝缘平行切口，利于最后的腹腔镜缝合结扎操作。保持胆囊底部张力的情况下，使用电刀（电切结合电凝）尽量从同一解剖层次进入胆囊腔，切割过程中如遇出血需及时电凝止血。

（三）取石

胆囊底部取合适长度切口后，一般结石均能通过该切口推出。顺序为从胆囊颈部开始使用分离钳逐步向胆囊底部推进。取石过程中需注意胆囊管情况，避免结石经胆囊管进入胆总管。

（四）冲洗及胆道镜探查

结合术前超声描述结石情况和术中结石取出情况，在判断取尽明显结石之后，吸引器管从右侧肋缘下切口置入胆囊腔，右手分离钳注意保护胆囊管，大量生理盐水持续反复冲洗胆囊腔，直至未见明显黄色胆汁。从剑突下切口置入 5mm 胆道镜，经胆囊底部切口进入胆囊腔，探查胆囊腔，了解有无结石残留，判断黏膜情况，原则上需观察至螺旋瓣处。

（五）缝合胆囊切口

在腹腔镜下用 3-0 可吸收线连续缝合切口。方法为：从切口一端至另一端连续全层缝合，缝合过程中需确保黏膜层缝合在内，待全层缝合完毕，从末端折返，连续浆膜层缝合。缝合过程中进针需注意勿损伤切口两侧血管，以免造成出血。

（六）腹腔引流

在吸尽腹腔积液，明确无胆漏、出血后，我们一般不常规放置腹腔引流。如怀疑术后可能发生胆漏、出血的情况，可经右肋缘下切口置腹腔引流管，术后密切观察引流情况。结石置入标本袋经脐部切口取出。拔出各 trocar，切口用可吸收细线皮内缝合，恢复其形态，外敷创可贴。

八、术后处理及并发症预防

术后处理主要为预防感染，余与腹腔镜胆囊切除术类似。

腹腔镜保胆取石术的近期并发症主要为：胆漏、出血及结石进入胆总管。因此，术后需密切观察患者腹部体征，有引流者需观察引流液的性质、量、颜色等。远期并发症主要为结石复发，因此术后需定期随访。

九、术后复发和注意事项

长期临床经验证明，若去除胆石而保留胆囊，则胆石可能于数月内再度形成。德国名医 Langenbuch 于 1882 年提出了"胆囊切除不是因为胆囊内含有结石，而是因为胆囊能生长结石"。手术方法的成功并不等于治疗目的的成功，由于腹腔镜保胆取石术未经大规模远期随访和反复验证,中期和远期疗效难以评估,条件不具备或准备不充分的患者还是以腹腔镜胆囊切除为安全可靠。

新的保胆取石术术中结石取净率较高,术后可口服熊去氧胆酸以增加胆汁中胆酸的浓度,对降低胆固醇性结石有一定效果。指导患者保持良好的生活习惯,调整饮食结构,保持和促进胆囊功能恢复才能避免结石复发。术后仍需进行长期随访,如何降低复发率是一个值得日后深入研究的课题。

第三节 胆总管囊肿切除术

一、概述

胆总管囊肿也称先天性胆总管囊状扩张症,系临床上最为常见的胆道系统变异。其发生与胆道系统的胚胎发育异常有关,即由胚胎期胆管上皮异常增生和神经发育异常引起,近年的临床报道提示胆总管囊肿常合并胰胆管合流异常(APBDJ),以胆管汇入膜管的类型(B-P型)多见。APBDJ导致胰液反流,可致慢性胆管炎、胆管黏膜破坏、胆管壁纤维化、胆总管末端炎性狭窄及胆总管扩张。

胆总管囊肿多发于幼儿,尤以女孩多见,少数患者可以完全无症状直至成人期,成年人发病占总发病率的20%～25%。我国和日本发病率高于欧美国家,女性患者为男性患者的4～5倍。

目前,临床上多采用1975年户谷(Todani)分型法将先天性胆总管囊状扩张症分为5型。

Ⅰ型:胆总管囊状扩张(Ⅰa囊肿型,Ⅰb节段型,Ⅰc梭状型)。

Ⅱ型:胆总管憩室。

Ⅲ型:胆总管十二指肠壁内段囊肿。

Ⅳ型:肝内外多发囊肿(Ⅳa肝内外型,Ⅳb肝外型)。

Ⅴ型:肝内胆管单发或多发囊肿(Caroli病)。

胆总管囊肿的典型症状是腹痛、黄疸及腹部包块三联征,但多不典型。临床上B超、CT、MRCP及ERCP检查都有较高的确诊率。胆总管囊肿癌变率在幼儿低于1%,但随年龄的增长明显增高,成年人癌变率为10%～30%,手术治疗公认为首选治疗方法。

传统的手术方式包括如下几种。

(1)囊肿外引流术。

(2)囊肿内引流术。

(3)囊肿切除、肝管空肠Roux-en-Y吻合术,现已被认为是标准的手术方式。在单纯肝管空肠吻合术式的基础上，也有间置空肠肝管十二指肠吻合术、人工乳头成形术、抗反流术等术式。对于囊肿与周围组织粘连严重或囊肿位置较低者可行 Lilly 法剥除囊肿内壁黏膜保留部分囊肿外壁。

（4）其他术式，如肝移植等。多适合 Caroli 病。

自 1995 年 Farello 报道首例腹腔镜胆总管囊肿切除、肝管空肠吻合术后，腹腔镜技术治疗胆总管囊肿的安全性与可行性逐渐被接受。囊肿切除加肝管空肠 Roux-en-Y 吻合也成为腹腔镜治疗胆总管囊肿的标准术式。其优点如下。

（1）消除了胆汁潴留、感染和结石形成的来源。

（2）病灶完全切除，从而防止囊肿的恶变。

（3）降低病残率及再手术率。

相对于传统开腹胆总管囊肿切除术而言，腔镜下操作腔镜头可以在体内灵活旋转，视野全面而深入腹腔；且腹腔镜可以清晰显示囊肿周围的血管结构，便于术中操作、减少出血，避免损伤周围组织结构等；手术创伤小、疼痛轻，术后美观且生活质量明显提高；对腹腔其他脏器干扰小，粘连性肠梗阻机会小。

二、适应证

Ⅰ型、Ⅱ型、Ⅳb型胆总管囊肿。

三、禁忌证

（1）合并重症胆管炎或一般情况差，难以耐受手术者。

（2）Ⅲ型、Ⅳa型、Ⅴ型胆总管囊肿。

（3）疑有癌变者。

（4）既往曾有囊肿内引流术史者。

（5）术前评估囊肿无法完整切除或存在高度手术风险者。

其中（3）、（4）、（5）为相对禁忌证。

四、麻醉

与一般腹腔镜手术相同，腹腔镜胆总管囊肿切除术，多选用全身麻醉或联合硬膜外麻醉。选用气管内插管全身麻醉最为常用和安全。麻醉的诱导和维持原则与一般手术的全身麻醉基本相同。

五、体位

全身麻醉后患者取仰卧位，头低足高30°，垫高右腰部，显示器置于头侧。

六、切口或戳孔位置、术者站位

运用四孔法或五孔法：脐环常为观察孔，小儿也可选用 5mm 腹腔镜。右中腹直肌外缘处为主操作孔。右上腹腋前线肋缘下及左上腹直肌外缘（也可作为主操作孔）分别置入辅助器械。上腹部右侧旁正中肋缘下置入腹腔镜肝脏拉钩。脐孔穿刺建立气腹于12～15mmHg，小儿控制气腹压于 10～12mmHg。

术者站患者右侧，第一助手站患者左侧。根据习惯，术者也可站患者两腿间。

七、手术步骤与操作

（一）探查

肝脏拉钩牵引后充分显露肝门，也可于腹壁穿刺引线牵拉肝圆韧带上提肝脏暴露肝门。对于术前未行 ERCP 的患者可经胆囊穿刺造影了解肝内外胆道系统、囊肿位置及胆胰管合流部情况：抓钳抓持胆囊后细胶管穿刺胆囊底部注入造影剂显影，也可将胆囊底自右上腹穿刺孔牵引至腹壁后造影或穿刺囊肿行胆道镜检查。打开肝十二指肠韧带，分离显露胆总管囊肿，纵向切开囊肿部分前壁，吸尽胆汁，腹腔镜可伸入胆管探查囊肿上下端，对于癌疑者可取部分囊壁组织送病理检查。术中需多次评估：根据囊肿位置、性质、周围炎症、粘连情况，与门静脉、肝动脉、十二指肠、胰头等毗邻关系，决定是否继续行囊肿切除术，或改行腹腔镜下内引流术待二期手术治疗，或中转开腹。胆总管内若有结石取出结石。

（二）囊肿切除

1. 解剖胆囊管游离胆囊便于牵拉

助手向下牵拉十二指肠，术者以超声刀或电凝剪沿囊肿内外壁之间游离囊肿至远端，炎症反复者，内外壁间隙分离较困难，尤以囊肿内壁与后壁的游离为甚，需耐心谨慎，防止损伤门静脉及肝动脉。

2. 囊肿表面的血管分支网均可以超声刀或电凝闭塞

游离直到囊肿远端变细处，切除囊肿，hemolock 夹关闭远端。提起囊肿游离近侧囊肿壁，此时后壁及内壁的游离相对较易。游离囊肿至与正常肝管交界处并切除。

（三）肝管空肠 Roux-en-Y 吻合

1. 术者以抓钳提起 Treitz 韧带以远空肠

距 Treitz 韧带 15～20cm 处横断空肠。近端空肠与远侧 40cm 处腔镜下以切割吻合器行侧侧吻合，腔镜下间断缝合空肠侧侧吻合开口。

2. 按习惯行结肠前或结肠后胆肠吻合，注意空肠系膜的松紧度

距盲端约 1cm 处切开系膜对侧空肠壁，直径略大于待吻合肝管。以 5-0 可吸收缝线，分别缝合后前壁。

八、手术要点及难点

（1）结扎囊肿下端和胆总管之间的纤维条索时，应注意辨别胰管。

（2）术中注意探查胆总管远端及左右肝管内有无结石，若发现应取出或用生理盐水

彻底冲洗干净，以免术后反复发生胰腺炎。

（3）囊肿应尽可能完全切除，对于因各种原因而未能切净的囊壁，可剥除其内膜，或予以搔刮后以碘酒、乙醇处理破坏其黏膜。

（4）如遇到胆总管囊肿周围粘连严重，可以切除囊肿内膜，不强求完整剥离囊肿，防止门静脉、肝动脉损伤致大出血，导致严重后果。

（5）行肝肠吻合时，如肝总管不够粗，则行左右肝管成形术，以保持吻合口足够大，无张力。

九、术后处理

腹腔镜胆总管囊肿切除术术后常规放置腹腔引流管，以观察有无胆瘘和出血，术后发生的胆瘘，只要无腹膜炎症状，采取右侧斜卧位，一般 1 周左右可自行停止。术后预防性应用抗生素和抑酸剂，以防发生应激性溃疡。

十、并发症的预防与治疗

（一）胆瘘

腹腔镜胆总管囊肿切除术后胆瘘的发生率国内外报道不一，国内刘雪来等报道 66 例腹腔镜手术中 2 例出现胆瘘。术后的少量胆汁漏，只要保持腹腔通畅引流一般均能治愈。胆肠吻合口良好的血供、肝门部保证有足够的肝管供吻合、娴熟的缝合技术以及术中确证无胆汁漏是预防胆瘘的有效方法。术中可在胆肠吻合口旁及右侧膈下各置引流并保持引流通畅，可处理绝大部分胆瘘而不需要再次手术。

（二）慢性胆管炎

为远期术后并发症，多与 APBDJ 的存在及反流性胆管炎有关。术中行间置空肠肝管十二指肠吻合术或加抗反流瓣手术能较有效地防止反流性胆管炎，但腹腔镜下技术要求甚高。

（三）胆肠吻合口狭窄

与吻合技术、术中肝管狭窄、术后胆瘘、反流性胆管炎有关。若术中见预吻合肝管较细，可行肝管整形扩大吻合口径。也可保留部分上端囊肿约 1cm，剥除内壁，将扩张的纤维外壁与空肠吻合。或行胆道内置 T 管支架，短臂置于左右肝管内，长臂经空肠袢引出。术后吻合口狭窄严重者常需再手术处理，以开腹手术为宜。

第四节 胆道横纹肌肉瘤

横纹肌肉瘤是小儿时期最常见的软组织肉瘤。可发生于身体任何部位。但发生于胆管系统的横纹肌肉瘤少见，Akers 及 Needham 复习文献仅见 24 例胆管横纹肌肉瘤的报道。北京儿童医院 1955—1992 年共收治横纹肌肉瘤 118 例，但胆管系统仅 2 例，均为胆总管横纹肌肉瘤。自 1992 年以后，又曾收治 2 例胆总管横纹肌肉瘤，但近 10 年未再遇到该种病例。胆道横纹肌肉瘤多发生于胆总管，少数发生于肝总管，原发于胆总管的横纹肌肉瘤，葡萄状样的肿瘤沿增大增厚的胆总管生长，向上可延伸至肝，向下可延伸至胰腺。肿瘤常有出血及坏死，也可发生感染及胆管穿孔。

（一）临床表现

多见于 2～6 岁小儿，4 岁为发病高峰，进行性加重的阻塞性黄疸为本病的主要症状。临床表现为腹痛、黄疸及发热，常伴有食欲缺乏、腹胀、右上腹部不适等症状，发病之初易被误诊为传染性肝炎、胆总管囊肿。随着病情的进展，肿块增大，阻塞性黄疸加重。体检肝脏肿大，有时可触及肿大的胆囊或胆囊区有实质性肿块。

（二）诊断

上消化道钡餐造影可见十二指肠压迹，胆囊造影或静脉胆道造影均显示胆道梗阻。腹部 B 型超声及使用造影剂增强 CT 扫描常能显示肿物形状，个别病例有赖于经皮肝穿刺胆管造影（PTC）检查，可显示出扩张的肝内胆管及近侧病变的位置，为诊断提供可靠的依据。经皮肝穿刺胆管造影检查对于胆道横纹肌肉瘤不同的部位，不同发展阶段，可显示不同的影像特征。

实验室检查多提示为阻塞性黄疸，对严重阻塞性黄疸的患儿，可伴有不同程度的肝功能损害。

（三）治疗

本病病例罕见，治疗经验不多。以往病例的治疗都是在阻塞性黄疸进行性加重后，即行剖腹探查手术。均是上腹部大横切口进腹。进腹后首先触摸肝脏肿大情况，并触摸有无肿块，然后探查胆道、总胆管、总肝管及左、右肝管是否充满肿瘤，周围组织、脏器有无肿瘤浸润，肝门部淋巴结、肠系膜淋巴结均须仔细探查，对可疑的淋巴结应切除做病理检查。十二指肠，特别是壶腹部及胰头，均应仔细探查。术中所见若肿瘤比较局限，能切除者应以手术切除为主。不能行根治性切除的病例，可行姑息性切除手术并加引流术。事实上，如果出现明显的梗阻性黄疸症状，肿瘤往往已经在局部严重地浸润性生长，几乎没有能够完全切除的机会。我们见到的病例多是在肝十二指肠区域充满葡萄样肿瘤组织，根本无法解剖正常的组织结构。这种情况下进行的手术应以探查活检为主，明确病理后进行化疗或放疗。最常用的化疗药物是环磷酰胺、长春新碱、放线菌素 D 和阿霉素。顺铂、足叶乙甙、鬼臼噻吩甙也有一定疗效。大多数化疗方案中包括长春新碱、环磷酰胺及放线菌素 D 的联合用药。

对已知残留肿瘤的部位，应辅以局部放疗。

（四）预后

综合性治疗措施的应用大大提高了横纹肌肉瘤患儿的无瘤生存率。但对于胆道横纹肌肉瘤，因就诊时多已属晚期患者，预后极差。一旦患儿出现肿瘤复发，无论是局部或是区域性复发，多于 6 个月左右死亡。上述 4 例无长期存活。

第五节　胆管癌

一、概述

胆管癌根据发生的部位分为 4 型。

（一）周围型

肿瘤位于肝内较小的胆管，又称胆管细胞性肝癌。

（二）肝门型

肿瘤位于肝门附近较大的肝管。

（三）肝外胆管型

即胆总管癌。

（四）壶腹型

肿瘤位于胆总管下端近壶腹区。

后 3 型统称为肝外型，其中肝门型最常见，占 50% ～ 70%（复旦大学附属中山医院统计占 62%），壶腹型其次。Klatskin 于 1965 年首先描述胆管癌，因此又名 Klatskin 瘤，是临床上高位梗阻性黄疸的主要原因。肝外胆管癌较肝内胆管癌发生率低。如将肝外胆管分为上、中、下三段，其癌的发生比例分别为 54%、18% 和 22%，还有 6% 的癌因弥漫或广泛累及难以明确部位。

上海市 1997 年 6 月至 2001 年 5 月进行的基于上海市全人群的胆管癌的普查，总共收集 1228 例病理切片，包括胆管癌 487 例，其中 322 例胆囊癌、105 例肝外胆管癌和 60 例壶腹癌。肝外胆管癌平均发病年龄为 64 岁（38 ～ 74 岁），男女比例为 1 : 0.9。

已明确的肝外胆管癌的危险因素有原发性硬化性胆管炎、溃疡性结肠炎、异常胆总管胰管吻合、胆总管囊肿、肝吸虫感染（华支睾吸虫、麝猫后睾吸虫）。胆石症是肝外胆管癌的主要发病机制之一。

二、临床特征

肝外胆管癌的病变早期可出现梗阻性黄疸，其程度可迅速进展或起伏。黄疸常在肿瘤较小未广泛转移时就出现。其他的症状包括右上腹痛、萎靡不振、体重下降、瘙痒、厌食、恶心呕吐。发生胆管炎时，会出现寒战、高热，近端胆管癌（左右胆管、肝总管）的患者肝内胆管扩张，胆囊不能触及，胆总管常常萎缩。

三、诊断及鉴别诊断

B超检查具有无创、经济、简单、快捷等特点，仍是梗阻性黄疸患者首选的检查方法，可以明确胆道有无扩张、协助确定梗阻的部位和性质，并判断血管受侵情况。CT可以提供比B超更清晰的立体断层图像，对中、下段胆管癌和肝门胆管癌的诊断率均高于B超，且能判断门静脉、肝动脉受侵情况。磁共振胆胰管成像（MRCP）可获得完整的胆道系统图像，目前已成为胆管癌最主要的诊断方法之一。内镜超声有效地避开了肠气的干扰，可以更清晰、准确的判断肝外胆管癌的病变性质和浸润深度。内镜逆行胰胆管造影（ERCP）仅对下段胆管癌诊断有一定意义，且易引起胆道感染，已不再作为胆管癌的常规检查手段。经皮肝穿刺胆管造影（PTC）是传统的诊断胆管癌的检查方法，有较高的成功率，但当胆道完全梗阻时不能显示病变范围和远端的情况，且术后可出现出血和胆漏。血清碱性磷酸酶、谷氨酸转氨酶、总胆红素、直接胆红素等均可见升高。血清肿瘤标志物如血清糖链抗原（CA19-9）和血清癌胚抗原（CEA）等可升高。

结合进行性加深的梗阻性黄疸、增大的胆囊和相关辅助检查，常可得出胆管癌的诊断，但尚需与其他引起黄疸的疾病相鉴别，尤其是肝门部胆管癌需与胆囊癌侵犯肝门、肝细胞癌、胆管癌栓、肝门的炎性狭窄、肝门区的转移癌等相鉴别。

四、胆管癌的病理诊断

（一）肝外胆管癌的发生部位

在解剖学上，根据癌发生的部位，肝外胆管癌可分为以下几种。

（1）左、右肝管癌。

（2）肝总管癌。

（3）胆囊管癌。

（4）肝总管、胆囊管及胆总管汇合处癌。

（5）胆总管癌。

（二）肉眼观察

胆管癌可以呈息肉样和表浅性生长，但是大多数是结节状或硬化性，伴有胆管壁的深部浸润。偶尔胆管癌呈多中心生长和（或）伴有胆囊癌。肝外胆管癌在大体形态上可分为以下 3 型。

1. 管壁浸润型

可见于胆管的任何部位，最为多见。由于受累的管壁增厚，可致管腔变小或狭窄，进而可发生阻塞现象。

2. 结节型

较管壁浸润型少见，可见于较晚期的胆管癌，癌结节的直径为 1.5 ～ 5.0cm。

3. 腔内乳头状型

最少见，可见于胆管的任何部位，但会合部更为少见。此型可将胆管腔完全阻塞。癌组织除主要向管腔内生长外，亦可进一步向管壁内浸润生长。

根据癌细胞的类型、分化程度，以及癌组织的生长方式。肝外胆管癌可分为以下 6 型。

1. 乳头状腺癌

除个别为管壁浸润型外，几乎均为腔内乳头状。

2. 高分化腺癌

在胆管癌中最多，可占 2/3 以上，可见于任何部位。癌组织均在管壁内浸润生长，环绕整个管壁。浸润的癌组织呈大小不等、形状不规则的腺体结构，有的可扩大呈囊腔。

3. 低分化腺癌

即分化差的腺癌，癌组织部分呈腺体结构，部分为不规则的实性片块，亦在管壁内弥漫浸润生长。

4. 未分化癌

较少见。有的小细胞未分化癌，与胆囊的未分化癌相同，癌细胞在胆管壁内弥漫浸润，间质较少。癌组织侵袭较大，常可侵及肌管周围脂肪组织或邻近的器官。

5. 印戒细胞癌

较少见。它与胆囊或胃肠道的印戒细胞癌一样，由分化程度不等的含有黏液的癌细胞构成。癌细胞无一定结构，弥漫浸润。

6. 鳞状细胞癌

罕见其组织形态与其他器官所见者相同。

（三）镜下

绝大部分的胆管癌是高分化、分泌黏液的腺癌。表面乳头状可见于胆管较远端的区域，有时整个肿瘤是高分化乳头状腺癌伴微小浸润或没有浸润，肿瘤可以分化很好，甚至其转移的部位也很好，以致很难判定为恶性。同一腺体中的肿瘤细胞不均一性，核浆比例增加，核仁明显，间质及周围神经侵犯，以及肿瘤性腺体周围富于细胞的间质呈同心圆排列是最重要的鉴别诊断特征。除了这些形态学特征，胆管癌的黏液物质和 CEA 表达，邻近上皮的化生及非典型增生，以及偶见鳞状化生、透明细胞改变或神经内分泌特征均与胆囊癌相似。

五、临床分型与分期

（一）肝门部胆管癌的 Bismuth 分型（1975 年）

Ⅰ型：肿瘤位于肝总管，未侵犯左右肝管汇合部。

Ⅱ型：肿瘤侵及左右肝管汇合部。

Ⅲ型：肿瘤进一步侵犯左肝管（Ⅲb）或右肝管（Ⅲa）。

Ⅳ型：肿瘤同时侵犯左右肝管。

（二）TNM 分期

国际抗癌联盟（UICC）制定的胆管癌 TNM 分期。

T 原发肿瘤

T_x：原发肿瘤无法评估。

T_0：没有原发肿瘤的证据。

T_1：肿瘤未侵出胆管壁。

T_2：肿瘤侵出胆管壁。

T_3：肿瘤侵犯肝、胆囊、胰腺和（或）同侧门静脉主要分支（右侧或左侧）或肝动脉（右侧或左侧）。

T_4：肿瘤出现下列侵犯：门静脉主干或两侧分支，肝固有动脉或结肠、胃、十二指肠、腹壁等邻近结构。

N 区域淋巴结

N_x：淋巴结转移无法评估。

N_0：无淋巴结转移。

N_1：有淋巴结转移。

M 远处转移

M_x：远处转移不能被评价。

M_0：无远处转移。

M_1：有远处转移。

TNM 分期：0 期：$TisN_0M_0$。ⅠA 期：T1N0M0。ⅠB 期：$T_2N_0M_0$。ⅡA 期：$T_3N_0M_0$。ⅡB 期：$T_{1\sim3}N_1M_0$。Ⅲ期：T4，任何 N，M_0。Ⅳ期：任何 T，任何 N，M_1。

六、治疗

胆管癌应以手术治疗为主，目的是切除肿瘤和恢复胆管的通畅。但胆管癌部位不同，手术范围亦不同。只要患者没有低蛋白血症，没有凝血功能障碍、腹腔积液及心、肺、肝、肾的严重器质性病变，都应在术前准备后积极手术探查。

（一）能手术切除的肝外胆管癌

应力争手术切除病灶。

1. 肝门部胆管癌

根据 Bismuth-Corlett 分型，各型采用不同的切除手术，同时必须清除肝十二指肠韧带内除肝动脉、门静脉以外的所有淋巴结及结缔组织（肝十二指肠韧带淋巴结清扫）。肝门部胆管癌Ⅰ型者可仅行局部切除术，Ⅱ型患者宜行局部切除 + 肝尾叶切除术，Ⅲ型患者行局部切除附加肝尾叶和右半肝（Ⅲa）或左半肝（Ⅰb）切除术，Ⅳ型偶尔可行肝门胆管切除手术，但多数癌肿不能切除，仅能做胆道引流手术或行肝移植术。

2. 中段胆管癌

可行肿瘤局部切除 + 肝十二指肠韧带淋巴结清扫 + 肝总管空肠 Roux-en-Y 吻合术。

3. 下段胆管癌

常需行胰十二指肠切除术。

（二）不能手术切除的肝外胆管癌

不能手术切除病灶的肝外胆管癌在酌情行手术或支架胆道引流后，行放射治疗或 5-FU/ 吉西他滨为基础的化疗；对于不能耐受放、化疗的患者仅行支持治疗。

（三）远处转移的肝外胆管癌

对于存在远处转移的肝外胆管癌患者根据病情需要行支架胆道引流后，行 5-FU 或吉西他滨为基础的化疗；对于不能耐受化疗的患者仅行支持治疗。

第六节　胆囊结石

一、概述

胆囊结石（cholecystolithiasis）是胆道系统最常见的疾病，女多于男。随年龄增长发病率增加，故多见于中老年人。

二、病理病因

80％的胆囊结石是胆固醇为主的混合性结石。胆囊的病理改变及临床表现取决于结石对胆囊黏膜刺激及结石是否引起梗阻。结石长期对胆囊黏膜刺激，可导致慢性胆囊炎，临床症状较轻，或无症状。一旦结石嵌顿在胆囊颈或胆囊管时，可致胆汁淤积，极易并发细菌感染而发生急性胆囊炎、胆囊积水、胆囊化脓、坏疽、穿孔、内瘘等。若结石梗阻缓解，急性炎症也可迅速好转、消退。转入慢性胆囊炎阶段，如此反复发作，可形成"萎缩性胆囊炎"。如果较小的结石排入胆总管，形成继发性胆总管结石，可导致急性胆管炎、梗阻性黄疸或急性胰腺炎。部分胆囊结石患者可多年或终身无明显症状，多数患者在不同时期出现程度不等的临床症状。

三、诊断

（一）临床表现

1. 症状

（1）慢性结石性胆囊炎时右上腹隐痛，餐后感上腹闷胀不适。

（2）结石嵌顿于胆囊颈部或胆囊管可引起剧烈胆绞痛，常在饱食或吃油腻食物后，部分患者夜间发作。常伴有恶心、呕吐，如嵌顿结石因体位的变动或用解痉药物解除了梗阻，则绞痛即可缓解，发病时间短，无感染，故无发热、寒战。当结石梗阻不解除或伴感染时，则可引起急性胆囊炎。

（3）小的结石排至胆总管时，形成继发胆总管结石症，引起皮肤巩膜黄疸、发热及剧烈右上腹疼痛。

2. 体征

（1）一般无阳性体征，许多无症状的胆囊结石只是在体检或因其他疾病做B超检查时才被发现。

（2）当结石嵌顿于胆囊颈管时，右上腹胆囊区域有压痛，有时可扪及肿大的胆囊。Murphy征阳性。

（二）影像学检查

1. B超

B超是诊断胆囊结石的首选检查方法，能较清晰显示胆囊大小、壁厚及胆囊结石所特有的高密度强光团回声。

2. 口服胆囊造影和静脉胆道造影

对胆结石的诊断准确率仅为50%，因此阴性结果不能排除结石。口服胆囊造影对了解胆囊的功能有帮助。直接胆道造影仅在判断有无继发胆管结石或Mirrizi综合征时有效。

3. CT

对胆囊结石的诊断不如上述几种方法好，但对判断结石成分有帮助。

（三）鉴别诊断

有消化道症状者应与胃十二指肠疾病相鉴别，必要时需做钡餐或胃镜检查。

四、治疗

（一）非手术治疗

（1）无症状的胆囊结石是否需治疗目前常有争论。

（2）药物溶石治疗口服鹅去氧胆酸（cheno deoXycholicacid，CDCA）溶解胆固醇结石，13～15mg/kg，每日3次，饭后服用，连服12～24个月；或用熊去氧胆酸（ursodeoxycholic acid，UDCA）8～13mg/kg，服法与CDCA同；或CDCA与UDCA各取半量联合应用。药物溶石适用于肝功能正常，胆囊功能良好，＜1cm的阴性结石。

此法疗程长，药费贵，停药后结石复发率高。

（3）体外震波碎石（ESWL）适用于胆囊功能良好，结石数目少于 3 个，直径小于 2cm。碎石后需加药物溶石治疗，方法同上。ESWL 有一定的并发症，胆结石嵌顿于胆囊管或十二指肠乳头可引起胆绞痛和黄疸。结石复发率高。

（4）中医中药利胆化瘀治疗可减轻症状，减少发作次数。

（二）手术治疗

1. 胆囊造口术

仅适用于患者情况极度不好者。

2. 开腹胆囊切除术

对有症状的胆囊结石外科治疗原则是切除含结石的病理胆囊。由于胆囊结石可同时伴有胆总管结石，故有以下情况，行胆囊切除时还需探查胆总管。

（1）有黄疸病史者。

（2）胆囊内细小结石。

（3）胆总管扩大、管壁增粗。

（4）胆总管内摸到结石或蛔虫。

（5）胰腺头部肿大或变硬。

（6）术前行 B 超或 ERCP 证实胆总管有结石者。

（7）有条件行经胆囊管胆道造影有结石负影者。

3. 腹腔镜胆囊切除术（Iaparoscopic cholecystectomy，LC）

这种方法除有与手术方法相同的治疗效果外，还有其切口小、痛苦轻、出血少、对腹腔脏器干扰轻、恢复快、住院时间短等优点。亦能行胆总管胆道镜探查。但对胆囊内瘘和胆囊癌的患者视为禁忌证。

第六章　胰腺肿瘤

第一节　胰母细胞瘤

一、概述

胰母细胞瘤是一种显示多向分化特征的上皮性恶性肿瘤，可见到边界清楚的、以腺泡分化为主的细胞巢，其中混有鳞样巢，还偶见向内分泌细胞或导管分化。一些肿瘤中可能含间叶成分。虽然这类肿瘤好发于儿童，但也有 1/3 发生于成年人。

胰母细胞瘤是一种非常罕见的肿瘤。已报道的病例数不足 75 例，几乎均以个例形式报道，最大组是 AFIP 最近报道的 14 例胰腺母细胞瘤。在一项含 645 例胰腺非内分泌肿瘤的大组回顾性研究中，只有 1 例为胰母细胞瘤（仅占 0.2%）。复旦大学附属中山医院 750 例胰腺肿瘤切除标本中只有 1 例胰母细胞瘤，患者为 34 岁女性，发生于胰腺体部。

胰母细胞瘤虽然少见，却是儿童最常见的胰腺恶性肿瘤（占儿童胰腺肿瘤的 30%～50%）。发病年龄有两个高峰，儿童期在 2.4 岁（由新生儿至 4 岁），成年人在 40 岁（19～68 岁）。报道的病例大多在 10 岁以下，平均 9.8 岁。男性略多于女性，男女之比为（1.3～2）:1。亚洲人较白种人多，报道的一半病例在亚洲。

二、临床表现

胰母细胞瘤无特异性的临床症状，通常表现为上腹部占位的特点。儿童多为偶然发现的腹部肿块，相关症状包括疼痛、消瘦及腹泻。无激素形成和酶分泌的特征，只有 1 例胰母细胞瘤与 ACTH 异常分泌造成的 Cushing 综合征有关。

三、病理学特征

（一）总体表现

胰母细胞瘤通常是一实性肿块。可发生于胰腺的任何部位。肿瘤相对较大（直径为 7～20cm），平均直径为 10.6cm，多数为单发实性肿块，切面呈棕黄色，不完全分叶状。质地软，鱼肉状，也可能因纤维化略硬，可见局灶性出血或坏死及囊性变，偶尔因大量钙盐沉积呈沙砾感。如果大体上呈囊性，这些病例几乎全部合并 Beckwith-Wiedemann 综合征。

（二）组织学特征

胰母细胞瘤可以有部分纤维样假包膜，但常常侵犯邻近胰腺、十二指肠或软组织，也有侵犯血管和神经病例的报道。1959 年由 Frantz 报道的首例胰母细胞瘤（当时称为胰腺癌，未定型）与 1957 年 Becker 报道的儿童（15 个月的男孩）胰腺肿瘤相似。这个肿瘤已经侵犯十二指肠，造成多次严重出血。

胰母细胞瘤的上皮成分富含细胞，由交错的纤维间隔成边界清楚的分叶状，低倍镜下呈"地图样"外观。但有时纤维纤细，使分隔不清，表现为大的叶内模糊的巢状或器官样结构。上皮成分可以有 3 种排列方式。

（1）细胞排列成腺泡状。

（2）实性或片状。

（3）鳞样巢。

腺泡型和实性型从细胞学角度常无法区分。多角状肿瘤细胞巢构成实性区域，与具有极性的肿瘤细胞围绕小腔隙排列形成的明显腺泡分化的区域交替出现。腺腔内通常无分泌物，但有时也有分泌物。极少数病例中可见到内衬含有黏液细胞的大腔隙。在每一例中均可见到坏死，并常伴有钙化。

鳞样巢是特征性结构，往往位于小叶的中央。其大小和密度（单位面积内的角化珠个数）可能有差异，但每个角化珠都可以与周围细胞清晰分开。这些结构可以是大的上皮样细胞岛，也可以是漩涡状梭形细胞巢或是角化的鳞形细胞岛。角化细胞含有更丰富的嗜酸性胞质，一些胞核可能因富含生物素和丝状排列的染色质而显得空亮。小管状结构和扩张的腺体更接近于腺泡细胞，但高柱状细胞形成的、含黏液的小管很少见。PAS 染色中腺泡胞质可能呈颗粒状，消化后仍出现酶原颗粒。

胰母细胞瘤病例，尤其是儿童病例，其上皮岛之间的间质通常细胞丰富且呈核形，个别病例的间质成分可为肿瘤性。间质成分可能为纤细的纤维，也可能是粗大的富含细胞的细胞索。极少数情况下可见异源性间质成分，如肿瘤性骨化生和软骨化生。

（三）组织化学和免疫组化

胰母细胞瘤具有腺泡形成、内分泌功能和导管分化等多种潜能，其中胰酶（包括胰蛋白酶、脂肪酶、糜蛋白酶等）染色阳性率为 100%、内分泌标志物阳性染色率为 82%，癌胚抗原（CEA）阳性率为 85%。日本学者对 3 例小儿胰母细胞瘤和 29 例成年人胰腺导管腺癌进行对比免疫组织化学染色，发现小儿胰母细胞瘤 AFP 阳性染色率为 67%，$\alpha 1$- 抗胰蛋白酶（$\alpha 1$-AT）阳性率为 100%，CEA 阳性率为 67%（2/3）、角蛋白阳性率为 33%；而成年人胰腺导管腺癌组织中的阳性染色率 AFP 为 3.5%（1/29），抗胰蛋白酶（AAT）为 21%（6/29），CEA 为 97%（28/29）和角蛋白为 93%（27/29）。他们认为这些组织学差异进一步证实了胰母细胞瘤的胚胎特性，并可作为胰母细胞瘤的肿瘤标志物。

Klimstra 等曾对胰腺母细胞瘤的免疫表型进行了详细研究，发现 95% 的胰腺母细胞瘤均呈腺泡细胞分化，能表达胰蛋白酶、糜蛋白酶或其他少见的脂酶。阳性的区域可能为局灶性，通常局限于腺泡分化区域的肿瘤细胞顶质内。淀粉酶消化后 PAS 阳性。鳞样巢通常不与这些酶反应，但也有例外。CK 染色通常弥漫于包括鳞样巢的所有上皮成分。部分胰腺母细胞瘤中还有少量内分泌成分，表达 CHG、SYN 和（或）NSE，但无特异性激素分泌。通常内分泌细胞很少（少于肿瘤细胞总数的 10%），呈小巢状或单个细胞散在分布。半数以上的病例表达导管分化的标记，如 CEA、DUPan-2、B72.3。

β 连环素（β-catenin）在胰母细胞瘤中也呈核、质表达，并主要集中在角化珠内。而在腺泡或导管分化区内半数以上瘤细胞呈膜表达。cyclinD1 的表达也主要在鳞样巢上。相反 Ki-67 标记指数在鳞样巢为 2% ～ 4%（中位 3%），在其他区为 8% ～ 18%（中位 12%）。因此，β-catenin 在胰母细胞瘤中不是诱导肿瘤细胞增生，而是参与了鳞样巢的形成。

（四）细胞学穿刺

胰母细胞瘤的细胞学特征很少有报道。其涂片细胞非常丰富且分散。细胞较原始，呈圆形或卵圆形，核染色质均匀分布。鳞样巢可在细胞团块中见到。

（五）超微结构

电镜下，胰母细胞瘤显示腺泡分化，有丰富的粗面内质网、线粒体及位于顶质的致密的酶原颗粒。这些酶原颗粒为圆形，大小一致，与非肿瘤细胞相似。另外可见到与腺泡细胞癌类似的不规则纤丝颗粒。在很少的病例中还可见到有致密核心的神经内分泌颗粒及黏蛋白原颗粒。许多研究证实胰母细胞瘤的超微结构呈腺泡分化，特别是出现 400 ～ 800nm 的电子密度均匀的酶原颗粒时。这些颗粒可能很多，并聚集于细胞分泌缘。

总之，免疫组化和超微结构都提示胰母细胞瘤可以显示 3 种分化方向：腺泡、内分泌和导管。

（六）鉴别诊断

主要与 ACC、分化好的 PET 以及实性假乳头状瘤（SPT）相鉴别。与 ACC 的区别主要是后者大多数发生于老年人，组织学上缺乏细胞丰富的间质成分，细胞弥漫性分布而缺乏胰母细胞瘤中的器官样结构。虽然胰母细胞瘤中可以出现局灶区呈内分泌分化，但与分化好的 PET 比较，后者呈一致的内分泌分化，无鳞样巢结构和外分泌的酶分泌。胰母细胞瘤与 SPT 的鉴别主要是后者好发于中青年女性，肿瘤呈退变的假乳头状生长，尤其是出现泡沫样巨噬细胞、胆固醇结晶、核沟和 PAS 阳性小球。虽然两者均有 Pcatenin 的异常核表达，但 SPT 还表达 CD10，而且少有外分泌酶。

（七）与腺泡细胞癌的关系

胰母细胞瘤及腺泡细胞癌均显示明显的腺泡分化，并都可有少量内分泌和导管分化。在组织学上，腺泡的形成是胰母细胞瘤的特征，而且其实性区与腺泡细胞癌实性排列的区域类似。两者在生物学上也相似，儿童预后较好，成年人预后较差。因此有学者认为，胰母细胞瘤可以看作发生于儿童的腺泡细胞癌。这种提法在很多方面都具有支持点，但是由于胰母细胞瘤仍然具有其特征性的组织学、免疫组化及临床特征，因此还是将其归为独立的肿瘤。

第二节　胰岛素瘤

一、概述

胰岛素瘤是一种相对常见的内分泌肿瘤，具有胰腺 B 细胞分化和低血糖等因胰岛素分泌失衡引起的临床症状。

胰岛素瘤是最常见的功能型 PNEN，占 42% ～ 55%。据报道胰岛素瘤的发生率为每年 2 ～ 4 个 /100 万。大约 10% 的胰岛素瘤出现转移，约 10% 为多发性，特别是多发性内分泌肿瘤 1 型（MEN1）的患者。在多发性胰岛素瘤中 50% 为 MEN1 患者。4% ～ 6% 的胰岛素瘤伴 MEN1，10% ～ 30% 的 MEN1 患者发生胰岛素瘤。

胰岛素瘤的病因学还未知，也没有发现与之相关的危险因素。在胚胎学上，与其他胰腺肿瘤相似，来自内胚层发生的前体细胞。最近的遗传学研究结果显示，这类肿瘤最初可能是多克隆或寡克隆肿瘤，其中一些有侵袭性的细胞克隆过度增生，形成浸润性生长和（或）转移。

胰岛素瘤可以发生于任何年龄，但很少发生于 15 岁以下。发病高峰在 40 ～ 60 岁，平均为 47 岁。与 MEN1 相关的胰岛素瘤发病年龄小，在 25 岁左右。大约 10% 的患者小于 20 岁，10% 的患者在 60 岁以上。在大多数病例报道中，女性患者略多（男女之比 2:3）。

绝大多数的胰岛素瘤位于胰腺内或直接附于其上。有低血糖症状的异位（胰腺外）胰岛素瘤非常少见（少于 2%），最多见于十二指肠壁。偶有报道发现肿瘤位于回肠、空肠、胃、脾门、脾胃韧带、肺、子宫和卵巢。综合数据发现，胰岛素瘤均匀分布于胰腺头、体和尾，头和尾略微多一点。

85% 的胰岛素瘤为单发，6% ～ 13% 为多发，4% ～ 6% 与 MEN1 有关。

二、临床特征

85% 的患者有饥饿后低血糖症状，如意识模糊、盗汗、视物模糊或复视、体弱等；12% 的患者出现过癫痫大发作。其他还有因低血糖使肾上腺素释放造成的肾上腺症状（心动过速、心悸、饥饿等）。从出现症状到明确诊断平均需要 24 个月（1 个月至 30 年）。症状可能因饮酒、锻炼身体或低热量饮食而加重。有 24% 的患者体重增加。个别患者有高钙血症。

胰岛素瘤的主要表现可以分为神经症状和自主神经系统反应。胰岛素瘤的临床特征是 Whipple 三联征（发生率约 75%）：低血糖发作时小于 2.24mmol/L（小于 40mg/dL）；与低血糖相关的中枢神经系统暂时性功能紊乱（焦虑、抽搐、意识丧失、昏迷）；进糖后中枢神经系统可迅速恢复。

放免法测定血清中胰岛素和前胰岛素的浓度既易行又简便。通常胰岛素、前胰岛素、C-肽和血糖一起检测，来判断胰岛素的异常分泌与血糖的关系，并且可区分内、外源性高胰岛素血症。80%～85%的胰岛素瘤可以被诊断。在48～72小时饥饿后血清胰岛素处于高水平，也是敏感的诊断手段。相应的C-肽抑制实验也是有价值的诊断胰岛素瘤的方法。

三、诊断和鉴别诊断

胰岛素瘤虽然是最常见的胰腺内分泌肿瘤，但仍是一种少见病。由于胰岛素瘤的临床表现复杂多变，多数患者在低血糖发作时，既表现为交感神经兴奋症状，如冷汗、心慌等，又表现为中枢神经系统受抑制的精神神经症状，如意识不清、癫痫、精神异常等，易与其他疾病如反应性低血糖、精神异常、脑血管病等相混淆。因此，很多临床医师对胰岛素瘤仍缺乏足够的认识而造成误诊。诊断时应仔细询问病史。对于反复发生低血糖症状，以及阵发性精神异常或不明原因昏迷者，均应考虑胰岛素瘤的可能。此外，手术切除肿瘤是治疗胰岛素瘤唯一有效的方法。由于大多数胰岛素瘤直径约为2.0cm，因此术前和术中定位诊断，明确肿瘤的位置、大小和数目，对保证手术成功具有重要意义，所以胰岛素瘤的定位诊断是治疗的关键。

（一）定性诊断

胰岛素瘤的定性诊断主要依赖于经典的Whipple三联征，即空腹状态下出现低血糖症状，发作时血糖<2.8mmol/L，进食或给糖后症状缓解。另外，结合血中胰岛素水平升高，如空腹免疫活性胰岛素（IRI）>25μU/mL，低血糖时血清IRI/血糖（IRI/G）>0.3、C-肽水平≥200pmol/L等，则可使多数胰岛素瘤获得明确诊断。MayoClinic将发作时血糖<2.2mmol/L值作为标准，则特异性>95%；将IRI/G比值提高至>0.4后确诊率上升至75%～90%；如IRI/G>1.0，则几乎100%可诊断为胰岛素瘤。对于临床表现不典型的患者，入院后若无低血糖发作等情况，绝大多数应进一步行72小时饥饿试验及5小时或7小时口服葡萄糖耐量试验（OGTT），几乎能检出绝大多数的胰岛素瘤。一旦定性诊断为胰岛素瘤，还应该排除多发性内分泌肿瘤（MEN1）的可能，需要对该类患者进行垂体及甲状旁腺形态和功能的筛查。有条件者需进行家族系调查和基因诊断，根据诊断改变相应的治疗策略。

胰岛素瘤的临床诊断需根据以下数点。

（1）有多次确定的低血糖发作史，多在早晨4～8时。

（2）空腹或症状发作时血糖低于2.2mmol/L。

（3）给糖能使症状迅速缓解。

（4）以往健康，无营养不良或消耗性疾病者。

胰岛素瘤的肯定诊断需根据血糖及血浆胰岛素浓度的测定，必要时辅以抑制试验、促发试验。

（二）定位诊断

关于胰岛素瘤的定位诊断经历了从简单到复杂的过程。目前，胰岛素瘤的定位诊断方法较多，但均存在一定的局限性。B超、CT、MRI等传统影像学方法仍然在胰岛素瘤的定性、定位诊断中占有重要地位，由于胰岛素瘤多数较小，而胰岛素瘤的组织密度和正常胰腺相近，所以非侵入性检查如B超、CT的阳性率不高；虽然其准确率稍低，但具有无创、操作简单等优点。一些有创检查如PTPC和ASVS对许多疑难胰岛素瘤的诊断可发挥重要作用，但这些有创检查费用高、创伤大、技术复杂，仅限在一些大型医疗中心开展。

1. CT表现

多层螺旋CT的应用提高了肿瘤的检出率，更有助于小肿瘤的检出。由于功能性胰岛细胞瘤无论良、恶性均为多血管性的富血供肿瘤，所以增强扫描的早期（肝动脉期）肿块显著强化呈均匀或环状强化的高密度结节。若合并有局部淋巴结肿大、邻近器官受累或转移，为恶性肿瘤征象。螺旋CT增强扫描的敏感性为63%。近来，国内报道胰岛素瘤术前运用薄层双期增强CT诊断的敏感度为81.6%。

2. 磁共振成像

磁共振成像具有较高组织分辨率和多参数、多方位成像的优点。动态增强扫描可以提高肿瘤检出率，最具特征的表现为快速动态增强扫描动脉期，肿瘤表现为均匀的环状强化或不均匀的弥散性强化，并且强化时间长，在门静脉期仍呈较明显的增强。3D-VBE序列在内的综合性磁共振成像扫描对微小功能性胰岛细胞瘤的检出和定性诊断效能高于多层螺旋CT检查。

3. 超声表现

腹部B超是最易获得的影像学定位方法，是胰岛素瘤常用的筛查手段，典型表现为均质的低回声结节，边界清楚，局部周围有高回声信号，但由于胰腺位置较深，易受肠道气体、腹腔脂肪和脾脏的干扰，总体诊断率不高，一般报道敏感性为20%～30%，尤其是直径＜1.5cm的肿瘤更难被发现。

超声内镜（EUS）检查是超声和内镜相结合的技术，将内镜前端送达十二指肠乳头下方，通过内镜前端的高频探头，近距离探测胰腺病灶，可对胰腺进行更精确、细致的观察。文献报道EUS对胰岛细胞瘤检查的敏感性达65%～85%。但对直径＜1.0cm的病灶检出较困难。EUS对胰腺不同部位病灶的检出率也不同，胰头和胰体的检出率为100%，而胰尾仅为50%，这也是EUS在胰岛素瘤定位诊断中的不足之处。

4. DSA

胰岛素瘤含有较丰富的血供，通过高选择性腹腔动脉（脾动脉或胃十二指肠动脉）造影，可以清楚地显示肿瘤位置。典型表现为动脉期肿瘤区血管增多、扭曲和实质期的局部边界清楚的肿瘤染色灶。DSA通过减影消除周围软组织及骨骼的重叠，动态观察造影的整个过程，可以提高诊断率。在过去的 20 年中 DSA 一直被认为是胰岛素瘤定位诊断的"金标准"。文献报道 DSA 的敏感性为 43%～94%，其中大多数报道其敏感度为 70% 左右。因其为有创检查，目前并没有作为常规检查，对于超声、CT 等常规无法诊断的病灶可考虑行 DSA 检查。

5. 生长抑素受体闪烁成像

生长抑素受体闪烁成像（SRS）是内分泌肿瘤的一种新的定位技术，近年来在内分泌肿瘤诊断中的地位呈增长趋势。由于这类肿瘤具有高亲和力的生长抑素受体，故可用稳定的铟标记生长抑素类似物奥曲肽，与生长抑素受体结合后，用闪烁法测定生长抑素受体。有研究认为，SRS 对胰岛素瘤的定位诊断很有价值，但 SRS 检出病灶的能力与肿瘤的大小和位置有关。

6. 胰岛素瘤定位的功能性试验

（1）经动脉钙剂刺激静脉取血（ASVS）检查：此操作与 DSA 同步进行，插管分别到达胃十二指肠动脉、脾动脉远侧和近侧、肠系膜上动脉及肝固有动脉，并分别注入钙剂刺激肿瘤在短时间内分泌大量胰岛素。然后分别在注钙剂前和注钙剂后 30 秒、60 秒、120 秒取肝静脉血测胰岛素。注钙剂后胰岛素水平超过注钙剂前基础值的 2 倍，则提示肿瘤位于相应动脉供血区内。有报道其敏感性为 92.3%，特异性为 100%，准确性为 93.7%，对胰岛素瘤和胰岛细胞增生的术前定位诊断准确性很高。

（2）经皮肝穿刺门静脉系统置管分段取血（PTPC）测定胰岛素：将导管经皮经肝插入门静脉至脾静脉达脾门，然后逐渐后退，每退 1cm 抽血 1 次，退至肠系膜上静脉汇合处，再改变导管方向进入肠系膜上静脉分段取血，最后取门静脉主干血，测定各标本中胰岛素含量，其浓度梯度 > 50% 时为阳性。成功的检查准确率为 70%～90%。但这一检查侵袭性大，有一定的痛苦和并发症，受静脉回流变异和肿瘤周期性分泌等因素的影响和操作复杂，不易成功。

上述 2 项均属于有创检查，未能在临床上得到广泛推广。

7. 术中定位诊断

术中定位方法主要有术中手法触扪检查、术中超声检查及术中 PTPC 检查。尽管多数胰岛素瘤可在术中扪及而被发现，但需要对胰腺进行充分游离，损伤较大，而且需要术者具有丰富的经验；即使如此，仍有 10% 的小腺瘤在术中不能扪及。术中超声检查简易、方便、可靠，诊断阳性率为 75%～95%，可以直观而清晰地显示肿瘤的位置、大小、形态和数目，尤其对较难发现的多发性胰岛素瘤可以在较短的时间内获得准确定位，并可显示肿瘤与周围重要结构如主胰管、胆总管和血管的毗邻关系，是手法触扪阴性时的首选检查方法。

腹腔镜现已逐步应用于胰腺外科手术中。在腹腔镜下通过胃后途径将超声探头直接接触胰腺表面可准确定位胰岛素瘤。但由于胰腺位置深，在腹腔后壁的腹膜外，腹腔镜下胰腺暴露比较困难、胰岛素瘤一般体积较小等原因，对肿瘤准确的定位是腹腔镜手术成功的重要保障。腹腔镜超声检查可以代替开腹手术过程中外科医师探查胰腺的双合诊和术中超声联合检查，同时可以明确肿瘤和胰管及血管的关系，避免胰管损伤，降低胰瘘的发生率。

（三）鉴别诊断

1. 功能性低血糖

也称神经源性低血糖症，见于自主神经功能紊乱或焦虑的患者，每次发作历时 15～20 分钟或更久，随后能自行恢复。这类功能性低血糖一般病史长，症状轻，很少有知觉丧失，血糖很少低于 2.2mmol/L。此外，血糖值与症状往往很不一致，有时血糖很低但无症状。此外，胃大部切除术或胃空肠吻合术后，部分患者由于进食糖类迅速吸收，反应性胰岛素分泌过多，而于进食后 1～2 小时出现低血糖。

2. 可增高血糖的激素分泌不足

如甲状腺功能减退、慢性肾上腺皮质功能减退、脑垂体前叶功能减退等，需结合患者病史加以甄别。

3. 低血糖伴有高胰岛素血症

此种情况需除外以下情况。

（1）糖尿病早期：部分糖尿病早期患者可间歇地出现血糖增高及糖尿，而在食后 3～5 小时常有轻度自发性低血糖的临床表现，是由于 B 细胞对葡萄糖刺激的胰岛素分泌惰性延迟反应，而致进食后胰岛素大量分泌时，肠腔中糖吸收已近尾声。但本病可行糖耐量试验以鉴别。

（2）胰岛以外的巨大肿瘤或恶性肿瘤：一般系指胸腹腔内的巨大肿瘤，如间质瘤、肝癌、肾上腺癌、胃肠道癌肿、淋巴瘤等，低血糖的原因为肿瘤产生胰岛素样物质或巨大肿瘤消耗过多的葡萄糖所致。

（3）慢性肝病、肝硬化时，肝脏调节血糖浓度功能不足，加之其对胰岛素灭活能力降低，而致空腹低血糖，血浆值正常或增高。但仅见于弥漫性肝细胞损害和严重肝功能不全时，此外餐后血糖高，糖耐量降低，也是肝硬化的最基本代谢障碍，故鉴别并不困难。糖原沉积病时也可因糖原分解酶缺陷而致低血糖，多见于儿童，临床有肝脾显著肿大。

（4）中枢神经系统病变、脑炎、蛛网膜下腔出血、间脑病变也可引起低血糖症，需注意鉴别。

（5）降血糖的药物和饮酒：外源性胰岛素和其他降血糖的药物如 D860、苯乙双胍（降糖灵）、水杨酸盐均能使血糖下降。大量饮酒，酒精代谢需消耗辅酶 NADP，使糖原异生发生障碍，并代谢产生乳酸，产生乳酸性酸中毒，使胰岛素作用增强，发生低血糖。

四、病理学特征

（一）总体表现

大体上，胰岛素瘤 90% 为孤立性，边界清楚，至少部分有包膜。质地较周围胰腺组织软，切面呈灰白色到棕红色，以红褐色为主的常被误认为副脾。因手术操作可使其充血或局灶性出血，呈暗红色。肿瘤有丰富间质或淀粉样物的区域略硬。胰岛素瘤发现时通常较小，75%的肿瘤直径在0.5～2cm，重量轻于2g。报道的直径大小在0.5～11cm。约50%小于1.5cm，除了高度恶性病例，很少超过3cm，仅8%超过5cm。肿瘤大小与症状严重程度无关，而与肿瘤分泌激素所处的功能状态有关。退行性变（甚至骨化）、坏死和囊性变少见，多见于直径大的肿瘤。

在MEN1中产生低血糖症者的胰岛素瘤直径多大于1cm。在大体上边界清楚，可有囊性变。如果有多个大肿瘤，通常只有一个为胰岛素瘤。

（二）组织学特征

胰岛素瘤有4种组织学形式，包括实体型、小梁－脑回型、腺体样（管状或腺泡）肿瘤生长型和混合型。形态不能区分不同功能类型的肿瘤，但特征性的形态是出现淀粉样沉积物。这些沉积物刚果红染色阳性，并在相差显微镜下呈"苹果绿色"双折光，主要出现在纤维间质内的玻璃样变区，偶或呈结晶状。淀粉样物的主要成分是胰岛淀粉样多肽（IAPP）或amylin，可以通过免疫组化证实。IAPP是由37个氨基酸组成的，其基因序列的40%与降钙素基因相关肽（CGRP）同源。少数病例还出现砂粒体。

小肿瘤和微腺瘤很少有包膜，而较大肿瘤有包膜，但包膜通常不完整。肿瘤细胞通常表现温和，瘤细胞核呈圆形或卵圆形，染色质呈细点状，核仁不明显。大而多形的核相对少见，对肿瘤恶性度和患者预后判断无明显影响。钙化和胞质内色素也偶尔见于胰岛素瘤。

（三）免疫表型

几乎所有胰岛素瘤都表达胰岛素和前胰岛素。其强度和范围与循环内的胰岛素水平不相关。30%以上的瘤细胞胰岛素分泌强阳性，在核周区前胰岛素强，在一些分化好的胰岛素瘤中可以看到高尔基体区。但更常见的是胰岛素和前胰岛素的不规则表达，不仅不同肿瘤间有明显差异，同一肿瘤的不同区域也有很大差别。50%的胰岛素瘤为多激素分泌，这时，胰岛素阳性的细胞与表达胰高血糖素、生长抑素、ACTH、胰多肽或其他激素的细胞混杂在一起。

一些选择性β细胞染色在15%的胰岛素瘤中为阳性，染色程度弱于正常β细胞。40%胰岛素瘤嗜银染色阳性。淀粉样物在刚果红染色中呈无结构嗜酸样物，在相差显微镜中呈双折光沉积物。

其他有助于胰岛素瘤分类的指标是Ki-67（评估增生指数）、CD31（判断血管侵犯）和生长抑素受体亚型。在免疫组化不能检测到胰岛素的病例中，原位杂交可以帮助定位胰岛素mRNA。

（四）超微结构

根据分泌颗粒的超微结构，对胰岛素瘤有多种分类。但越来越多的研究发现胰岛素瘤是极其异质性的，一个肿瘤中包含分化好和分化差的细胞，用这种分类方式有局限。结晶样致密核心颗粒是较特异的超微结构。淀粉样物在电镜下是由无分支的、长短不一（7.5～10nm）的纤丝（fibril）构成错乱排列的网，其中可能掺杂着胶原纤维。在有的研究中发现，胰岛素瘤的病理生理不是储存胰岛素的能力降低，而是将前胰岛素转化为胰岛素的能力变差。

（五）分子遗传学

没有明确的胰岛素瘤前期病变。β细胞增生的患者持续的高胰岛素低血糖血症不是胰岛素瘤的前期病变，而是因为遗传学不同。

遗传学改变还在研究中。MEN1是一种常染色体显性遗传病，相关基因 MEN1 定位于 11q13，是一个肿瘤抑制基因。有研究显示至少 1/3 的散发性内分泌肿瘤与 *MEN1* 基因有关。通过荧光微卫星分析，有学者发现胰岛素瘤切除标本中有 11q13 的杂合性缺失。

（六）肿瘤播散和分期

恶性胰岛素瘤可以显示大体上局部侵犯胰腺周围脂肪组织和（或）邻近器官，如十二指肠或脾。常见局部淋巴结（胰腺周围、回肠、主动脉周围）和肝脏转移。播散到远处脏器不常见。至今没有分期系统专用于胰岛素瘤。

五、治疗

胰岛素瘤的治疗有两方面。首先是旨在控制低血糖症状的治疗，然后当肿瘤定位后，尽可能行手术治疗。对于一部分已有转移的胰岛素瘤患者，需考虑针对肿瘤本身的化疗或其他治疗措施。

（一）非手术治疗

包括饮食及药物治疗，多数患者可控制症状。适用于下列情况。

（1）解除低血糖症状。

（2）作好术前准备。

（3）已有转移而不能切除的恶性胰岛素瘤。

（4）拒绝手术治疗或手术有禁忌证的患者。

（5）手术中未找到肿瘤或切除腺瘤不彻底，术后仍有症状者。

1. 饮食疗法

增加就餐次数和数量，多进食糖类，有助于缓解症状。晚间不应限制糖类吸收较慢的食物，如面包、土豆、大米。当低血糖发作时，用快速吸收的糖类，如水果汁或蔗糖等。在预期发作低血糖时，可提前口服葡萄糖，严重病例需静脉输注葡萄糖。

2. 药物治疗

（1）二氮嗪：是非利尿类的苯噻嗪类药物，可抑制胰岛 β 细胞分泌胰岛素，能改善高胰岛素血症的症状。成年人治疗剂量为 25～200mg，2～3 次 / 天，儿童剂量为 12mg/（kg·d），维持期剂量较开始剂量逐渐减少。不良反应主要是水钠潴留，因此心脑血管功能不全的患者慎用，其他不良反应还有恶心、呕吐、食欲不振、白细胞下降、心律失常、多毛症等。常用于特定及等待手术前患者的治疗，也用于不适于手术及恶性肿瘤转移的患者。

（2）生长抑素：是胰岛素分泌较强的抑制剂。传统生长抑素类制剂维持血药浓度时间很短，而长效生长抑素可长期控制症状，且对肿瘤的生长也发挥一定的抑制效用，已成为胰岛素瘤药物治疗的有效替代物。有50%～65%胰岛素瘤患者可以控制低血糖发作，并降低胰岛素浓度。但长期应用此药抑制胰岛素分泌是困难的。它同二氮嗪合用可起到协同治疗作用，或作为启用大剂量二氮嗪产生不可缓解的不良反应的二线药物。

（3）促肾上腺皮质激素或类固醇皮质激素：对减轻症状有一定的效果，但由于常带来显著的不良反应，不宜常规使用。

3. 化疗药物

恶性胰岛素瘤的恶性程度低，临床过程相对良性化，即使已有转移至肝和局部淋巴结的病例，其病程仍可长达5～6年，故应考虑积极治疗。常用药物为链唑霉素，相对选择性地抑制胰岛细胞增殖周期，强力阻抑DNA及蛋白质合成，曾用来治疗伴有肝脏转移的恶性胰岛素瘤，取得了一定疗效。其他化疗药物有氟尿嘧啶、普卡霉素、多柔比星、α-干扰素等，但通常的胰岛素瘤对化疗不敏感，联合使用化疗药物并不能延长患者的生存时间。

4. 其他

对于肝脏多发转移而无法手术切除者，可进行射频消融、乙醇注射或选择性动脉栓塞等治疗以有效缩小转移灶，控制其生长。

（二）手术治疗

目前，外科手术仍是唯一能根治胰岛素瘤的方法。术前定位诊断明确的患者，应及时手术治疗。现在随着技术的发展，术前定位诊断对胰岛素瘤的检出率已大大提高，但仍有10%～25%的患者术前无法获得准确的定位。对于这类定性诊断明确但无法定位的患者，也应积极行手术探查，以免延误病情。

胰岛素瘤的手术方法一般可分为摘除术和切除术两种术式。术式的选择主要根据肿瘤所在的位置及肿瘤的性质而定。由于90%以上的胰岛素瘤为单发、良性、直径小于2cm，故多数均可行单纯摘除术。对位于胰体尾部的良性大肿瘤或靠近胰管者，通常行胰体尾部切除；对位于胰头部大的良性病变、不适合局部切除时可行胰十二指肠切除术。恶性胰岛素瘤应切除原发肿瘤和可能的转移灶，如胰体尾部病变的远端胰腺切除和胰头部病变的胰十二指肠切除。

腹腔镜治疗胰岛素瘤是近年来外科的新进展，其优点是创伤小、术后并发症少。腹腔镜主要适用于位于胰体尾部比较表浅的胰岛素瘤摘除及适合行胰体尾部切除的病例。如果肿瘤位于胰头部及钩突部或位置较深或与主胰管毗邻者，仍以开腹手术为宜。

胰瘘是胰岛素瘤手术后最常见的并发症，正确的术式选择和精细的术中操作对降低胰瘘的发生率具有重要作用。

第三节　胰腺癌

胰腺癌是一种几乎完全发生于成年人、来自胰腺导管上皮的恶性肿瘤。

一、流行病学

（一）发病率和地域分布

胰腺导管腺癌及其亚型是最常见的胰腺肿瘤，占胰腺肿瘤的85%～90%。在发达国家，经年龄调整的年发病率（世界标准人群）为男性3.1/10万（法国，Herault）～20.8/10万（美国，路易斯安那中部，黑色人种）；每10000个女性中有2.0/10万（法国，Herault）。大多数发展中国家的发病率为（1～10）/10万。由于胰腺癌的生存率极低，发病率和死亡率几乎是相等的。

（二）时间趋势发病率

在1930—1980年经历了稳定的增长之后开始保持稳定。在西方国家，它在癌症死因中占第五位，在消化道恶性肿瘤中仅居结肠癌之后。

（三）年龄和性别分布

在有临床表现的病例中，大约80%为60～80岁；低于40岁的病例很罕见。胰腺癌的发病率男性略高于女性，发达国家的男女之比为1:6，发展中国家的男女之比为1:1。黑色人种的发病率显著高于白色人种。

二、病因学

胰腺癌的发生与吸烟显著相关，其发病率随着吸烟的包数、年数以2～3倍的相对危险度（RR）增加。不过吸烟与胰腺癌之间的相关性没有吸烟与肺癌之间的相关性（RR＞20）那样明显。慢性胰腺炎、既往胃部手术、职业暴露于氯化物和碳氢化合物溶剂、放射线照射及糖尿病也被认为与胰腺癌的发生相关。在有遗传性胰腺炎的患者中，发生胰腺癌的风险明显提高。一些饮食因素也被公认为与胰腺癌相关，其中包括饮食中低纤维和高肉类、高脂肪结构。

三、临床特点

60%～70%的胰腺导管腺癌见于胰头部，余者位于胰体和（或）尾部。胰头肿瘤大多位于上半部分，位于钩突者罕见。在极罕见的情况下，异位的胰腺组织会发生癌。

由于肿瘤所处的特殊位置与肝外胆管关系密切，胰头癌常引起进行性黄疸，至少半数患者伴有疼痛。大部分病例在诊断时，肿瘤已经相当大（约 5cm），且常已扩散到胰外（占所有病例的 85%）。胰体尾部癌呈隐匿性生长，诊断时常已有转移，约 25% 的患者伴有外周静脉血栓形成。它可以出现在有明显肿瘤的晚期患者中，也可见于临床隐匿癌患者。这种特点可能是由于肿瘤间质的巨噬细胞释放肿瘤坏死因子（TNF）、白细胞介素 -1（IL-1）和白细胞介素 -6（IL-6）；另一种机制可能是肿瘤细胞本身产生一些有促凝活性的物质。

四、病理变化

肉眼：大部分肿瘤界限不清、质硬，切面灰黄色，偶尔肿瘤可见广泛囊性变。在手术标本中，大多数胰头癌的大小在 1.5 ～ 5cm，平均直径为 2.5 ～ 3.5cm。1/4 的胰头癌可直接蔓延侵犯十二指肠壁。受累的胰管通常高度扩张，管腔内充满坏死的肿瘤组织。导管的扩张可以超出瘤体本身延续很远。胰头癌通常侵及胆总管和（或）主胰管，并造成狭窄，导致两个导管系统的近端扩张。主胰管完全阻塞会造成狭窄前的导管极度扩张，伴导管袋状结构形成及胰腺实质的纤维性萎缩（阻塞性慢性胰腺炎）。更为晚期的胰头癌会侵及 Vater 壶腹部和（或）十二指肠壁，造成肠壁溃疡。胰体、尾癌会阻塞主胰管，但一般不会累及胆总管。胰外扩散非常常见。一旦广泛扩散，则很难确定肿瘤是否原发于胰腺或是转移而来。

镜下：胰腺导管腺癌分为高分化、中分化和低分化。除了导管内乳头状黏液性肿瘤，仅极少数病例呈乳头状生长。

（一）高分化癌

镜下诊断可能会非常困难。需要仔细观察细胞的细微特点。低倍镜下，腺体分化良好，管腔较大，被覆一层或数层圆柱状或立方形上皮。其整个低倍镜下所见，除腺体的外形和分布具有不规则性及特有的环绕腺体呈同心圆状排列的纤维间质特点之外，并不很像癌；然而，高倍镜检查内衬上皮，会发现在该部位提示恶性肿瘤的一个或几个形态学特征：核的多形性明显，极性丧失，明显的核仁及较多的核分裂象。

（二）中分化癌

以埋于纤维间质中的中等大小、形状各异的导管样结构及腺管样结构为主。结构不完整的腺体很常见。与高分化癌相比，无论是核的大小、染色质的结构及核仁的明显程度方面都具有更大的异型性。核分裂象更为常见。细胞质通常为轻度嗜酸性，少数情况下透明细胞非常丰富。

（三）低分化癌

不常见。它们由密集排列的，形状不规则的小腺体及完全取代腺泡组织的实性癌细胞巢或是条索状混合构成。典型的大导管样结构及导管内肿瘤成分消失。可见局灶性的鳞化，梭形细胞或是分化不良的区域（不超过肿瘤组织的 20%）。也可见一些散在的炎症细胞。还可发生局灶的坏死和出血。肿瘤细胞多形性明显，黏液减少或无黏液产生，核分裂象多见。在癌的边缘，见小簇的肿瘤细胞浸润腺体和胰周组织。这种细胞形态的高度异型性与组织结构的低度非典型性是胰腺胆管部位肿瘤的特点。

神经周围浸润见于 90% 的病例，这也是诊断本病的另一个重要特征。但有两种情况应引起警惕：一是在胰腺神经中可见到良性上皮包涵物；二是在慢性胰腺炎中也能见到胰岛细胞向神经周围延伸的现象。癌对神经周围的浸润可以从胰内神经蔓延到胰外神经丛，这也是外科手术困难的原因。半数患者其肿瘤可侵犯血管，尤见于静脉。

五、诊断与鉴别诊断

（一）胰腺癌的诊断目的

（1）明确诊断。

（2）术前判断临床分期，有无剖腹手术，评估根治或姑息手术的可能性。

（二）胰腺癌的诊断程序

临床上对可疑患者可首选 B 超进行检查。

（1）对胰头癌，若 CT 检查发现肿块，有胆管扩张，可直接手术。

（2）对胰体、尾癌，若 CT 检查阳性并伴有转移者，可通过 FNA 获得确诊。

（3）对 CT 检查正常但可疑者，可通过 ERCP 或者 FNA 检查以明确诊断。

（三）早期应重视下列临床表现

（1）起病含糊，多无明显诱因。

（2）上腹不适的部位较深，范围较广，患者常不易精确点出腹部不适的范围。

（3）不适的性质多较含糊，不能清楚地描述。

（4）不适的症状与饮食的关系不密切。

（5）上腹痛无周期性，有进行性加重现象，逐步转为隐痛、胀痛和腰背痛。

（6）伴有乏力和进行性消瘦。

（7）不能解释的血糖升高。

（8）上腹痛或背痛伴多发性静脉血栓形成或血栓性静脉炎。

（四）鉴别诊断

1. 慢性胃部疾病

慢性胃炎、消化性溃疡等慢性胃部疾病的症状常与胰腺癌的起病相似，均有上腹饱胀、隐痛不适等症状。慢性胃部疾病的上腹部不适或疼痛多有明确的定位，较为局限，但胰腺癌时疼痛范围较广，不易定位。消化性溃疡常有较明显的节律性、周期性上腹痛，而胰腺癌的腹痛多呈持续性、进行性加剧，伴有明显的消瘦。

2. 胆囊炎、胆石症

胆囊炎或胆石症常为阵发性的绞痛，黄疸常在腹痛发作后 48 小时以内出现，而且经抗炎等治疗后多在短期内消退。

3.慢性胰腺炎

慢性胰腺炎是反复发作的渐进性的广泛性胰腺纤维化病变，导致胰管狭窄阻塞，胰液排出受阻，胰管扩张。主要表现为腹部疼痛、恶心、呕吐及发热。但慢性胰腺炎发病缓慢常反复发作，急性发作可出现血尿淀粉酶升高，且极少出现黄疸症状。CT检查胰腺轮廓不规整，结节样隆起，胰腺实质密度不均，腹部平片胰腺部位的钙化点有助于诊断。

4.Vater壶腹癌和胆总管下段癌

壶腹癌发生在胆总管与胰管交汇处，早期即可以出现黄疸，是最常见的症状。壶腹癌与胰头癌解剖位置相毗邻，但在外科手术疗效和预后方面，壶腹癌比胰头癌好，可通过X线或ERCP检查来鉴别。前者常在X线片上可见十二指肠降部内侧有黏膜紊乱、肿块切迹等征象，后者常可直接窥视到壶腹部的病变。壶腹癌因肿瘤坏死脱落，可出现间断性黄疸；十二指肠低张造影可显示十二指肠乳头部充盈缺损、黏膜破坏"双边征"；CT、MRI、ERCP等检查可显示胰管和胆管扩张，胆道梗阻部位较低，"双管征"，壶腹部位占位病变。

5.胰腺囊腺瘤与囊腺癌

临床少见，多发生于女性患者，临床症状、影像学检查、治疗及预后均与胰腺癌不同。影像检查如B超、CT可显示胰腺内囊性病变、囊腔规则，而胰腺癌只有中心坏死时才出现囊变且囊腔不规则。

六、治疗

（一）治疗原则

胰腺癌的治疗仍以争取手术根治为主，对于不能手术根治者常做姑息手术或放射治疗、化学治疗、介入治疗和对症治疗。综合治疗是任何分期胰腺癌治疗的基础，但对每一个病例需采取个体化处理的原则，根据不同患者的身体状况、肿瘤部位、侵及范围、黄疸以及肝肾功能水平，有计划、合理地应用现有的诊疗手段，以其最大幅度的效果根治、控制肿瘤，减少并发症和提高患者生活质量。

胰头十二指肠切除术是治疗胰腺癌的主要术式。第1例壶腹周围癌切除术是德国外科医师Kausch于1909年分两期进行的。1935年，Whipple用相似的方式进行了此手术，并在1942年改进为一期切除手术，切除后吻合顺序为胆、胰、胃与空肠吻合，即形成今天的胰头十二指肠切除术。1944年Child将空肠断端和胰腺断端吻合，然后行胆总管空肠端侧吻合及胃空肠端侧吻合，即胆、胰、胃与空肠吻合，称之为Child法。Child法和Whipple法是目前较常用的手术方式，目前国内外该手术的死亡率最低的为2%。浙江医科大学余文光等在1953年首次开展了胰十二指肠切除术并获得成功，目前胰十二指肠切除术已在我国较普遍开展。

胰腺癌的治疗虽以手术治疗为主，但相当多的患者就诊时已属中晚期而无法做根治性切除。胰头癌的手术切除率在 15% 左右，胰体尾部癌的切除率更低，在 5% 以下。手术范围广，危险性较大，必须注意做好术前准备，包括纠正脱水及贫血；有黄疸者应术前静脉补充维生素 K，以改善凝血机能；纠正低白蛋白血症；术前需做肠道准备。

（二）外科手术治疗

1. 手术治疗原则

手术切除是胰腺癌患者获得最好效果的治疗方法，尚无远处转移的胰头癌，均应争取手术切除以延长生存时间和提高生存质量。然而，超过 80% 的胰腺癌患者因病期较晚而失去手术机会，对这些患者进行手术并不能提高患者的生存率。因此，在对患者进行治疗前，应完成必要的影像学检查及全身情况评估，以腹部外科为主，包括影像诊断科、化疗科、放疗科等多学科的治疗小组判断肿瘤的可切除性和制订具体治疗方案。手术中应遵循以下原则。

（1）无瘤原则：包括肿瘤不接触原则、肿瘤整块切除原则及肿瘤供应血管的阻断等。

（2）足够的切除范围：胰十二指肠切除术的范围包括远端胃的 1/3 ~ 1/2、胆总管下段和（或）胆囊、胰头切缘在肠系膜上静脉左侧距肿瘤 3cm、十二指肠全部、近段 15cm 的空肠；充分切除胰腺前方的筋膜和胰腺后方的软组织、钩突部与局部淋巴液回流区域的组织、区域内的神经丛、大血管周围的疏松结缔组织等。

（3）安全的切缘：胰头癌行胰十二指肠切除需注意 6 个切缘，包括胰腺（胰颈）、胆总管（肝总管）、胃、十二指肠、腹膜后（是指肠系膜上动静脉的骨骼化清扫）、其他的软组织切缘（如胰后）等，其中胰腺的切缘要大于 3cm，为保证足够的切缘可于手术中对切缘行冰冻病理检查。

（4）淋巴结清扫：理想的组织学检查应包括至少 10 枚淋巴结。如少于 10 枚，尽管病理检查均为阴性，N 分级应定为 pN_1 而非 pN_0。胰腺周围区域包括腹主动脉周围的淋巴结、腹主动脉旁淋巴结转移是术后复发的原因之一。

2. 术前减黄

（1）术前减黄的主要目的是缓解瘙痒、胆管炎等症状，同时改善肝脏功能，降低手术死亡率。

（2）对症状严重，伴有发热、败血症、化脓性胆管炎患者可行术前减黄处理。

（3）减黄可通过引流和（或）安放支架，无条件的医院可行胆囊造瘘。

（4）一般于减黄术 2 周以后，胆红素下降初始数值一半以上，肝功能恢复，体温血常规正常时可再次手术切除肿瘤。

3. 根治性手术切除指征

（1）年龄 < 75 岁，全身状况良好。

（2）临床分期为 Ⅱ 期以下的胰腺癌。

（3）无肝脏转移，无腹腔积液。

（4）术中探查癌肿局限于胰腺内，未侵犯肠系膜门静脉和肠系膜上静脉等重要血管。

（5）无远处播散和转移。

4. 手术方式

肿瘤位于胰头、胰颈部可行胰十二指肠切除术；肿瘤位于胰腺体、尾部可行胰体、尾加脾切除术；肿瘤较大，范围包括胰头、颈、体时可行全胰切除术。

（1）胰十二指肠切除术：是胰头癌的首选根治性切除式式，胰头十二指肠切除术（Whipple 手术）切除范围包括胰头（含钩突）、远端胃、十二指肠、上段空肠、胆囊和胆总管。尚需同时清除相关的淋巴结。切除后再将胰、胆和胃与空肠重建。也适用于壶腹周围癌，如胆总管下端癌、壶腹部癌及十二指肠乳头部癌。Whipple 手术的程序可分为 3 个步骤：探查、切除和重建。

在决定施行 Whipple 手术前，首先需要做全面探查，了解肿瘤是否已侵犯重要血管或其他脏器，若病变已超出切除范围，则应放弃根治性手术。探查步骤如下。

1）胰腺肿瘤部位及大小。

2）有无腹膜或肝转移。

3）有无结肠中动脉根部、小肠系膜根部或腹腔动脉旁淋巴结的转移或肿瘤侵犯。

4）做 Kocher 切口将十二指肠翻起，探查肿瘤是否侵及下腔静脉、右肾或右肾静脉。

5）剪开胃结肠韧带，沿结肠中静脉在胰腺下缘找到肠系膜上静脉，探查此静脉是否受肿瘤侵犯。

6）剪开小网膜，显示肝总动脉及肝固有动脉；在胃十二指肠动脉根部切断，显露胰腺上缘处的门静脉及肠系膜上静脉，探查肿瘤是否将其侵犯。

在做 Whipple 手术时，需同时注意相应淋巴结的清除。胰头癌的淋巴转移途径主要是胰头前后、肠系膜上动脉周围、横结肠系膜根部、肝总动脉周围及肝十二指肠韧带内。

关于胰十二指肠切除术后的消化道重建，标准的 Whipple 术应按如下吻合顺序：胆肠吻合、胰肠吻合及胃肠吻合。但这种重建顺序，术后的胰瘘发生率较高。Child 把重建顺序改为胰肠吻合、胆肠吻合和胃肠吻合。另有人主张在胰管内置细塑料管做支架，另一端于空肠远端 20cm 处或经空肠再引出腹壁，目的是将胰液引流，远离吻合口，以减少术后胰瘘的发生。

（2）保留幽门的胰十二指肠切除术（PPPD）：1978 年，国外提出了保留幽门的改良胰十二指肠切除，适用于幽门上下淋巴结无转移、十二指肠切缘无癌细胞残留者，术后生存期与 Whipple 手术相似。此手术不做远端 1/2 胃切除，保留全部胃、幽门及十二指肠。这样不但简化了 Whipple 术，重建时只需做十二指肠空肠端侧吻合，而且可以防止经典 Whipple 术后的营养性并发症，同时可减少其他术后并发症，如碱性反流性胃炎或倾倒综合征。但此术式也有缺点，术后可能发生吻合口溃疡。有学者主张此法可用于壶腹癌及乳头部癌或壶腹周围良性病变的切除，但对于胆管下端癌及胰头癌应慎用。

（3）全胰切除术：考虑 Whipple 手术后 5 年生存率低，认为是由于胰管及胰内淋巴管向胰体胰尾部扩散，在胰内形成多中心癌灶之故，所以主张做全胰切除。全胰切除术的优点，除了可彻底切除胰内多中心病灶，还使清除胰腺周围淋巴结更为方便和彻底。全胰切除术后不再存在胰空肠吻合，可完全避免胰瘘的产生。全胰切除术患者完全失去胰腺功能，包括外分泌及内分泌功能，可产生血糖升高需控制及治疗，生活质量差，因此全胰切除术用于胰腺癌尚有争议。

（4）胰头癌扩大切除术与胰体尾部癌根治性切除：胰头癌扩大切除术系在 Whipple 手术或全胰切除术的基础上、将已受癌肿侵犯的大血管一并切除的扩大手术方式。如将受累的肠系膜上静脉、门静脉或肝动脉的病段血管联合切除，切除后再做血管吻合重建和消化道重建。扩大切除术可提高胰头癌的切除率，但手术死亡率及术后并发症发生率亦高，而且此法是否能提高胰腺癌的术后生存期，尚未得到充分证实。

胰体尾部癌的根治性切除方式是胰体尾部切除及脾脏切除，因在明确诊断时往往已属晚期，能做根治性切除者不到 5%。由于切除时已有胰外转移，故术后生存期常不满1 年。

（5）姑息性手术：对术前判断不可切除的胰腺癌患者，如同时伴有黄疸、消化道梗阻，在全身条件允许的情况下可行姑息性手术，行胆肠、胃肠吻合术。适用于高龄、已有肝转移、肿瘤已不能切除或合并明显心肺功能障碍不能耐受较大手术的患者。包括：用胆肠吻合术解除胆道梗阻；用胃空肠吻合术解除或预防十二指肠梗阻。在距吻合口约 30cm 的近、远侧空肠再做空肠侧侧吻合术，以防食物反流致胆管感染。若一般情况已较差，仅做简单的外引流术，以减轻黄疸。

（6）止痛治疗：胰体尾部癌往往侵犯腹腔神经丛，出现持续的上腹部及腰背部疼痛。为减轻疼痛，可在术中行内脏神经节周围注射无水乙醇的化学性内脏神经切断术或行腹腔神经结节切除术。

5. 胰腺切除后残端吻合技术

胰腺切除后残端处理的目的是防止胰漏，胰肠吻合是常用的吻合方式，胰肠吻合有多种吻合方式，保持吻合口血运是减少胰漏发生的关键。

6. 并发症的处理及处理原则

（1）术后出血：术后出血在手术后 24 小时以内为急性出血，超过 24 小时为延时出血。主要包括腹腔出血和消化道出血。

腹腔出血：主要是由于术中止血不彻底、术中低血压状态下出血点止血的假象或结扎线脱落、电凝痂脱落等原因，关腹前检查不够、凝血机制障碍也是出血的原因之一。主要防治方法是手术中严密止血，关腹前仔细检查，重要血管仔细缝扎，术前纠正凝血功能。出现腹腔出血时应十分重视，量少可止血输血观察，量大时在纠正微循环紊乱的同时尽快手术止血。

消化道出血：应激性溃疡出血，多发生在手术后 3 天以上。其防治主要是术前纠正患者营养状况，尽量减轻手术和麻醉的打击，治疗主要是保守治疗，应用止血药物，抑酸，胃肠减压，可经胃管注入冰正肾盐水洗胃，还可经胃镜止血、血管造影栓塞止血，经保守无效者可手术治疗。

（2）胰瘘：凡术后 7 天仍引流出含淀粉酶的液体者应考虑胰瘘的可能，Johns Hopkins 的标准是腹腔引流液中的胰酶含量大于血清中的 3 倍，每日引流大于 50mL。胰瘘的处理主要是充分引流，营养支持。

（3）胃瘫：①胃瘫目前尚无统一的标准，常用的诊断标准是经检查证实胃流出道无梗阻；胃液＞800mL/d，超过 10 天；无明显水电解质及酸碱平衡异常；无导致胃乏力的基础疾病；未使用平滑肌收缩药物。②诊断主要根据病史、症状、体征、消化道造影、胃镜等检查。③胃瘫的治疗主要是充分胃肠减压，加强心理营养治疗或心理暗示治疗；应用胃肠道动力药物；治疗基础疾病和营养代谢的紊乱；可试行胃镜检查，反复快速地向胃内充气排出，可 2～3 天重复治疗。

术后生存期的长短与多种因素有关。经多因素分析提示，二倍体肿瘤 DNA 含量、肿瘤大小、淋巴结有无转移、切缘有无癌细胞残留等是较客观的指标。改进预后的关键在于早期诊断、早期发现、早期治疗。

（三）化学治疗

化学治疗的目的是延长生存期和提高生活质量。化疗（包括全身化疗、经动脉介入化疗、局部注射药物化疗等）对拟行放、化疗的患者，应做 Kamofsky 或 ECOG 评分。

1. 辅助化疗

胰腺癌术后辅助化疗可延长生存。吉西他滨，别名健择、Gemzar。吉西他滨为脱氧胞苷的类似物，进入体内后在细胞内经过核苷酸激酶的作用转化成具有活性的二磷酸核苷（dFdCDP）及三磷酸核苷（dFdCTP）。前者可抑制核苷酸还原酶的活性，从而减少了 DNA 合成所需的三磷酸脱氧核苷，特别是 dCTP；后者与 dCTP 竞争掺入 DNA 链中，引起掩蔽链终止，DNA 断裂，细胞死亡，是细胞周期特异性药物。主要作用于 DNA 合成后期，即 S 期细胞。在一定条件下，也可以阻止 G1 期向 S 期的进展。该药抗瘤谱较 Ara-C 广，已取代 5-Fu 作为抗胰腺癌一线药物，并被视作临床研究的"金标准"。

吉西他滨 1000mg/m^2 加入生理盐水中静脉滴注＞30 分钟，每周 1 次，用 2 周停 1 周，21 天为一个周期，总共 4 个周期（12 周）。或每周 1 次，连用 3 周停 1 周，每 4 周重复。

注意事项：胰腺癌的辅助化疗应当在根治术 1 个月左右后开始；辅助化疗前准备包括腹部盆腔增强 CT 扫描、胸部正侧位片、外周血常规、肝肾功能、心电图，以及肿瘤标志物 CEA、CA19-9 等。

观察并处理化疗相关不良反应，具体如下。

（1）骨髓抑制：贫血、白细胞降低、血小板减少。

（2）胃肠道反应：恶心、呕吐常见，但多不严重，且易被抗呕吐药物控制。腹泻及口腔炎症亦常有报道。

（3）肝功能损害：常见肝功能异常，但通常较轻，非进行性损害，一般无须停药。

（4）泌尿系统毒性：常见轻度蛋白尿及血尿，若有微血管病性溶血性贫血的表现，如血红蛋白及血小板迅速下降，血清胆红素、肌酐、尿素氮、乳酸脱氢酶上升，应立即停药，肾功能仍不好转者则应给予透析治疗。

（5）皮肤反应：皮疹常见但多不严重，常伴瘙痒。脱发亦较常见，多属轻度。

（6）呼吸道反应：常见气喘，滴注过程中可发生支气管痉挛。少数情况下可出现肺水肿、间质性肺炎或成人呼吸窘迫综合征。其发生原因尚不清楚。若有发生应立即停止用药，早期给予支持治疗，有助于纠正不良反应。

（7）心血管系统：水肿或周围性水肿常见，少数报道有低血压。

2. 姑息化疗

同辅助化疗。

3. 治疗效果

化学治疗的效果评价参照 WHO 实体瘤疗效评价标准或 RECIST 疗效评价标准。

（四）放射治疗

放射治疗主要用于不可手术的局部晚期胰腺癌的综合治疗、术后肿瘤残存或复发病例的综合治疗，以及晚期胰腺癌的姑息减症治疗。

胰腺癌的放射治疗分为：术前、术中和术后放射治疗。也可分为体外放射治疗（术前、术后放射治疗）、术中放射治疗、组织间放射治疗与粒子植入组织间隙放射治疗、立体定向三维适形放射治疗等。临床多采用同步化放疗。

1. 治疗原则

（1）采用 5-Fu 或健择为基础的同步化放疗药物。

（2）无远处转移的局部晚期不可手术切除胰腺癌，如果患者一般情况允许，应当给予同步化放疗，期望取得可手术切除的机会或延长患者生存时间。

（3）非根治性切除有肿瘤残存的患者，应当给予术后同步化放疗。

（4）术中发现肿瘤无法手术切除或无法手术切净时，可考虑术中局部照射再配合术后同步化放疗。

（5）胰腺癌根治性切除术后无远处转移患者可以考虑给予术后同步化放疗。

（6）不可拖延到手术晚期胰腺癌出现严重腹痛、骨或其他部位转移灶引起疼痛、严重影响患者生活质量时，如果患者身体状况允许，通过同步化放疗或单纯放疗可起到很好的姑息减症作用。

（7）术后同步化放疗在术后 4～8 周、患者身体状况基本恢复后进行。

（8）放疗应采用三维适形或调强适形放疗技术以提高治疗的准确性以及保护胰腺周围的重要正常组织和器官，骨转移患者的姑息减症治疗可考虑使用常规放疗技术。

2. 防护

采用常规的放疗技术，应注意对肺、心脏、食管和脊髓的保护，以免对身体重要器官的严重放射性损伤。

3. 治疗效果

放射治疗的效果评价参照 WHO 实体瘤疗效评价标准或 RECIST 疗效评价标准。

（五）生物治疗

常用的免疫治疗有：左旋咪唑、胸腺肽、干扰素（IFN）、IL-2、TIL 细胞治疗、LAK 细胞治疗、CIK 细胞治疗等。

（六）支持治疗

支持治疗的目的是减轻症状，提高生活质量。

1. 控制疼痛

疼痛是胰腺癌最常见的症状之一。首先需要明确疼痛的原因，对于消化道梗阻等急症常需请外科协助。其次要明确疼痛的程度，根据患者的疼痛程度，按时、足量口服阿片类止痛药。轻度疼痛可口服消炎痛、扑热息痛、阿司匹林等非甾类抗炎药；中度疼痛可在非甾类抗炎药的基础上联合吗啡类如可卡因，常用氨酚待因、洛芬待因等，每日 3～4 次；重度疼痛应及时口服吗啡，必要时请放射治疗科协助止痛；避免仅仅肌内注射哌替啶等。注意及时处理口服止痛药物的不良反应如恶心、呕吐、便秘、头晕、头痛等。

2. 改善恶病质

常用甲羟孕酮或甲地孕酮以改善食欲，注意营养支持，及时发现和纠正肝肾功能不全和水、电解质紊乱。

第七章　术前准备与麻醉选择

第一节　麻醉前的一般准备

麻醉前准备是根据患者的病情和手术的部位及方式有目的进行的各方面准备工作，总的目的在于提高患者的麻醉耐受力、安全性和舒适性，保证手术顺利进行，减少术后并发症，使术后恢复更迅速。对于ASA Ⅰ级患者，做好常规准备即可；对于ASA Ⅱ级患者，应维护全身情况及重要生命器官的功能，最大限度地增强患者对麻醉的耐受力；对于Ⅲ、Ⅳ、Ⅴ级患者，除须做好一般性准备外，还必须根据个体情况做好特殊准备。

（一）精神状态准备

多数患者在手术前存在种种不同程度的思想顾虑，或恐惧，或紧张，或焦虑等心理波动。但过度的精神紧张、情绪激动或彻夜失眠，会导致中枢神经系统活动过度，扰乱机体内部平衡，可能造成某些并发疾病恶化。如高血压患者可因血压剧烈升高诱发心脑血管意外，严重影响患者对麻醉和手术的耐受力。为此，术前必须设法解除患者的思想顾虑和焦虑情绪，从关怀、安慰、解释和鼓励着手，酌情恰当阐明手术目的、麻醉方式、手术体位，以及麻醉或手术中可能出现的不适等情况，用亲切的语言、良好的沟通技巧向患者做具体介绍，针对患者存在的顾虑和疑问进行交谈和说明，以减少其恐惧、解除焦虑，取得患者信任，争取充分合作。对于过度紧张而不能自控的患者，术前数日起即可开始服用适量神经安定类药，晚间给予安眠药，手术日晨麻醉前再给予适量镇静催眠药。

（二）营养状况改善

营养不良导致机体蛋白质和某些维生素缺乏，可明显降低麻醉和手术耐受力。蛋白质不足常伴有低血容量或贫血，对失血和休克的耐受能力降低。

低蛋白血症常伴发组织水肿，降低组织抗感染能力，影响创口愈合。维生素缺乏可致营养代谢异常，术中容易出现循环功能或凝血功能异常，术后抗感染能力低下，易出现肺部感染并发症。对于营养不良患者，手术前如果有较充裕的时间且能口服者，应尽可能经口补充营养；如果时间不充裕，或患者不能或不愿经口饮食，应采用肠外营养，贫血患者可适当输血，低蛋白、维生素缺乏者除输血外，可给予血浆、氨基酸、白蛋白、维生素等制剂进行纠正，使营养状况得以改善，增加机体抵抗力和对手术的耐受力，减少术后感染及其他并发症，促进伤口愈合，早日康复。

（三）术后适应性训练

有关术后饮食、体位、大小便、切口疼痛或其他不适，以及可能需要较长时间输液、吸氧、胃肠减压、胸腔引流、导尿及各种引流等情况，术前可酌情将其临床意义向患者讲明，让患者有充分的思想准备，以取得配合。如果术前患者心理准备不充分、术后躯体不适、对预后缺乏信心，容易产生焦虑，加重术后疼痛等不适。可在完善的术后镇痛前提下，从稳定情绪入手，提供有针对性的、有效的心理疏导。多数患者不习惯在床上大小便，术前需进行锻炼。术后深呼吸、咳嗽、咳痰的重要性必须向患者讲解清楚，使患者从主观上认识这一问题的重要性，克服恐惧心理，积极配合治疗，并训练正确执行的方法。疼痛是导致患者术后不敢用力咳嗽的一个主要原因，因此镇痛治疗十分重要。

（四）胃肠道准备

择期手术中，除浅表小手术采用局部浸润麻醉者外，其他不论采用何种麻醉方式，均需常规排空胃，目的在于防止术中或术后反流、呕吐，避免误吸、肺部感染或窒息等意外。胃排空时间正常人为 4～6 小时。情绪激动、恐惧、焦虑或疼痛不适等可致胃排空显著减慢。有关禁饮、禁食的重要意义必须向患者本人或患者家属交代清楚，以取得合作。糖尿病患者在禁食期间须注意有无低血糖发生，出现心慌、出汗、全身无力等症状时，要及时补充葡萄糖和定时监测血糖。

（五）膀胱的准备

患者送入手术室前应嘱其排空膀胱，以防术中尿床和术后尿潴留；对盆腔或疝手术，排空膀胱有利于手术野显露和预防膀胱损伤。危重患者或复杂大手术，均需于麻醉诱导后留置导尿管，以利观察尿量。

（六）口腔卫生准备

生理条件下，口腔内寄存着 10 余种细菌，麻醉气管内插管时，上呼吸道的细菌容易被带入下呼吸道，在术后抵抗力低下的情况下，可能引起肺部感染并发症。为此，患者住院后即叮嘱患者早晚刷牙、饭后漱口；对于患有松动龋齿或牙周炎症者，需经口腔科诊治进手术室前应将活动义齿摘下，以防麻醉时脱落，甚或误吸入气管或嵌顿于食管。

（七）输液输血准备

对中等以上手术，术前应向患者及其家属说明输血的目的及可能发生的输血不良反应、自体输血和异体输血的优缺点、可能经血液传播的疾病、征得患者及其家属的同意并签订输血同意书。对于不能行自体输血者，检查患者的血型，做好交叉配血试验，并为手术准备好足够的红细胞和其他血制品。凡有水、电解质或酸碱失衡者，术前均应常规输液，尽可能做补充和纠正，避免或减少术中心血管并发症的发生。

（八）治疗药物的检查

病情复杂的患者，术前常已接受一系列药物治疗，麻醉前除要求全面检查药物治疗的效果外，还应重点考虑某些药物与麻醉药物之间可能存在的相互作用，有些容易导致麻醉中的不良反应。为此，对某些药物要确定是否继续使用、调整剂量再用或停止使用。

如洋地黄、胰岛素、糖皮质激素和抗癫痫药，一般都需要继续使用至术前，但应核对剂量重新调整。对 1 个月以前曾较长时间应用糖皮质激素而术前已经停服者，手术中亦有可能发生急性肾上腺皮质功能不全危象，因此术前必须恢复使用外源性糖皮质激素，直至术后数天。正在施行抗凝治疗的患者，手术前应停止使用，并需设法拮抗其残余抗凝作用，以免术中出现难以控制的出血。出于安全考虑，有关停用抗凝药物的具体方法请详细参阅相关最新的指南。患者长期服用某些中枢神经抑制药，如巴比妥类、阿片类、单胺氧化酶抑制药、三环类抗抑郁药等，均可影响对麻醉药的耐受性，或在麻醉中易诱发呼吸系统和循环系统严重并发症，故均应于术前停止使用。因 β- 受体阻滞剂可减少围手术期心脏并发症，长期应用者，应持续用至手术当日。神经安定类药（如吩噻嗪类药—氯丙嗪）、某些抗高血压药（如萝芙木类药—利舍平）等，可能导致麻醉中出现低血压，甚至心肌收缩无力，故术前均应考虑是否继续使用、调整剂量使用或暂停使用。如因急诊手术不能按要求停用某些治疗药物，则施行麻醉以及术中相关处理时要非常谨慎。

（九）手术前晚复查

手术前晚应对全部准备工作进行复查。临时发现患者感冒、发热、女性月经来潮等情况时，除非急症，手术应推迟进行。手术前晚睡前宜酌情给患者服用镇静催眠药，以保证其有充足的睡眠。

第二节 麻醉诱导前即刻期的准备

麻醉诱导前即刻期一般是指诱导前 10～15 分钟这段时间，是麻醉全过程中极重要的环节。于此期间要做好全面的准备工作，包括复习麻醉方案、手术方案及麻醉器械等的准备情况，应完成的项目见表 7-1，对急症或门诊手术患者尤其重要。

表 7-1 麻醉前即刻期应考虑的项目

项目	
患者方面	健康情况，精神状态，特殊病情，患者主诉及要求
麻醉方面	麻醉实施方案，静脉输液途径，中心静脉压监测途径等
麻醉器械	氧源，N_2O 源，麻醉机，监护仪，气管内插管用具，一般器械用具
药品	麻醉药品，辅助药品，肌松药，急救药品
手术方面	手术方案，手术部位与切口，手术需时，手术对麻醉的特殊要求，手术体位，预防手术体位损伤的措施，术后止痛要求等
术中处理	预计可能的意外并发症，应急措施与处理方案，手术安危估计

一、患者方面

麻醉诱导前即刻期对患者应考虑两方面的中心问题：①此刻患者还存在哪些特殊问题？②还需要做好哪些安全措施？

（一）常规工作

麻醉医师于诱导前接触患者时，首先需问候致意，表现关心体贴，听取主诉和具体要求，使患者感到安全、有依靠，对麻醉和手术充满信心。诱导前患者的焦虑程度各异，对接受手术的心情也不同，应进行有针对性的处理。对紧张不能自控的患者，可经静脉补注少量镇静药。对患者的义齿、助听器、人造眼球、隐形眼镜片、首饰、手表、戒指等均应摘下保管，并记录在麻醉记录单上。明确有无义齿或松动牙，做好记录。复习最近一次病程记录（或麻醉科门诊记录），包括：①体温、脉率；②术前用药的种类、剂量、用药时间及效果；③最后一次进食进饮的时间、饮食内容和数量；④已静脉输入的液体种类、数量；⑤最近一次实验室检查结果；⑥麻醉及特殊物品、药品使用协议书的签署意见；⑦患者提出的专门要求的具体项目（如拒用库存血、要求术后刀口不痛等）；⑧如为门诊手术，落实手术后离院的计划。

（二）保证术中静脉输注通畅

需注意：①备妥口径合适的静脉穿刺针，或深静脉穿刺针；②按手术部位选定穿刺径路，如腹腔、盆腔手术应取上肢径路输注；③估计手术出血量，决定是否同时开放上肢及下肢静脉，或选定中心静脉置管并测定中心静脉压或行桡动脉穿刺测定动脉压或心功能。

二、器械方面

麻醉诱导前应对已备妥的器械、用具和药品等，再做一次全面检查与核对，重点项目包括如下。

（一）氧源与 N_2O 源

检查氧、N_2O 筒与麻醉机氧、N_2O 进气口的连接是否正确无误。检查气源压力是否达到使用要求。

（1）如为中心供氧，氧压表必须始终恒定在 $3.5kg/cm^2$；开启氧源阀后，氧浓度分析仪应显示100%。符合上述标准，方可采用。如果压力不足，或压力不稳定，或气流不畅者，不宜贸然使用，应改用压缩氧筒源。

（2）压缩氧筒满筒时压力应为 $150kg/cm^2$（$\cong 2200psi \cong 15Mpa$），在标准大气压和室温情况下其容量约为625L。

（3）如为中心供 N_2O，气压表必须始终恒定在 $52kg/cm^2$，不足此值时，表示供气即将中断，不能再用，应换用压缩 N_2O 筒源。

（4）压缩 N_2O 筒：满筒时压力应为 $52kg/cm^2$（$\cong 745psi \cong 5.2MPa$），含 N_2O 量约

为 215L，在使用中其筒压应保持不变；如果开始下降，表示筒内 N_2O 实际含量已接近耗竭，当压力降到 25kg/cm^2，提示筒内 N_2O 气量已只剩 100L，若继续以 3L/min 输出，仅能供气 30 分钟，因此必须更换新筒。

（5）空气源，其是调节氧浓度的必需气体，压力表必须始终恒定在 3.5kg/cm^2。

（二）流量表及流量控制钮

流量表及其控制钮是麻醉机的关键部件之一，必须严格检查后再使用：①开启控制钮后，浮子的升降应灵活、恒定，表示流量表及控制钮的工作基本正常；②控制钮为易损部件，若出现浮子升降过度灵敏，且呈飘忽不能恒定状态，提示流量表的输出口已磨损，或针栓阀损坏，出现输出口关闭不全现象，则应更换后再使用。

（三）快速充气阀

压力为 45～55psi 的纯氧从高压系统直接进入共同气体出口，其氧流量可高达 40～60L/min。在堵住呼吸螺纹管的三叉接口的状态下，按动快速充气阀，如果 5C 气囊能迅速膨胀，表明快速充气能输出高流量氧，其功能良好，否则应更换。

（四）麻醉机的密闭程度与漏气

1. 压缩气筒与流量表之间的漏气检验

先关闭流量控制钮，再开启氧气筒阀，随即关闭，观察气筒压力表指针，如果指针保持原位不动，表示无漏气；如果指针几分钟内即降到零位，提示气筒与流量表之间存在明显的漏气，应检修好后再用。同法检验 N_2O 筒与 N_2O 流量表之间的漏气情况。

2. 麻醉机本身的漏气检验

接上述三步后，再开启流量表使浮子上升，待贮气囊胀大后，在挤压气囊时保持不瘪，同时流量表浮子呈轻度压低，提示机器本身无漏气；如挤压时贮气囊随即被压瘪，同时流量表浮子位保持无变化，说明机器本身存在明显的漏气，需检修好后再用。检验麻醉机漏气的另一种方法是：先关闭逸气活瓣，并堵住呼吸管三叉接口，按快速充气阀直至气道压力表值升到 30～40cmH$_2$O 后停止充气，观察压力表指针，如保持原位不动，提示机器无漏气；反之，如果指针逐渐下移，提示机器有漏气，此时再开启流量控制钮使指针保持在上述压力值不变，这时的流量表所示的氧流量读数，即为机器每分钟的漏气量数。

（五）吸气与呼气导向活瓣

接上述三步，间断轻压贮气囊，同时观察两个活瓣的活动，正常时应呈一闭一启相反的动作。

（六）氧浓度分析仪

在麻醉机不通入氧的情况下，分析仪应显示 21%（大气氧浓度）；通入氧后应显示 30%～100%（纯氧浓度）。如果不符合上述数值，提示探头失效或干电池耗竭，需更换。

（七）呼吸器的检查与参数预置

开启电源，预置呼气量在 8 ～ 10mL/kg、呼吸频率为 10 ～ 14 次/分、吸呼比 1:1.5，然后开启氧源，观察折叠囊的运行情况，同时选定报警限值，证实运行无误后方可使用。

需要注意的是，上述检查步骤通常用于既往较旧型号麻醉机的一般经验性检测。随着医学科技的迅猛发展，现代麻醉工作站已取代了传统意义上的功能简单的麻醉机。现代麻醉工作站的使用前检测方法请遵循不同型号和品牌的生产厂家推荐的开机检查程序、各医疗机构自身制定的操作流程和规范进行。

（八）麻醉机、呼吸器及监测仪的电源

检查线路、电压及接地装置。

（九）CO_2 吸收装置

观察碱石灰的颜色，了解其消耗程度，一般在碱石灰 3/4 变色时即做更换，以免造成 CO_2 蓄积。

（十）其他器械用具

其他器械用具包括喉镜、气管导管、吸引装置、湿化装置、通气道、困难气道设备、神经刺激器、快速输液装置、血液加温装置等的检查。

（十一）监测仪

各种监测仪应在平时做好全面检查和校验，于麻醉诱导前即刻期再快速检查一次，确定其功能完好无损后再使用。

三、手术方面

麻醉医师与手术医师之间要始终保持配合默契、意见统一，除共同对患者进行核对并签字外，要做到患者安全、麻醉满意和工作高效率。在麻醉诱导前即刻期，必须重点明确手术部位、切口、体位；手术者对麻醉的临时特殊要求、对术中意外并发症的处理意见以及对术后镇痛的要求等。特别在手术体位的问题上，要与术者取得一致的意见。为手术操作需要，要求将患者安置在各种手术体位，见表 7-2。在麻醉状态下改变患者的体位，因重力的作用可导致呼吸和循环等生理功能的相应改变，同时对脏器血流产生不同的影响；又因改变体位促使身体的负重点和支点发生变化，软组织承受压力和拉力的部位和强度亦随之而改变，由此可能导致神经、血管、韧带和肌肉等软组织损伤。对于正常人，这些变化的程度均轻微，通过机体自身调节，一般均能自动纠正或适应；但在麻醉状态下，患者全部或部分知觉丧失，肌肉松弛无力，保护性反射作用大部消失或减弱，患者基本上已失去自我调节能力。因此，改变体位所产生的各种生理功能变化可转为突出，若不加以注意和及时调整，最终可导致缺氧、CO_2 蓄积、低血压、心动过速以及神经损伤或麻痹等并发症，轻者增加患者痛苦，延迟康复；重者可致呼吸循环衰竭，或残废，甚

至死亡。因此，手术体位是麻醉患者的重要问题，麻醉医师对其潜在的危害性要有充分认识，具备鉴别能力，做到正确安置手术体位，防止发生各种并发症或后遗症。对手术拟采用的特殊体位，麻醉医师应尽力配合，但要求以不引起呼吸、循环等功能的过分干扰，神经、血管、关节、眼球等过分牵拉和压迫为前提。

表 7-2　手术常用体位及其名称

体位	名称
仰卧位	水平位；截石位；过屈截石位；胆囊垫升起位；头低斜坡位
头低屈膝位（屈氏体位）	头高斜坡位；甲状腺手术位
俯卧位	水平位；屈髋位；骨盆垫高位
侧卧位	右侧卧位；左侧卧位；右肾垫高位；左肾垫高位
坐直位	

第三节　基础麻醉

对术前患者精神极度紧张而不能自控或小儿患者，为消除其精神创伤，麻醉前在病室内使用导致患者神志消失的药物，这种方法称为基础麻醉。基础麻醉下患者的痛觉仍存在，故需加用其他麻醉药完成手术，使麻醉效果更趋完善，麻药用量显著减少。近年来，许多能使患者意识模糊或产生遗忘作用的镇静催眠药物相继问世，其作用近似基础麻醉，故对基础麻醉的需求已日渐减少。目前，基础麻醉主要用于合作困难的小儿患者，且多选用氯胺酮行基础麻醉。

（一）硫喷妥钠直肠灌注基础麻醉

（1）麻醉前常规注射阿托品，禁食，无须灌肠。

（2）用 10% 硫喷妥钠溶液，按 45 ~ 50mg/kg 计量，最大不超过 1.5g，于麻醉前 15 ~ 30 分钟经直肠灌入，5 ~ 10 分钟起效，20 ~ 30 分钟后可达深睡状态，但痛刺激的反应仍灵敏。

（3）用药后需加强呼吸循环监测，剂量过大或药物吸收过快，可致麻醉过深危险。

（二）硫喷妥钠肌肉注射基础麻醉

（1）用 2.5% 硫喷妥钠溶液，按 15 ~ 20mg/kg 计量，肌内深部注射；体弱或 3 ~ 12 个月婴儿，剂量宜减至 10 ~ 15mg/kg，浓度也宜减至 1.5% ~ 2% 溶液。一次总用量不应超过 0.5g。用药后一般于 5 分钟左右入睡，维持深睡 45 ~ 60 分钟。手术时间长者，可在首次用药 45 分钟后补注半量。

（2）3 个月以内婴儿容易并发呼吸抑制，故不宜使用。

（3）如果注药后 1～2 分钟患儿即已深睡，或对痛刺激已无明显反应，则提示用药过量，需密切注意呼吸变化，酌情处理。

（4）少数患儿于首次用药 20 分钟后仍不入睡，可追注半量以加强睡眠。

（三）麻醉监控镇静术（MAC）

1. 适应证

多用于精神紧张而施行局部麻醉的患者，也常作为复合麻醉中重要的辅助用药及创伤或烧伤换药时的镇痛。

2. 实施方法

目前，临床上常有将氟哌利多 5.0mg，芬太尼 0.1mg，两者按 50:1 的比例混合分次给患者静脉注射，但复合麻醉中应用仍根据需要以分开静脉注射较为合理，氟哌利多作用时间长，而芬太尼作用时间较短，使用时需防止呼吸抑制。

参考文献

[1] 姜洪池.普通外科疾病临床诊疗思维 [M].北京：人民卫生出版社，2012.

[2] 苗毅.普外科疾病诊断流程与治疗策略 [M].北京：科学出版社，2008.

[3] 朱上林，黄育万.普外科手术并发症的早期诊断和处理 [M].北京：世界图书北京出版公司，2013.

[4] 臧传津.普外科手术并发症预防及处理 [M].长春：吉林大学出版社，2007.

[5] 韩建立等.普外科基础与临床 [M].北京：科学技术文献出版社，2014.

[6] 施维锦.普外科临床诊疗手册 [M].上海：世界图书上海出版公司，2007.

[7] 张瑞涛.现代普外科诊疗新进展 [M].长春：吉林科学技术出版社，2014.

[8] 胡海，徐安安.胆道微创手术学 [M].上海：同济大学出版社，2015.

[9] 张青总.普外科常见急危重症诊疗 [M].西安：西安交通大学出版社，2014.

[10] 黄志强.腹部外科学理论与实践 [M].北京：科学出版社，2011.

[11] 刘进.麻醉学 [M].北京：人民卫生出版社，2014.

[12] 吴新民.麻醉学高级教程 [M].北京：人民军医出版社，2014.

[13] 韩济生.疼痛学 [M].北京：北京大学医学出版社，2012.

[14] 姜泊.胃肠病学 [M].北京：人民卫生出版社，2015.

[15] 李春雨，汪建平.肛肠外科手术学 [M].北京：人民卫生出版社，2015.